COVID-19 EM PEDIATRIA E NEONATOLOGIA

2ª Edição Atualizada

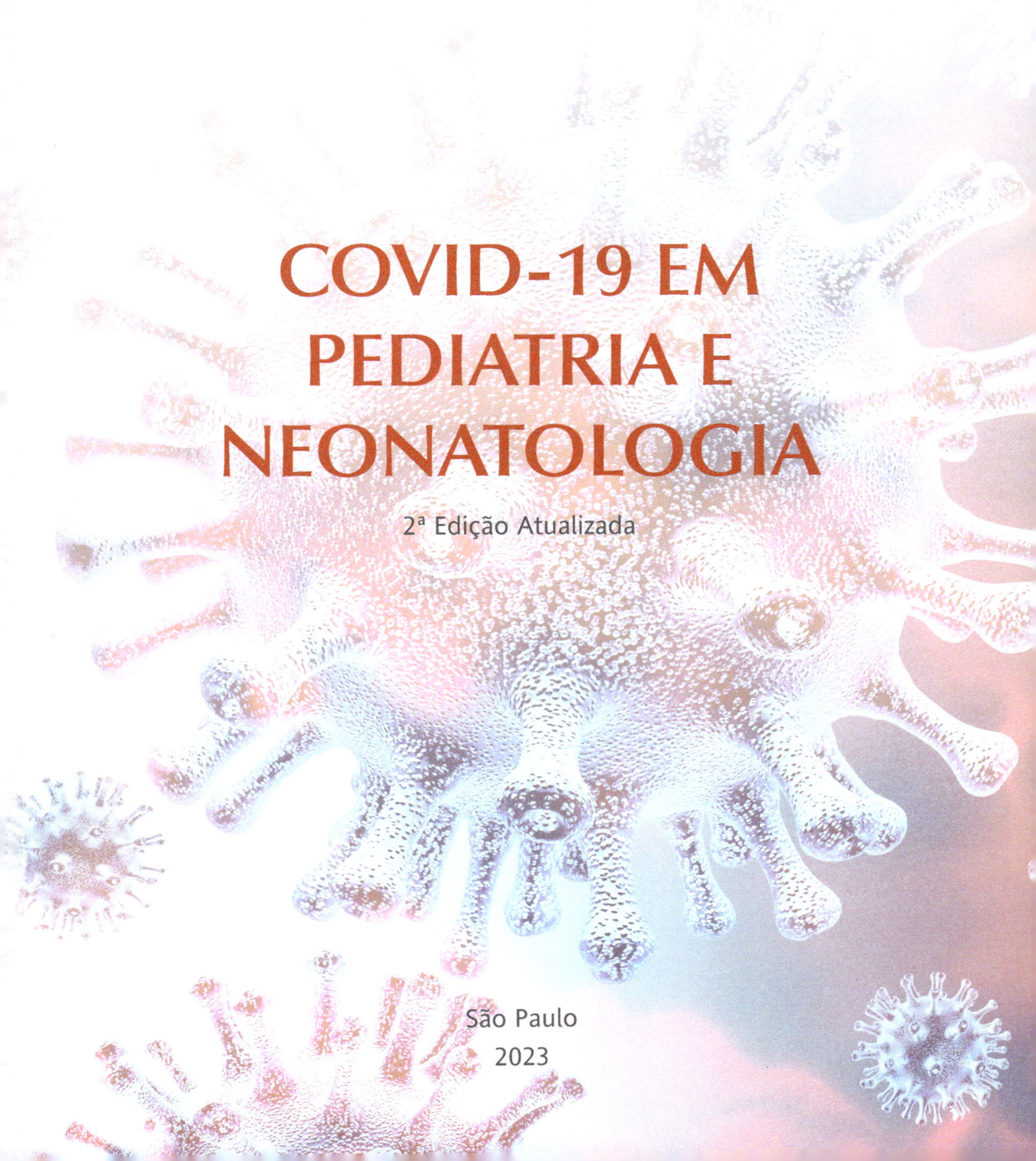

São Paulo

2023

EDITORES
Heloisa Helena de Sousa Marques
Werther Brunow de Carvalho
Clovis Artur Almeida da Silva

COVID-19 EM PEDIATRIA E NEONATOLOGIA

2ª Edição Atualizada

São Paulo
2023

MEDICINA USP
HC FMUSP
Instituto da Criança e do Adolescente
Hospital das Clínicas - FMUSP
eE editora dos Editores

©2023 - São Paulo

Produção editorial e capa: *Villa*

Revisão: *Lau Fragoso*

Imagens de capa e aberturas de capítulos: *Shutterstock*

Revisão acadêmica e científica: *Dra. Cintia Johnston* / @cintiajohnston.oficial

Dados Internacionais de Catalogação na Publicação (CIP)
(Câmara Brasileira do Livro, SP, Brasil)

COVID-19 em pediatria e neonatologia / editores Heloísa Helena de Sousa Marques, Werther Brunow de Carvalho, Clovis Artur Almeida da Silva. -- 2. ed. -- São Paulo : Editora dos Editores, 2023.

Vários autores.
Bibliografia
ISBN 978-85-85162-69-6

1. Coronavírus (COVID-19) - Aspectos da saúde 2. Neonatologia 3. Pediatria I. Marques, Heloísa Helena de Sousa. II. Carvalho, Werther Brunow de. III. Silva, Clovis Artur Almeida da.

CDD-618.9201
23-153727 NLM-WS-420

Índices para catálogo sistemático:

1. Neonatologia : Pediatria : Medicina 618.9201

Aline Graziele Benitez - Bibliotecária - CRB-1/3129

Este livro foi criteriosamente selecionado e aprovado por um Editor científico da área em que se inclui. A ***Editora dos Editores*** assume o compromisso de delegar a decisão da publicação de seus livros a professores e formadores de opinião com notório saber em suas respectivas áreas de atuação profissional e acadêmica, sem a interferência de seus controladores e gestores, cujo objetivo é lhe entregar o melhor conteúdo para sua formação e atualização profissional.

Desejamos-lhe uma boa leitura!

editora dos Editores

EDITORA DOS EDITORES

Rua Marquês de Itu, 408 — sala 104 — São Paulo/SP

CEP 01223-000

Rua Visconde de Pirajá, 547 — sala 1.121 — Rio de Janeiro/RJ

CEP 22410-900

+55 11 2538-3117

contato@editoradoseditores.com.br

www.editoradoseditores.com.br

Atendimento Interativo

(11) 98308-0227

SOBRE OS EDITORES

Heloisa Helena de Sousa Marques

Chefe da Unidade de Infectologia do Instituto da Criança e do Adolescente do Hospital das Clínicas da Faculdade de Medicina da Universidade de São Paulo. Doutora em Pediatria pela Faculdade de Medicina da Universidade de São Paulo.

Werther Brunow de Carvalhor

Professor Titular de Terapia Intensiva/Neonatologia do Departamento de Pediatria da Faculdade de Medicina da Universidade de São Paulo. Coordenador da Pediatria e Chefe da UTI Pediátrica do Hospital Santa Catarina de São Paulo. Membro Titular da Acadêmia Brasileira de Pediatria. Representante do Brasil na Sociedade Latinoamericana de Terapia Intensiva Pediátrica (SLACIP). Membro da AMIB-net.

Clovis Artur Almeida da Silva

Professor Titular do Departamento de Pediatria da Faculdade de Medicina da Universidade de São Paulo. Chefe Técnico-Científico das Unidades de Adolescente e de Reumatologia Pediátrica do Instituto da Criança e do Adolescente do Hospital da Clínicas da Faculdade de Medicina da Universidade de São Paulo.

SOBRE OS AUTORES

Alexandra Valeria Maria Brentani

Professora doutora do Departamento de Pediatria da Faculdade de Medicina da Universidade de São Paulo.

Alexandre Archanjo Ferraro

Professor associado do Departamento de Pediatria da Faculdade de Medicina da Universidade de São Paulo.

Alfio Rossi Junior

Mestre em Pediatria pela Faculdade de Medicina da Universidade de São Paulo. Presidente da Subcomissão de Controle de Infecção Hospitalar do Instituto da Criança e do Adolescente do Hospital das Clínicas da Faculdade de Medicina da Universidade de São Paulo e do Instituto de Tratamento do Câncer Infantil (ITACI).

Alfredo Elias Gilio

Professor Doutor do Departamento de Pediatria da Faculdade de Medicina da Universidade de São Paulo. Coordenador da Clínica de Imunizações do Hospital Israelita Albert Einstein. Médico assistente da Divisão de Clínica Pediátrica do Hospital Universitário da Universidade de São Paulo.

Amaro Nunes Duarte Neto

Médico Assistente da Disciplina de Emergências Clínicas do Departamento de Patologia da Faculdade de Medicina da Universidade de São Paulo.

Ana Lúcia Capelari Lahoz

Mestre em Ciências pelo Departamento de Pediatria da Faculdade de Medicina da Universidade de São Paulo. Tutora da Residência Multiprofissional em Atenção Clínica Especializada em Pediatria com ênfase em cardiopulmonar do Instituto da Criança do Hospital das Clínicas da Faculdade de Medicina da Universidade de São Paulo. Coordenadora de Fisioterapia do CTIP do Instituto da Criança e do Adolescente do Hospital das Clínicas da Faculdade de Medicina da Universidade de São Paulo.

Ana Paula de Carvalho Panzeri Carlotti

Professora associada da Faculdade de Medicina de Ribeirão Preto da Universidade de São Paulo.

Ana Paula Scoleze Ferrer

Doutora em Pediatria pela Faculdade de Medicina da Universidade de São paulo (FMUSP). Coordenadora do Ambulatório Geral de Crianças com Condições Crônicas e Complexas do Instituto da Criança e do Adolescente do Hospital das Clínicas da Faculdade de Medicina da Universidade de São Paulo e do Programa de Especialização em Pediatria do Desenvolvimento e Comportamento do Departamento de Pediatria da FMUSP.

Andreia Watanabe

Médica Coordenadora da Unidade de Nefrologia Pediátrica do Instituto da Criança e do Adolescente do Hospital das Clínicas da Faculdade de Medicina da Universidade de São Paulo. Médica Nefrologista Pediátrica do Núcleo Avançado de Nefrologia do Hospital Sírio Libanês. Médica Pesquisadora do LIM-29 da Faculdade de Medicina da Universidade de São Paulo. Mestre em Pediatria pelo Departamento de Pediatria da Faculdade de Medicina da Universidade de São Paulo.

Artur Figueiredo Delgado

Professor Livre Docente do Departamento de Pediatria da Faculdade de Medicina da Universidade de São Paulo e Coordenador da UTI e da Equipe de Terapia Nutricional do Instituto da Criança e do Adolescente do Hospital das Clínicas da Faculdade de Medicina da Universidade de São Paulo.

Benito Lourenço

Médico hebiatra, com Título de Habilitação em Adolescência pela Sociedade Brasileira de Pediatria. Responsável pela Unidade de Adolescentes do Instituto da Criança e do Adolescente do Hospital das Clínicas da Faculdade de Medicina da USP. Médico Assistente da Clínica de Adolescência da Santa Casa de São Paulo. Presidente do Departamento de Adolescência da Sociedade de Pediatria de São Paulo. Membro da Comissão Científica do Adolescente da Secretaria de Estado da Saúde – SP.

Braian Lucas Aguiar Sousa

Médico pediatra. Pós-graduando, nível doutorado, no Programa da Pediatria da Faculdade de Medicina da Universidade de São Paulo.

Bruno Gualano

Graduado e doutorado pela Escola de Educação Física e Esporte da Universidade de São Paulo. Pós-doutorado em Ciências pela Faculdade de Medicina da Universidade de São Paulo. Professor associado do Departamento de Clínica Médica pela Faculdade de Medicina da Universidade de São Paulo.

Caio Borba Casella

Graduação em medicina pela Faculdade de Medicina da Universidade de São Paulo. Residência médica em Psiquiatria Geral e Psiquiatria da Infância e Adolescência pelo Instituto de Psiquiatria do Hospital das Clínicas da Faculdade de Medicina da Universidade de São Paulo. Coordenador da Equipe Médica do Hospital Dia Infantil do Instituto de Psiquiatria do Hospital das Clínicas da Faculdade de Medicina da Universidade de São Paulo. Psiquiatra do Instituto da Criança e do Adolescente do Hospital das Clínicas da Faculdade de Medicina da Universidade de São Paulo. Doutorando pelo Instituto de Psiquiatria do Hospital das Clínicas da Faculdade de Medicina da Universidade de São Paulo.

Camila Sanson Yoshino de Paula

Mestre em Ciências pela Faculdade de Medicina da Universidade de São Paulo. Especialista em Infectologia Pediátrica pela Sociedade Brasileira de Pediatria. Médica Assistente da unidade de Infectologia Pediátrica do Instituto da Criança e do Adolescente do Hospital das Clínicas da Faculdade de Medicina da Universidade de São Paulo. Médica assistente da unidade de Pediatria do Conjunto Hospitalar.

Camilla Astley

Graduação em Educação Física pela Universidade Estadual de Londrina. Mestre em Ciências pela Faculdade de Medicina da Universidade de São Paulo. Doutoranda em Ciências pela USP.

Carla Marques Nicolau

Mestre em Ciências pelo Departamento de Pediatria da Faculdade de Medicina da Universidade de São Paulo. Tutora do programa de Residência Fisioterapia em Neonatologia do Hospital das Clínicas da Faculdade de Medicina da Universidade de São Paulo. Coordenadora e professora do Curso de Especialização em Fisioterapia Respiratória e Fisioterapia em Terapia Intensiva Pediátrica e Neonatal do Instituto da Criança e do Adolescente da Faculdade de Medicina da Universidade de São Paulo.

Carla Regina Tragante

Mestre em Ciências pelo Departamento de Pediatria da Faculdade de Medicina da Universidade de São Paulo. Chefe de Enfermagem do Centro Neonatal do Instituto da Criança e do Adolescente do Hospital das Clínicas da Faculdade de Medicina da Universidade de São Paulo. Docente e Coordenadora do Módulo Neonatal do Curso de Especialização de Enfermagem em Cuidados Intensivos e Emergência à Criança e ao Adolescente do Instituto da Criança e do Adolescente do Hospital das Clínicas da Faculdade de Medicina da Universidade de São Paulo.

Cíntia Johnston

Pós-doutora em Pneumologia pela Escola Paulista de Medicina – Universidade Federal de São Paulo. Professora Orientadora do Programa de Pós-graduação em Pediatria e Saúde da Criança do Departamento de Pediatria da Faculdade de Medicina da Universidade de São Paulo. Vocal da Sociedade Latino-americana de Cuidados Intensivos Pediátricos (SLACIP) na World Federation of Pediatric Intensive Care Critical Care Societies (WFPICCS). Membro Titular do Comitê de Pesquisas Clínicas da WFPICCS. Diretora Acadêmica e Científica da Editora dos Editores. Diretora Nacional do Departamento de Pediatria da Faculdade Inspirar. Coordenadora Nacional da Pós-graduação Multiprofissional da Associação de Medicina Intensiva Brasileira (AMIB). Presidente do Departamento de Fisioterapia em Terapia Intensiva (DEFITI) da AMIB.

Clovis Artur Almeida da Silva

Professor Titular do Departamento de Pediatria da Faculdade de Medicina da Universidade de São Paulo. Chefe Técnico-Científico das Unidades de Adolescente e de Reumatologia Pediátrica do Instituto da Criança e do Adolescente do Hospital da Clínicas da Faculdade de Medicina da Universidade de São Paulo.

Daniela Matos Fiorenzano

Doutora em Ciências pela Faculdade de Medicina da Universidade de São Paulo. Médica Assistente do Hospital das Clínicas da Faculdade de Medicina da Universidade de São Paulo e médica diarista da Unidade Neonatal do Hospital Samaritano Higienópolis.

Daniele Martins Celeste

Unidade de Hematologia Pediátrica do Instituto da Criança e do Adolescente do Hospital das Clínicas da Faculdade de Medicina da Universidade de São Paulo.

Durval Damiani

Professor Livre Docente da Faculdade de Medicina da Universidade de São Paulo. Chefe da Unidade de Endocrinologia Pediátrica do Instituto da Criança e do Adolescente do Hospital das Clínicas da Faculdade de Medicina da Universidade de São Paulo. Membro do corpo clínico dos hospitais Sírio Libanês e Albert Einstein.

Ester Cerdeira Sabino

Médica formada pela Faculdade de Medicina da Universidade de São Paulo. Doutorada em Imunologia e Professora Livre Docente do Departamento de Doenças Infecciosas e Parasitárias da Faculdade de Medicina da Universidade de São Paulo.

Fabio Pereira Muchão

Pneumologisa infantil pelo Instituto da Criança e do Adolescente do Hospital das Clínicas da Faculdade de Medicina da Universidade de São Paulo. Mestre em Medicina pela Faculdade de Medicina da Universidade de São Paulo. Doutor em Medicina pela Faculdade de Medicina da Universidade de São Paulo. Médico colaborador da Unidade de Pneumologia do Instituto da Criança e do Adolescente do Hospital das Clínicas da Faculdade de Medicina da Universidade de São Paulo.

Gabriel Frizzo Ramos

Médico assistente do Centro de Terapia Intensiva Pediátrico do Instituto da Criança e do Adolescente do Hospital das Clínicas da Faculdade de Medicina da Universidade de São Paulo.

Gabriela Nunes Leal

Pós-doutorado pelo Departamento de Pediatria da Faculdade de Medicina da Universidade de São Paulo. Professora orientadora do programa de Pós-graduação do Departamento de Pediatria da Faculdade de Medicina da Universidade de São Paulo. Coordenadora médica do Serviço de Ecocardiografia do Instituto da Criança e do Adolescente do Hospital das Clínicas da Faculdade de Medicina da Universidade de São Paulo. Ecocardiografista pediátrica e fetal do Hospital Sírio Libanês e do Hospital do Coração, em São Paulo.

Guilherme V. Polanczyk

Professor Associado da Disciplina de Psiquiatra da Infância e Adolescência do Departamento de Psiquiatria da Faculdade de Medicina da Universidade de São

Paulo. Coordenador do Núcleo de Pesquisa em Neurodesenvolvimento e Saúde Mental da Universidade de São Paulo, o Programa de Diagnóstico e Intervenções Precoces e a Unidade de Internação de crianças e adolescentes do Instituto de Psiquiatria do Hospital das Clínicas da Faculdade de Medicina da Universidade de São Paulo. Formou-se em Medicina pela UFRGS, realizou residências em Psiquiatra e em Psiquiatra da Infância e Adolescência no HCPA-UFRGS. É Mestre e Doutor em Psiquiatria pela UFRGS, Pós-Doutor pelo Instituto de Psiquiatria de Londres (Inglaterra) e pela Duke University (EUA) e Livre-Docente em Psiquiatria da Infância e Adolescência pela Faculdade de Medicina da Universidade de São Paulo.

Heloisa Helena de Sousa Marques

Chefe da Unidade de Infectologia do Instituto da Criança e do Adolescente do Hospital das Clínicas da Faculdade de Medicina da Universidade de São Paulo. Doutora em Pediatria pela Faculdade de Medicina da Universidade de São Paulo.

Isadora Souza Rodriguez

Médica assistente da Unidade de Apoio Cirúrgico do Instituto Central do Hospital das Clínicas da Faculdade de Medicina da Universidade de São Paulo.

Joaquim Carlos Rodrigues

Professor Livre Docente do Departamento de Pediatria da Faculdade de Medicina da Universidade de São Paulo. Professor Orientador do Programa de Pós-Graduação Sensu Strictu do Departamento de Pediatria da Faculdade de Medicina da Universidade de São Paulo. Coordenador da Unidade de Pneumologia Pediátrica do Instituto da Criança e do Adolescente do Hospital das Clínicas da Faculdade de Medicina da Universidade de São Paulo.

Jorge David Aivazoglou Carneiro

Doutor em Ciências pelo Departamento de Pediatria da Faculdade de Medicina da Universidade de São Paulo. Médico Pediatra Hematologista da Unidade de Hematologia Pediátrica do Instituto da Criança e do Adolescente do Hospital das Clínicas da Faculdade de Medicina da Universidade de São Paulo e do Centro de Hemofilia do Hospital das Clínicas da Faculdade de Medicina da Universidade de São Paulo.

José Albino da Paz

Mestre e doutor pela Faculdade de Medicina da Universidade de São Paulo. Médico neurologista pediátrico do Instituto da Criança e do Adolescente do Hospital das Clínicas da Faculdade de Medicina da Universidade de São Paulo.

Juliana Ferreira Ferranti

Médica assistente do Centro de Terapia Intensiva Pediátrico do Instituto da Criança e do Adolescente do Hospital das Clínicas da Faculdade de Medicina da Universidade de São Paulo.

Juliana V. Souza Framil

Médica assistente do Serviço de Controle de Infecção Hospitalar do Instituto da Criança e do Adolescente do Hospital das Clínicas da Faculdade de Medicina da Universidade de São Paulo e do Instituto de Tratamento do Câncer Infantil (ITACI) do Hospital das Clínicas da Faculdade de Medicina da Universidade de São Paulo. Especialista em Clínica Médica pela Sociedade Brasileira de Clínica Médica/ Universidade Federal de São Paulo. Especialista em Infectologia pelo Instituto de Infectologia Emílio Ribas. Médica Infectologista do Hospital AC Camargo Cancer Center e do Hospital Alemão Oswaldo Cruz.

Lígia Bruni Queiroz

Médica pediatra e hebiatra, com Título de Especialista em Pediatria e Habilitação em Adolescência pela Sociedade Brasileira de Pediatria. Mestre pelo Departamento de Medicina Preventiva da Faculdade de Medicina da Universidade de São Paulo. Doutora pelo Departamento de Pediatria da Faculdade de Medicina da Universidade de São Paulo. Médica Assistente da Unidade de Adolescentes do Instituto da Criança e do Adolescente do Hospital das Clínicas da Faculdade de Medicina da Universidade de São Paulo.

Lisa Suzuki

Médica coordenadora do Serviço de Radiologia do Instituto da Criança e do Adolescente do Hospital das Clínicas da Faculdade de Medicina da Universidade de São Paulo. Médica da Fundação Faculdade de Medicina.

Lúcia Maria de Arruda Campos

Mestre e doutora em Ciências pela Faculdade de Medicina da Universidade de São Paulo. Responsável administrativa pela Unidade de Reumatologia Pediátrica do Instituto da Criança e do Adolescente do Hospital das Clínicas da Faculdade de Medicina da Universidade de São Paulo. Médica colaboradora do Hospital das Clínicas da Faculdade de Medicina da Universidade de São Paulo.

Luisa Sugaya

Graduação em Medicina pela Faculdade de Medicina da Universidade de São Paulo. Residência Médica em Psiquiatria Geral e Psiquiatria da Infância e Adolescência pelo Instituto de Psiquiatria do Hospital das Clínicas da Faculdade de Medicina da Universidade de São Paulo. Doutoranda do Programa Especial de Cooperação Tripartite em Psiquiatria Tanslacional do Desenvolvimento (TPTD) USP/UNIFESP/UFRGS).

Luiz Antonio Nunes de Oliveira

Médico Radiologista do Instituto da Criança e do Adolescente do Hospital das Clínicas da Faculdade de Medicina da Universidade de São Paulo. Membro de Corpo Editorial da Revista Radiologia Brasileira. Professor Convidado da Faculdade de Medicina da Universidade de São Paulo e Revisor de periódico da Revista Radiologia Brasileira.

Magda Carneiro-Sampaio

Professora titular do Departamento de Pediatria da Faculdade de Medicina da Universidade de São Paulo. Vice-presidente do Conselho Diretor do Instituto da Criança e do Adolescente do Hospital das Clínicas da Faculdade de Medicina da Universidade de São Paulo. Membro da Academia Brasileira de Pediatria.

Marcia Wang Matsuoka

Médica do Instituto da Criança e do Adolescente do Hospital das Clínicas da Faculdade de Medicina da Universidade de São Paulo.

Maria Augusta Bento Cicaroni Gibelli

Diretora Técnica em Saúde do Centro Neonatal e Centro de Terapia Intensiva Neonatal 2 do Instituto da Criança e do Adolescente do Hospital das Clínicas da Faculdade de Medicina da Universidade de São Paulo. Doutora pelo Departamento de Pediatria da Faculdade de Medicina da Universidade de São Paulo. Especialista em Cuidados Paliativos pelo Instituto de Ensino e Pesquisa do hospital Sírio-Libanês. MBA em Gestão hospitalar pela Fundação Getúlio Vargas. Especialista em Educação em Saúde pela Faculdade de Medicina da Universidade de São Paulo.

Maria Fernanda Badue Pereira

Doutorado em Ciências da Saúde pela Faculdade de Ciências Médicas da Santa Casa de São Paulo.

Maria Lúcia Barbosa Maia dos Santos

Mestre em Ciência pelo Departamento de Pediatria da Faculdade de Medicina da Universidade de São Paulo. Enfermeira Coordenadora do Centro de Terapia Intensiva Pediátrica do Instituto da Criança e do Adolescente do Hospital das Clínicas da Faculdade de Medicina da Universidade de São Paulo.

Maria Tereza Galvão Guiotti

Médica voluntária da Unidade de Gastroenterologia Pediátrica do Instituto da Criança e do Adolescente do Hospital das Clínicas da Faculdade de Medicina da Universidade de São Paulo.

Marisa Dolhnikoff

Professora Associada da Faculdade de Medicina da Universidade de São Paulo. Coordenadora do Programa Tutoria Acadêmica da Faculdade de Medicina da Universidade de São Paulo. Coordenadora dos Estudos da COVID-19 por Autópsia Minimamente Invasiva Guiada Por Ultrassom no Hospital das Clínicas da Faculdade de Medicina da Universidade de São Paulo. Coordenadora das Disciplinas de Graduação Sistema Respiratório I e II da Faculdade de Medicina da Universidade de São Paulo. Patologista.

Michele Luglio

Médico diarista do Centro de Terapia Intensiva Pediátrico do Instituto da Criança e do Adolescente do Hospital das Clínicas da Faculdade de Medicina da Universidade de São Paulo. Médico plantonista da UTI Pediátrica do Hospital Sírio-Libanês.

Nadia Litvinov

Médica da Associação Congregação de Santa Catarina e Médica da Infectologia Pediátrica do Instituto da Criança e do Adolescente do Hospital das Clínicas da Faculdade de Medicina da Universidade de São Paulo.

Patrícia Goes

Mestre em Pediatria pela Faculdade de Medicina da Universalidade de São Paulo. Médica assistente do Centro de Terapia Intensiva Pediátrico do Hospital Universitário da Universidade de São Paulo.

Patrícia Zamberlan

Graduada pela Faculdade de Saúde Pública da Universidade de São Paulo. Mestre e Doutora em Ciências pelo Departamento de Medicina da Universidade de São Paulo. Nutricionista da Equipe Multiprofissional de Terapia Nutricional do Instituto da Criança e do Adolescente do Hospital das Clínicas da Faculdade de Medicina da Universidade de São Paulo.

Priscila Marcondes Biancalana

Médica Pediatra e Neonatologista Assistente do Centro de Terapia Intensiva Neonatal (CTIN) do Instituto da Criança e do Adolescente do Hospital das Clínicas da Faculdade de Medicina da Universidade de São Paulo.

Ricardo Katsuya Toma

Médico assistente e coordenador da Unidade de Gastroenterologia Pediátrica do Instituto da Criança e do Adolescente do Hospital das Clínicas da Faculdade de Medicina da Universidade de São Paulo. Mestre e Doutor em Ciências aplicadas à Saúde.

Rossana Pulcineli Vieira Francisco

Professora Livre-Docente, Associada da Disciplina de Obstetrícia do Departamento de Obstetrícia e Ginecologia da Faculdade de Medicina da Universidade de São Paulo.

Sheila de Oliveira Garcia Mateos

Doutora pelo Departamento de Doenças Infecciosas e Parasitárias da Faculdade de Medicina da Universidade de São Paulo. Mestre em Ciências Médicas na área de Processos Imunes e Infecciosos da Faculdade de Medicina da Universidade de São Paulo. Coordenadora de Pesquisa Sênior do Programa do *NIH Recipient Epidemiology and Donor Evaluation Study-IV Pediatric.*

Silvana Forsait

Oncologista pediátrica. Médica assistente do Instituto de Tratamento do Câncer Infantil (ITACI) – Hospital das Clínicas da Faculdade de Medicina da Universidade de São Paulo.

Silvia Onoda Tomikawa Tanaka

Médica Assistente da Unidade de Pneumologia Pediátrica do Instituto da Criança e do Adolescente do Hospital das Clínicas da Faculdade de Medicina da Universidade de São Paulo. Mestre em Medicina pela Faculdade de Medicina da Universidade de São Paulo.

Thais Toledo Fink

Infectologista Pediátrica do Instituto da Criança e do Adolescente do Hospital das Clínicas da Faculdade de Medicina da Universidade de São Paulo. Título de Pediatra pela Sociedade Brasileira de Pediatria.

Thais Vendramini

Título de Especialista em Pediatria pela Sociedade Brasileira de Pediatria (SBP). Infectologista Pediátrica formada pelo Instituto da Criança e do Adolescente do Hospital das Clínicas da Faculdade de Medicina da Universidade de São Paulo. Realizando complementação em Imunizações e Medicina do Viajante CRIE- Hospital das Clínicas da Faculdade de Medicina da Universidade de São Paulo.

Vera Bain

Pediatra Infectologista. Médica voluntária no serviço de infectologia pediátrica do Instituto da Criança e do Adolescente do Hospital das Clínicas da Faculdade de Medicina da Universidade de São Paulo.

Vera Lúcia Jornada Krebs

Professora Livre Docente do Departamento de Pediatria da Faculdade de Medicina da Universidade de São Paulo. Centro Neonatal do Instituto da Criança e do Adolescente do Hospital da Clínicas da Faculdade de Medicina da Universidade de São Paulo.

Vicente Odone Filho

Professor titular do Departamento de Pediatria da Faculdade de Medicina da Universidade de São Paulo (área de Onco-Hematologia). Diretor clínico do Instituto de Tratamento do Câncer Infantil (ITACI).

Werther Brunow de Carvalho

Professor Titular de Terapia Intensiva/Neonatologia do Departamento de Pediatria da Faculdade de Medicina da Universidade de São Paulo. Coordenador da Pediatria e Chefe da UTI Pediátrica do Hospital Santa Catarina de São Paulo.

PREFÁCIO

A epidemia de SARS-CoV-2 é certamente a maior crise sanitária que o país viveu no último século. Sua rapidez de disseminação e o alto custo social serão lembrados por muitos anos. Em pouco mais de doze meses esse agente matou mais brasileiros que o HIV em 40 anos de epidemia.

Toda a academia foi colocada à prova.

Este livro mostra como o Instituto da Criança e do Adolescente do HC-FMUSP, cumprindo seu papel, buscou entender essa nova doença e transmitir rapidamente os conhecimentos à comunidade dos profissionais de saúde.

Inicialmente as crianças pareciam estar sendo poupadas, mas aos poucos ficou claro que casos graves de Síndrome Inflamatória Multissistêmica estavam relacionados aos SARS-CoV-2 e que a infecção também poderia ser severa em crianças com comorbidades.

Precisamos também nos preocupar com a saúde mental das crianças, não somente pelo impacto da restrição ao convívio social e escola como também pelo possível impacto direto no sistema nervoso central, que começou a ficar cada vez mais evidente em adultos.

Com o início da vacinação em massa dos adultos, possível diminuir a circulação desse agente, mas é improvável que ela seja totalmente inibida. Por enquanto os dados sugerem que a vacinação será efetiva mesmo para as novas linhagens do vírus, mas ainda é muito cedo para ter certeza.

Deveremos conviver ainda por alguns anos com esse vírus, e, até que todas as crianças sejam vacinadas , os pediatras precisam estar atentos para a doença e suas consequências nas crianças.

O livro traz uma visão geral sobre o problema, desde como deve ser feita a prevenção, as manifestações clínicas da doença, especialmente em portadores de comorbidades, e sua recuperação a longo prazo.

Professora Ester Cerdeira Sabino

Professora Associada do Departamento de Moléstias Infecciosas
e Parasitárias da FMUSP

SUMÁRIO

1

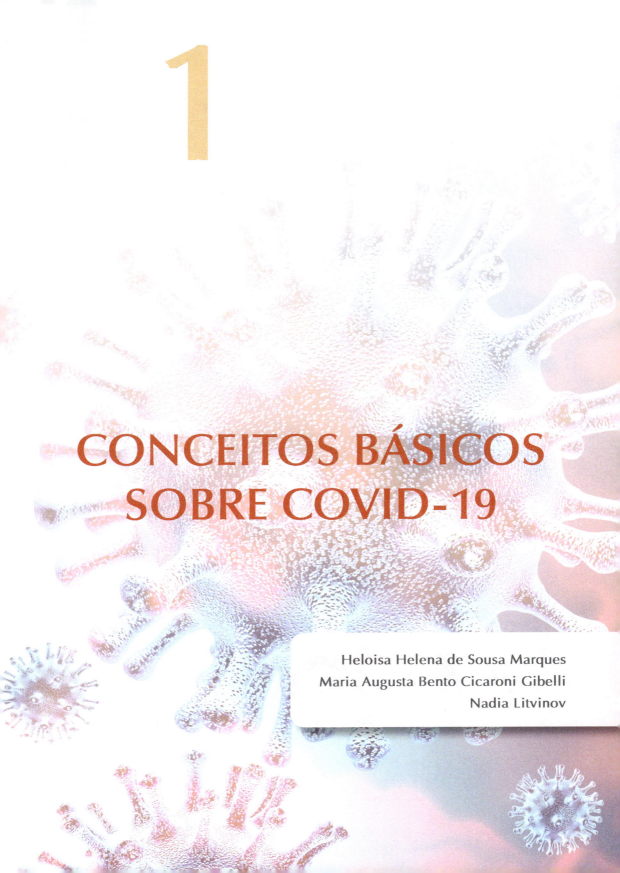

CONCEITOS BÁSICOS SOBRE COVID-19

Heloisa Helena de Sousa Marques
Maria Augusta Bento Cicaroni Gibelli
Nadia Litvinov

Neste capítulo estão apresentados de forma sucinta alguns dos aspectos peculiares às crianças no cenário da pandemia do novo coronavírus, uma breve análise dos fatores de risco, particularidades da infecção no período neonatal e breve análise das políticas públicas para o enfrentamento da doença.

Como é de conhecimento de todos, um novo vírus denominado SARS-CoV2, pertencente ao grupo dos coronavírus, que causa doença respiratória, foi descrito em dezembro de 2019, inicialmente na região central da China, e disseminou-se pelo mundo causando uma pandemia. Convencionou-se definir a doença por ele causada de COVID. O genoma foi rapidamente sequenciado e mostra correspondência de 86,9% a 89% com um coronavírus encontrado em morcegos. A origem do surto tem sido investigada, mas não plenamente estabelecida até o momento.[1,2]

A transmissão do vírus se dá de pessoa a pessoa, durante contato próximo com infectados pelo pelo SARS-CoV-2, por meio de gotículas respiratórias durante a tosse ou espirro. Essas gotículas podem penetrar pela boca, nariz ou olhos e/ou ser inalado para os pulmões. O vírus foi isolado também no sangue, fezes, urina e saliva e outros órgãos e tecidos. Entende-se que a infecção também pode se dar por meio de contato com fômites infectados pelo paciente ou superfícies, e objetos aos quais teve acesso.[3]

A doença respiratória causada pelo SARS-CoV-2 tem se apresentado com diferentes níveis de gravidade, e pode determinar insuficiência respiratória e morte, particularmente em pessoas com mais de 60 anos de idade e portadores de comorbidades. Em publicação de 1099 na China, 15% dos pacientes foram considerados como portadores de doença grave, 6% necessitaram de ventilação mecânica e 1,4% morreram.[4]

O que tem chamado a atenção desde o início da pandemia é o pequeno número de crianças acometidas de até 14 anos de idade. Em um estudo da China, do início da pandemia verificou-se que somente 0,9% (9/1099) dos casos confirmados eram de crianças de zero a 14 anos. E destaca que os quadros relatados até o momento em crianças são em geral leves a moderados, com baixa taxa de complicações.[4]

Algumas hipóteses têm sido enumeradas para explicar essa menor porcentagem de acometimento pediátrico, entre elas: 1) o reduzido número e a imaturidade dos receptores da enzima conversora de angiotensina (ECA2) comparado com o de adultos, visto que esses são os principais receptores que o SARS-CoV-2 se utiliza para entrar nas células humanas; 2) a resposta imune inata, que é a primeira linha de defesa, mais ativa na criança; 3) a presença do timo e de células TCD8 estariam relacionados com uma possível resposta mais eficiente na lise viral; 4) o sistema imune da criança estaria mais treinado em virtude de adquirir muitas viroses respiratórias ao longo dos primeiros anos de vida e de receber inúmeras vacinas; e 5) o fato das crianças terem menos comorbidades, como diabetes, hipertensão, doenças malignas, doença respiratória crônica e obesidade, que tem sido relatado como fatores de risco para doença grave nos adultos.[5-7]

Porém, com o acúmulo de estudos e publicações, atualmente há informações acerca de fatores de risco para adoecimento e evolução mais graves em crianças, além do surgimento de uma nova síndrome clínica grave denominada Síndrome Inflamatória Multissistêmica Pediátrica (SIM-P) que será discutida em subsequente capítulo deste livro.

Quanto aos fatores de risco para evolução de doença mais grave em crianças, podem ser destacados: a idade < 1 ano, a presença de comorbidades e a obesidade. Em uma metanálise recentemente publicada que analisa o curso da doença em 285.004 crianças, verificou-se que 9353 (3,3%) apresentavam pelo menos uma comorbidade. A taxa de internação em Unidade de Terapia Intensiva (UTI) foi de 481/9353 (5,1%) entre as crianças com comorbidade e de 579/275.661 (0,21%) naquelas sem comorbidade, com um risco de relativo (RR) de 1,79 (1,27-2,51). A presença de obesidade e gravidade da doença em relação às crianças sem comorbidade revelou RR de 2,87 (1,16-7,07). E o risco de morte foi de 134/8960 (1,5%) e de 77/274.647 (0,03%), RR 2,81 (1,31-6,02), respectivamente. Os autores não puderam identificar entre as outras comorbidades o seu impacto específico, em virtude do pequeno número de pacientes nas diversas doenças pré-existentes apresentadas neste grupo de crianças analisado.[8]

Considerações neonatais relacionadas à COVID-19

Desde os primeiros casos de infecção pelo novo coronavírus, surgiram perguntas em relação à infecção em gestantes e a sua gravidade, à ocorrência de transmissão vertical, à evolução destes recém-nascidos, além de questões como a amamentação, riscos de infecção pós-natal e evolução da infecção adquirida nesta população tão específica. Apesar dos conhecimentos adquiridos até agora, muitos pontos ainda merecem maior esclarecimento.

Muitas teorias e hipóteses desenvolvidas para elucidar como a infecção do recém-nascido pode ocorrer derivam do conhecimento adquirido de outras infecções congênitas (TORSCHZ – acrônimo de Toxoplasmose, Rubéola, Sífilis, Citomegalovírus, Herpes simples e Zika) e de modelos animais desenvolvidos no estudo dos coronavírus descritos no passado (MERS e SARS).[9]

Os modelos animais até agora mostraram que a passagem do coronavírus para o feto pode ocorrer em qualquer trimestre da gestação [9]. A princípio, para que ocorra passagem transplacentária de um vírus, é preciso que ele esteja presente no sangue. Para a comprovação da transmissão vertical do SARS-CoV-2, é preciso demonstrar a sua presença em amostras de tecido maternas como sangue materno, sangue de cordão, líquido amniótico, fragmentos de placenta, amostras de urina e/ou de fezes das gestantes e no recém-nascido (RN). Vários estudos conseguiram identificar o SARS--CoV-2 nestes diferentes materiais, assim como, em alguns RN, em amostras coletadas em *swab* de orofaringe para realização de RT-PCR para SARS-CoV-2 e fezes, além de pesquisa de IgM [10]. Portanto, a infecção vertical parece ser possível, mas os mecanismos envolvidos e outros fatores determinantes ainda precisam ser esclarecidos.

Nos primeiros meses da pandemia, foi preconizada a separação do binômio para evitar a infecção do RN e até foi contraindicado, naquele momento, por alguns autores, o aleitamento materno.[11] Gradativamente, ponderou-se que os riscos de infecção pelo leite humano eram menos relevantes do que as chances de infecção do RN por esta via. Assim, o aleitamento materno pode ser mantido e os estudos realizados até o momento não evidenciaram a presença do vírus em leite humano.[12] A Organização Mundial de Saúde (OMS), o *Center of Disease Control* (CDC) e o Ministério da Saúde (MS) estabeleceram protocolos que preservam e estimulam o aleitamento materno para RN de mães com infecção suspeita ou confirmada de COVID-19, e devendo-se evitar a separação do binômio sempre que possível.

Os relatos de casos da infecção pelo SARS-Cov-2 em recém-nascidos que se contaminaram após o nascimento, por contato com indivíduo doente, descrevem sintomas clínicos ainda bastante variáveis, como febre, coriza, tosse, e sugerem evolução benigna até o momento.[13] Os achados clínicos e laboratoriais parecem ser semelhantes aos encontrados nos adultos.[13] Em relação às possíveis infecções verticais ou de infecção periparto, as descrições são mais diversas e sofrem a influência de outros aspectos, como condições de nascimento, presença de asfixia perinatal e idade gestacional ao nascimento e até sepse neonatal tardia ou precoce.[14] É importante lembrar que, apesar da COVID-19, esses pacientes não deixaram de ter suas complicações próprias do período neonatal e, até o momento, as descrições de quadro respiratório grave não puderam ser atribuídas exclusivamente ao SARS-CoV-2. As doenças neonatais habituais continuam presentes e são mais prevalentes até o momento atual da pandemia.

A evolução das mães acometidas pela COVID-19 pode ser muito grave e RN saudáveis podem receber alta para um lar fragilizado pela doença, com outros familiares internados com coronavírus. Alguns deles sequer conhecerão suas mães. O serviço social exerce um grande papel na identificação de rede de apoio e cuidadores para estas crianças e suas famílias em um momento tão dificil.

Nesta fase em que as barreiras físicas como o uso de máscaras, distanciamento social, diminuição de circulação de visitas nos hospitais, em uma unidade de internação neonatal, seja unidade terapia intensiva, unidade de cuidados intermediários, enfermaria canguru ou alojamento conjunto, o acolhimento e a humanização não devem ser esquecidos.

Políticas de cuidados de saúde e COVID

O impacto da COVID-19 tem sido globalmente dramático, tanto para a prática clínica quanto para a saúde pública e a economia. No intuito de evitar o colapso do sistema de saúde e reduzir o número de mortes, lideranças políticas e científicas de diferentes países têm debatido sobre qual seria a forma mais eficaz e com menor impacto econômico para controlar o surto.

Diante da urgência no controle da disseminação, diferentes estratégias foram adotadas, destacando entre estas, medidas gerais, como o uso de máscaras e reforço na higiene das mãos, e diversas estratégias de contenção, como o isolamento dos casos, a quarentena (isolamento de contatos), o distanciamento social para população de risco (maiores de 70 anos, por exemplo), distanciamento social de toda a população e fechamento de escolas, universidades, comércios etc. Essas medidas podem visar à mitigação, isto é, desacelerar a disseminação da epidemia para diminuir o pico de demanda ao sistema de saúde, ou a supressão, que visa a reverter o crescimento da epidemia, de modo a reduzir o número de casos a baixos níveis e a transmissão a menos de 1 contato infectado por caso (Ro <1).[16]

Diferentes estratégias foram adotadas em diferentes países ou regiões e se mostraram efetivas em diferentes níveis, sendo algumas muito eficazes na supressão da propagação da doença, como foi o caso da China e da Coreia do Sul, e outras, menos rigorosas, conseguiram achatar a curva de infectados, o que evitou, dessa forma, o colapso do sistema de saúde. Ainda assim, permanecem dúvidas e questionamentos sobre qual é o impacto de cada medida na contenção, quão rigorosas devem ser as respostas do governo e por quanto tempo essas medidas podem ou devem continuar.[17,18]

A gravidade da pandemia pela COVID-19 ressaltou a importância das políticas de saúde e a necessidade de sua rápida implementação com ações coordenadas, que devem considerar desde a prevenção da infecção e contenção da disseminação, além de viabilizar um diagnóstico rápido e amplamente disponível, até garantir o acesso aos serviços de saúde e o tratamento adequado para os doentes com quadros moderados e graves, para os quais hoje estão disponíveis: melhor suporte respiratório, drogas antivirais, anticorpos monoclonais, entre outras medidas.[19]

A saída mais adequada com alcance global tem sido a disponibilização de vacinas contra a COVID, que tem se traduzido na redução da morbidade e mortalidade da doença, até que esteja disponível um imunógeno capaz de conferir proteção permanente e duradoura. Além destes, outros grandes desafios para o enfrentamento da pandemia envolvem o engajamento das lideranças políticas e científicas na promoção de políticas de mitigação ou supressão da pandemia, no investimento em métodos diagnósticos, na coleta e análise de dados sobre número de casos e ocupação hospitalar em tempo real para adequação das políticas de saúde, na elaboração e/ou compra e distribuição de vacinas, na adequação do sistema de saúde para atender as necessidades da população e, finalmente, na adesão da população a essas medidas.

Referências

1. WHO. Coronavirus Situational Reports, 17/03/2020. https://www.who.int/emergencies/diseases/novel-coronavirus-2019/situation-reports/.
2. Lu R, Zhao X, Li J, et al. Genomic characterisation and epidemiology of 2019 novel coronavirus: implications for virus origins and receptor binding. Lancet. 2020;395(10224):565-574.
3. Centers for Disease Control. Interim Infection Prevention and Control Recommendations for Patients with Suspected or Confirmed Coronavirus Disease 2019 (COVID-19) in Healthcare Settings. https://www.cdc.gov/coronavirus/2019-ncov/infection-control/control-recommendations.htmll.
4. Guan WJ, Ni ZY, Hu Y, et al. China Medical Treatment Expert Group for Covid-19. Clinical Characteristics of Coronavirus Disease 2019 in China. N Engl J Med. 2020 Feb 28. doi: 10.1056/NEJMoa2002032. [Epub ahead of print].
5. Su L, Ma X, Yu H, et al. The different clinical characteristics of corona virus disease cases between children and their families in China - the character of children with COVID-19. *Emerging microbes & infections.* 2020;9(1):707–713.
6. Ruggiero A, Attinà G, Chiaretti A. Additional hypotheses about why COVID-19 is milder in children than adults. *Acta paediatrica.* 2020.
7. Lee PI, Hu YL, Chen PY, et al. Are children less susceptible to COVID-19? *J microbiol immunol infection.* 2020.
8. Tsankov BK, Allaire JM, Irvine MA, et al. Severe COVID-19 Infection and Pediatric Comorbidities: A Systematic Review and Meta-Analysis. Int J Infect Dis 2021 Feb;103:246-256.
9. Muldoon KM, Fowler KB, Pesch MH, et al. SARS-CoV-2: Is it the newest spark in the TORCH? J Clin Virol. 2020;127:104372.
10. Zeng L, Xia S, Yuan W, et al. Neonatal Early-Onset Infection With SARS-CoV-2 in 33 Neonates Born to Mothers With COVID-19 in Wuhan, China. JAMA Pediatr. 2020.
11. Chen D, Yang H, Cao Y, et al. Expert consensus for managing pregnant women and neonates born to mothers with suspected or confirmed novel coronavirus (COVID-19) infection. Int J Gynaecol Obstet. 2020.
12. Calil V, Krebs VLJ, Carvalho WB. Guidance on breastfeeding during the Covid-19 pandemic. Rev Assoc Med Bras (1992). 2020;66(4):541-6.
13. Dos Santos Beozzo GPN, de Carvalho WB, Krebs VLJ, et al. Neonatal manifestations in COVID-19 patients at a Brazilian tertiary center. Clinics (Sao Paulo). 2020;75:e2407.
14. Qiu H, Wu J, Hong L, et al. Clinical and epidemiological features of 36 children with coronavirus disease 2019 (COVID-19) in Zhejiang, China: an observational cohort study. Lancet Infect Dis. 2020;20(6):689-96.

15. Bowsher G, Sullivan R. Why we need an intelligence-led approach to pandemics: supporting science and public health during COVID-19 and beyond. J R Soc Med. 2021;114(1):12–4.

16. Neil M F, Daniel L, Gemma N-G, et al. Impact of non-pharmaceutical interventions (NPIs) to reduce COVID-19 mortality and healthcare demand. Imp Coll COVID-19 Response Team. 2020;(March).

17. Ganesh A, Rato JM, Chennupati VM, et al. Public Health Responses to COVID-19: Whose Lives Do We Flatten Along With "The Curve?" Front Public Heal. 2020;8(December):6–9.

18. Anderson RM, Heesterbeek H, Klinkenberg D, et al. How will country-based mitigation measures influence the course of the COVID-19 epidemic? Lancet. 2020;395(10228):931–4.

19. Zachariah P. COVID-19 in children. Infect Dis Clin N Am 2022; 36:1-14.

2

O VÍRUS E SUAS VARIANTES

Sheila de Oliveira Garcia Mateos
Ester Cerdeira Sabino

A dispersão acelerada do SARS-Cov-2 pelo planeta evidenciou o quanto os sistemas (econômicos e de saúde) são frágeis no enfrentamento de uma pandemia, e como ainda são desconhecidos os impactos causados na biodiversidade devido à forma descontrolada de exploração da natureza pela humanidade incluindo a comercialização e morte de espécies silvestres.[1] O SARS-CoV-2 demonstrou a grande habilidade de "pular" entre diferentes espécies e atingir a espécie humana, processo chamado de *spillover*.[2]

Compreender a organização do genoma, a estrutura e a replicação do SARS--CoV-2 nos permite identificar com precisão a origem e a evolução do vírus, o mecanismo de replicação e transmissão, o que é crucial para a elaboração de estratégias de prevenção e desenvolvimento de vacinas. A caracterização genômica nos ajuda a compreender a patogênese e identificar alvos específicos para o desenvolvimento de drogas para o tratamento da doença (vide Figura 2.1).

Descrição da família do vírus

O coronavírus foi identificado pela primeira vez na década de 1960, em amostras de material nasal obtidas por coleta com *swab*.[3] Fazem parte da ordem Nidovirales, da família *Coronaviridae*, subfamília *Coronavirinae*, o qual apresenta quatro gêneros: Alphacoronavírus, Betacoronavírus, Deltacoronavírus e Gammacoronavírus.[4]

Até início deste século, apenas quatro coronavírus infectavam humanos, causando, em geral, uma infecção respiratória branda: os HCoV-229E e HCoV-NL63, pertencentes ao gênero Alphacoronavírus, e os HCoV-OC43 e HCoV-HKU1, pertencentes ao gênero Betacoronavírus.[5]

Os coronavírus não representavam uma grande ameaça para a saúde humana até o final do século 20; porém, entre 2002 e 2003 ocorreu na China a primeira epidemia de Síndrome Respiratória Aguda (SARS) causada pelo SARS-CoV, que se disseminou por vários países do mundo. Em 2012 ocorreu nova epidemia no Oriente Médio, com quadro muito semelhante e foi denominada MERS (Middle East respiratory syndrome).[6,7]

Há cerca de 80% de similaridade genética entre os SARS-CoV e o SARS-CoV tipo 2 (SARS-CoV-2).[4] O SARS-CoV-2 é um vírus que carrega a sua informação genética na forma de RNA de fita simples sentido positivo, com genoma de aproximadamente 30 kb, que pertence ao gênero Coronavírus e à família *Coronaviridae*. O material genético é envolvido por dupla camada de lipídeos e proteínas estruturais. O tamanho do vírion varia de 60 a 100 nanômetros.[8]

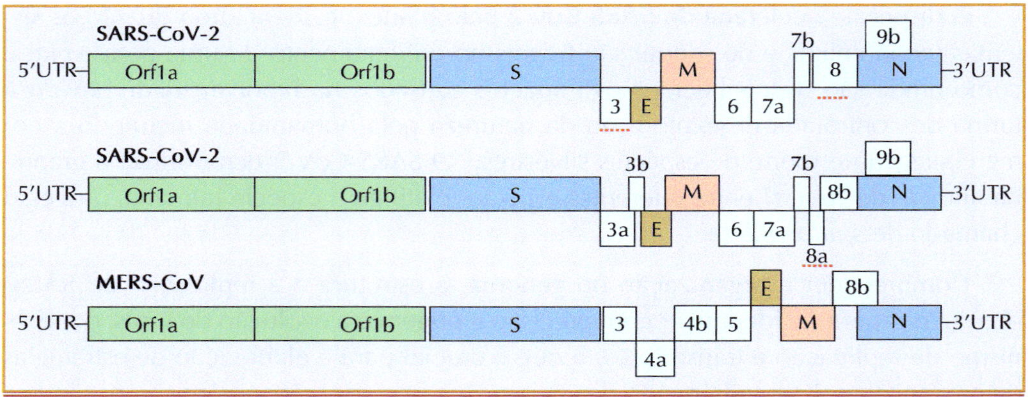

FIGURA 2.1. Estrutura genômica dos coronavírus pertencentes ao gênero Betacoronavirus, com indicação das estruturas de leitura aberta (ORFs) e as proteínas estruturais.[13]

Fonte: Elaborado pelo autor.

A seleção natural do vírus em um hospedeiro animal seguido por transferência zoonótica é a origem mais plausível do SARS-CoV-2.[11] A análise filogenética sugere que a transmissão do vírus atual aconteceu pouco antes do início da epidemia em Wuhan, e que a origem do SARS-CoV-2 pode estar relacionada aos pangolins (*Manis javanica*), que estão entre os animais silvestres mais comercializados ilegalmente no mundo; e morcegos (*Rhinolophus affinis*), que são hospedeiros primários de uma ampla gama de vírus.[12,13]

Formato do vírus: principais genes e proteínas

O genoma do SARS-CoV-2 é semelhante a outros coronavírus que compreendem dez estruturas de leitura aberta (ORFs). As primeiras ORFs (ORF1a/b), cerca de dois terços do genoma viral, são traduzidas em duas grandes poliproteínas: a pp1a e pp1ab, que atuam na quebra proteolítica da poliproteína 1a e 1ab, que são proteínas envolvidas no processo de replicação e transcrição.[8] O tamanho do genoma do coronavírus está entre 26 e 32 kb, que codifica de 6 a 11 ORFs (*open reading frame*) – fase de leitura do material genético.[14]

A membrana, o envelope e a proteína *Spike* do SARS-CoV-2 estão incorporados na bicamada lipídica derivada da membrana do hospedeiro, de modo a encapsular o nucleocapsídeo helicoidal e compor o RNA viral.[15]

O genoma do SARS-CoV-2 codifica quatro proteínas estruturais semelhantes a outros coronavírus, que são necessárias para formar a partícula viral completa. Entre elas está a proteína S (*Spike*), que é uma espícula glicoproteica responsável pela ligação e entrada de SARS-CoV-2 no receptor da célula-alvo do hospedeiro, a enzima conversora angiotensina, que se expressa principalmente em células epiteliais alveolares tipo II

(ECA2), o que inclui tecidos extrapulmonares, como intestino, rim, coração e endotélio. A proteína M (membrana) está relacionada ao formato do vírion e liga-se ao nucleocapsídeo, a proteína E (envelope) está envolvida no processo de montagem e liberação dos vírions e a proteína N (nucleocapsídeo) se liga ao genoma[16,17] (Figura 2.2).

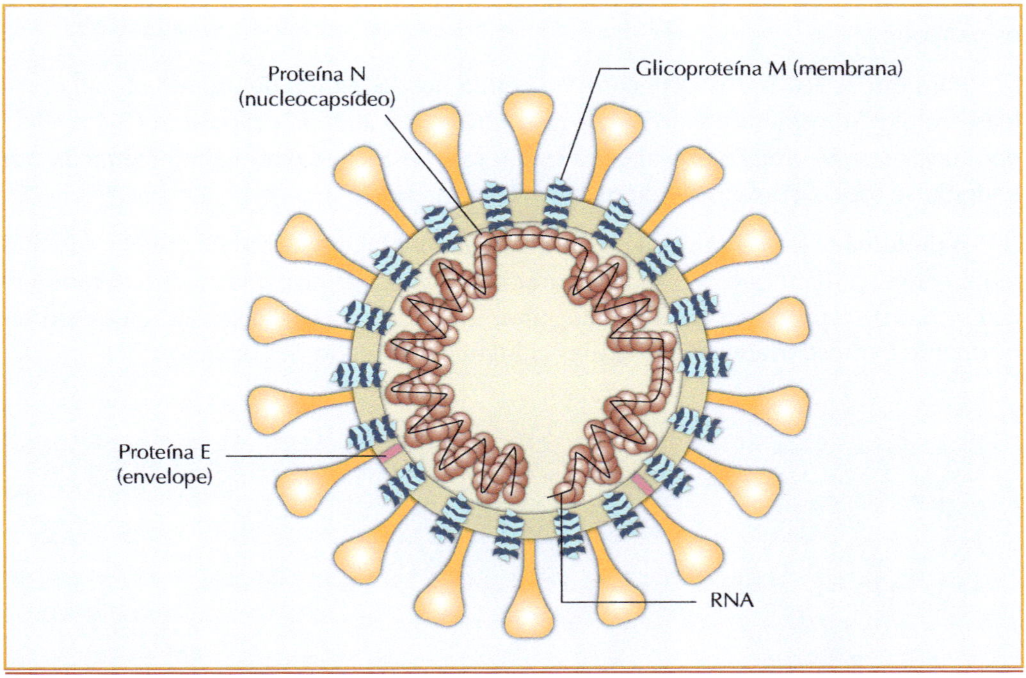

FIGURA 2.2. O vírus possui quatro principais proteínas estruturais: a proteína de membrana viral (M), a proteína *Spike* (S), que faz a interação com o receptor de superfície celular ECA2, e o envelope (E), que são incorporados na bicamada lipídica derivada da membrana do hospedeiro, compondo o nucleocapsídeo (N) e encapsulando o RNA viral.

Fonte: Estrutura do SARS-CoV-2 (Adaptada de Peiris, et al., 2003).[17]

As proteínas M e E são estruturais e acessórias, enquanto a glicoproteína S é uma proteína viral de fusão que compreende duas subunidades: a S1, que faz a mediação da entrada do vírus, ou seja, a ligação ao receptor, e a S2, que regula a fusão das membranas. A subunidade S1 compartilha 70% de identidade de sequência com outros coronavírus semelhantes que infectam morcegos e com o SARS-CoV-2 humano.[18]

Ciclo viral

Com o passar dos anos, algumas doenças podem infectar, além dos animais, os humanos. Os vírus sofrem alterações genéticas que afetam vários aspectos, inclusive a patogênese[19] (Figura 2.3).

A taxa de transmissão do SARS-CoV-2 é maior que a do SARS-CoV, porque na região RBD (domínio de ligação ao receptor) da proteína S houve uma recombinação genética que permitiu aumentar a habilidade de ligação ao receptor do vírus, que é a proteína ECA-2.[13]

Acredita-se que a origem do SARS-CoV e SARS-CoV-2 sejam os morcegos, que o transmitiram aos humanos por meio de animais intermediários, como as civetas e os pangolins.[12]

Para que o SARS-CoV-2 penetre na célula hospedeira, a da proteína S pela protease celular Transmembranar Serina 2 (TMPRRS2), é ativada e a proteína S é clivada no limite entre S1 e S2, o que altera a estrutura e no S2 que permite a penetração por endocitose, pois ocorre a ligação das membranas virais.[20]

A proteína N está envolvida no processo de montagem e empacotamento do material genético. Para que ocorra a maturação do vírus, as proteínas S, E e M também fazem parte do processo até a montagem e formação do envelope viral, que posteriormente é transportado por vesículas celulares e liberado por exocitose.[22]

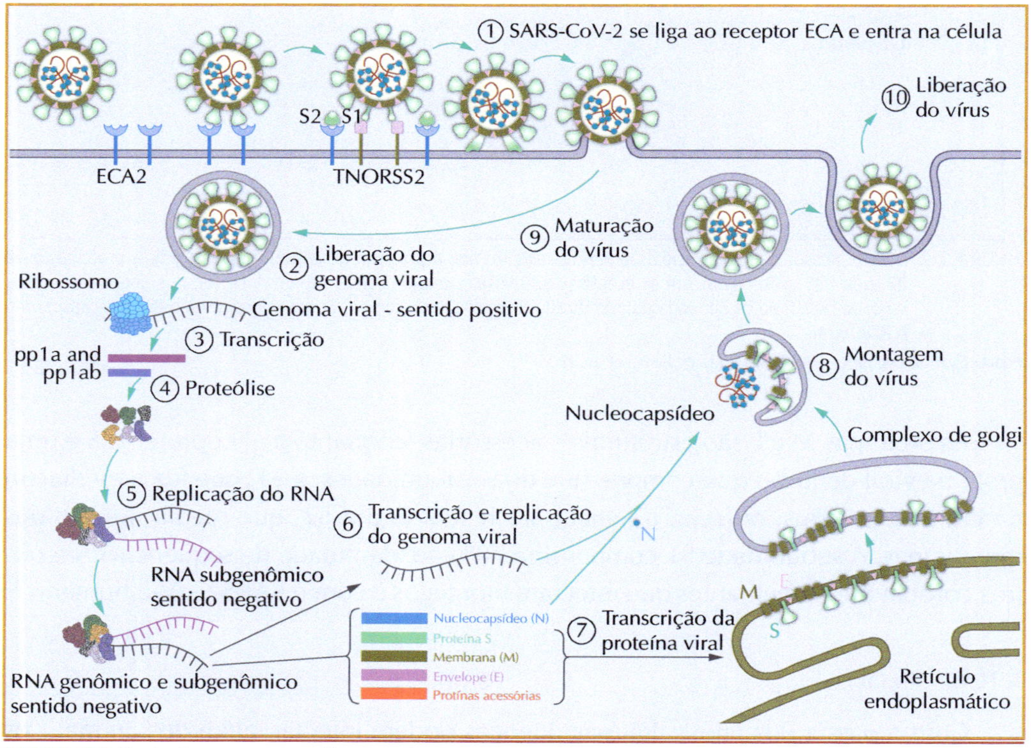

FIGURA 2.3. Produção, maturação e liberação do vírus.
Fonte: Etapas da replicação viral (Adaptada de Cevik, et al., 2020).[21]

A liberação do material genético do vírus no citoplasma da célula hospedeira ocorre após a fusão entre a membrana do endossomo e o envelope viral, em um ambiente acidificado. Para a produção de novos vírus, a formação de uma fita molde de polaridade negativa é transcrita pela formação de fitas de polaridade positivas, o que resulta na duplicação do material genético.[21]

Apesar das células epiteliais pulmonares serem as mais acometidas pelo vírus, no epitélio intestinal também ocorre replicação ativa do vírus. Devido à ampla expressão tecidual para entrada viral e tropismo celular do receptor ECA, existe uma grande propagação extrapulmonar, da mesma forma como ocorre com o SARS-CoV;[14,23,24] porém, a maior transmissibilidade está relacionada à replicação ativa nas vias aéreas superiores.[25]

O SARS-CoV-2 acumula cerca de uma a duas mutações por mês que geram novas variantes virais. Quando essas variantes expandem, formam-se novas linhagens: grupo de sequências que possuem a mesma origem e uma mesma constelação de mutações.

Com base nas características epidemiológicas e de crescimentos dessas linhagens, a OMS classificou algumas delas como "variantes de interesse", do inglês *variant of interest* (VOI), quando o impacto causado é caracterizado como significativo ou "variantes de preocupação", do inglês *variant of concern* (VOC), que indicam um impacto potencial, pois apresentam altas taxas de mutação e evolução mais rápida quando comparados a outros vírus de RNA, com isso representam um risco aumentado para a saúde pública global.[26]

Em 31 de maio de 2021, a OMS anunciou suas sugestões para nomear VOCs e VOIs do SARS-CoV-2, com base nas letras do alfabeto grego. Atualmente, as principais VOCs são:

- Alpha (B.1.1.7), reportada inicialmente no Reino Unido em setembro de 2020. Esta variante também é conhecida pelos nomes 20I/ 501Y.V1 na base de dados Nextstrain, e GR/501Y.V1 na base de dados GISAID, com mutações no domínio de ligação do receptor (RBD do inglês).[27]
- Beta (B.1.351), detectada primeiramente na África do Sul em dezembro de 2020, rapidamente se tornou a forma dominante, uma vez que representou mais de 95% dos casos no país, apresentando cerca de 21 mutações.[28]
- Gama (B.1.1.28.1 ou P1), a variedade P.1 também é conhecida como 20J/501Y.V3 na base de dados Nextstrain, e GR/501Y.V3 na base de dados GISAID. Apresenta aproximadamente 17 mutações e foi inicialmente detectada em Manaus, Brasil.[29]
- Delta (B.1.617.2) foi detectada pela primeira vez na Índia em outubro de 2020, e permaneceu dominante até janeiro de 2022, com múltiplas mutações.[30]

- E a mais recente variante reportada e com a maior circulação é a variante Omicron (B.1.1.529), detectada primeiramente na África do Sul em novembro de 2021, considerada o vírus com propagação mais rápida reportada. Em todo o mundo, a variante Omicron foi responsável por inúmeras infecções e reinfecções, circulante atualmente em vários países do mundo.[31] A omicron pode ser dividida em cinco subvariantes denominadas BA1 a BA5, que são tão diferentes entre si como as variantes Alfa a Delta.

Algumas variantes parecem ter maior potencial de causar quadros clínicos mais graves, como foi o caso da gama e delta. A Omicron parece ser menos patogênica. AS VOCs, principalmente a Omicron, conseguem infectar as pessoas previamente vacinadas. Mas as vacinas ainda são capazes de proteger as pessoas dos casos graves, principalmente após as doses de reforço.[32]

Patogenia

A análise de amostras de sangue periférico por citometria de fluxo demonstrou que os pacientes infectados com SARS-CoV-2 apresentam muitas características semelhantes aos achados nos pacientes infectados pelo MERS-CoV ou SARS-CoV, ou seja, as contagens de células CD4 e CD8 estão diminuídas na presença dos vírus. Além disso, as alterações pulmonares, tanto quando analisadas por raio X de tórax ou biopsia de tecido, sugerem grande semelhança nos achados patológicos nos infectados pelo SARS-CoV-2, MERS-CoV e SARS-CoV.[32]

Embora 80% das infecções pelo SARS-CoV-2 sejam assintomáticas,[33] a doença pode evoluir de forma severa ou grave. A doença aguda é frequentemente seguida por complicações prolongadas, como acometimento principalmente dos pulmões, sistema nervoso, vascular, intestino e outros comprometimentos que podem evoluir para o óbito.[32,34] As sequelas pós-recuperação também podem ser prolongadas, o que causa grandes prejuízos à qualidade de vida e com grande impacto para a saúde pública.[35]

A mortalidade mortalidade em decorrência da COVID-19 se relaciona ao tempo de resposta dos anticorpos neutralizantes, e não apenas à quantidade de anticorpos produzidos, conforme sugerido anteriormente, pois se verificou que, quando os anticorpos neutralizantes são produzidos antes de 14 dias do início da doença, o prognóstico é favorável, ou seja, existe uma janela de tempo crítica entre o tempo que os anticorpos neutralizantes são capazes de atuar no controle virológico e a progressão da doença. Além disso, os níveis de anticorpos anti-S estão relacionados à gravidade da COVID-19.[36]

Apesar da dificuldade em conhecer o tempo preciso de imunidade contra o vírus, alguns autores demonstraram que os anticorpos IgG contra o SARS-CoV-2 podem permanecer por mais de SEIS meses.[37]

O SARS-CoV-2 desregula a resposta do hospedeiro, desencadeando desarranjos imunoinflamatórios e, apesar da associação que existe entre as citocinas e quimiocinas inflamatórias, inclusive interleucina (IL) -1β, IL-4, IL-6 e IL-18 e CXCL9 / 10 e interferons (IFNs) com o pior desfecho da doença,[34,38] mais estudos são necessários. Ainda faltam informações sobre como os anticorpos se correlacionam com os títulos virais, com as particularidades do hospedeiro, e resultados clínicos, além da forma como as respostas dos anticorpos afetam o curso da trajetória do COVID-19.[36]

Devido às várias dúvidas em relação às complicações causadas pela COVID-19 e a dificuldade no tratamento, muitos procedimentos, medicamentos utilizados sem embasamento científico e interferências políticas podem ter contribuído para o aparecimento de novas variantes e com potencial de transmissão maior, o que gerou, assim, maior mortalidade causada pela COVID-19.[39,40]

É de extrema importância o conhecimento sobre a estrutura viral do SARS-CoV-2, pois nos permite compreender a patogênese, o desenho de novas técnicas diagnósticas, o desenvolvimento de novos medicamentos e vacinas e a definição de estratégias de saúde pública que nos permitam minimizar a transmissão do vírus.

Referências

1. Acosta AL, Xavier F, Chaves LSM, Sabino EC, Saraiva AM, Sallum MAM. Interfaces à transmissão e spillover do coronavírus entre florestas e cidades. Estudos Avançados. 2020;34:191-208.
2. Plowright RK, Parrish CR, McCallum H, Hudson PJ, Ko AI, Graham AL, et al. Pathways to zoonotic spillover. Nat Rev Microbiol. 2017;15(8):502-10.
3. Tyrrell DA, Bynoe MI. Cultivation of a novel type of common-cold virus in organ cultures. Br Med J. 1965;1(5448):1467-70.
4. Xu J, Zhao S, Teng T, Abdalla AE, Zhu W, Xie L, et al. Systematic Comparison of Two Animal-to-Human Transmitted Human Coronaviruses: SARS-CoV-2 and SARS-CoV. Viruses. 2020;12(2).
5. Chen B, Tian EK, He B, Tian L, Han R, Wang S, et al. Overview of lethal human coronaviruses. (2059-3635 (Electronic)).
6. Kahn JS, McIntosh K. History and recent advances in coronavirus discovery. Pediatr Infect Dis J. 2005;24(11 Suppl):S223-7, discussion S6.
7. Al-Osail AM, Al-Wazzah MJ. The history and epidemiology of Middle East respiratory syndrome corona virus. Multidiscip Respir Med. 2017;12:20.
8. Chan JF, Kok KH, Zhu Z, Chu H, To KK, Yuan S, et al. Genomic characterization of the 2019 novel human-pathogenic coronavirus isolated from a patient with atypical pneumonia after visiting Wuhan. Emerg Microbes Infect. 2020;9(1):221-36.

9. Chan JF, Yuan S, Kok KH, To KK, Chu H, Yang J, et al. A familial cluster of pneumonia associated with the 2019 novel coronavirus indicating person-to-person transmission: a study of a family cluster. Lancet. 2020;395(10223):514-23.

10. Guan WJ, Zhong NS. Clinical Characteristics of Covid-19 in China. Reply. N Engl J Med. 2020;382.

11. Andersen KG, Rambaut A, Lipkin WI, Holmes EC, Garry RF. The proximal origin of SARS-CoV-2. Nat Med. 2020;26(4):450-2.

12. Li X, Zai J, Zhao Q, Nie Q, Li Y, Foley BT, et al. Evolutionary history, potential intermediate animal host, and cross-species analyses of SARS-CoV-2. J Med Virol. 2020;92(6):602-11.

13. Shereen MA, Khan S, Kazmi A, Bashir N, Siddique R. COVID-19 infection: Origin, transmission, and characteristics of human coronaviruses. J Adv Res. 2020;24:91-8.

14. Guo YR, Cao QD, Hong ZS, Tan YY, Chen SD, Jin HJ, et al. The origin, transmission and clinical therapies on coronavirus disease 2019 (COVID-19) outbreak - an update on the status. Mil Med Res. 2020;7(1):11.

15. Finlay BB, See RH, Brunham RC. Rapid response research to emerging infectious diseases: lessons from SARS. Nat Rev Microbiol. 2004;2(7):602-7.

16. Yan R, Zhang Y, Li Y, Xia L, Guo Y, Zhou Q. Structural basis for the recognition of SARS-CoV-2 by full-length human ACE2. Science. 2020;367(6485):1444-8.

17. Peiris JS, Yuen KY, Osterhaus AD, Stöhr K. The severe acute respiratory syndrome. N Engl J Med. 2003;349(25):2431-41.

18. Walls AC, Park YJ, Tortorici MA, Wall A, McGuire AT, Veesler D. Structure, Function, and Antigenicity of the SARS-CoV-2 Spike Glycoprotein. Cell. 2020;181(2):281-92.e6.

19. Rodriguez-Morales AJ, Bonilla-Aldana DK, Balbin-Ramon GJ, Rabaan AA, Sah R, Paniz-Mondolfi A, et al. History is repeating itself: Probable zoonotic spillover as the cause of the 2019 novel Coronavirus Epidemic. Infez Med. 2020;28(1):3-5.

20. Hoffmann M, Kleine-Weber H, Schroeder S, Krüger N, Herrler T, Erichsen S, et al. SARS-CoV-2 Cell Entry Depends on ACE2 and TMPRSS2 and Is Blocked by a Clinically Proven Protease Inhibitor. Cell. 2020;181(2):271-80.e8.

21. Cevik M, Kuppalli K, Kindrachuk J, Peiris M. Virology, transmission, and pathogenesis of SARS-CoV-2. BMJ. 2020;371:m3862.

22. Alanagreh L, Alzoughool F, Atoum M. The Human Coronavirus Disease COVID-19: Its Origin, Characteristics, and Insights into Potential Drugs and Its Mechanisms. Pathogens. 2020;9(5).

23. Wang W, Xu Y, Gao R, Lu R, Han K, Wu G, et al. Detection of SARS-CoV-2 in Different Types of Clinical Specimens. JAMA. 2020.

24. Wrapp D, Wang N, Corbett KS, Goldsmith JA, Hsieh CL, Abiona O, et al. Cryo-EM structure of the 2019-nCoV spike in the prefusion conformation. Science. 2020;367(6483):1260-3.

25. Rockx B, Kuiken T, Herfst S, Bestebroer T, Lamers MM, Oude Munnink BB, et al. Comparative pathogenesis of COVID-19, MERS, and SARS in a nonhuman primate model. Science. 2020;368(6494):1012-5.

26. WHO. Tracking SARS-CoV-2 Variants. 2022.

27. Akkiz H. Implications of the Novel Mutations in the SARS-CoV-2 Genome for Transmission, Disease Severity, and the Vaccine Development. Front Med (Lausanne). 2021;8:636532.

28. Al Hasan SM, Saulam J, Mikami F, Kanda K, Yokoi H, Hirao T. COVID-19 outbreak trends in South Africa: A comparison of Omicron (B.1.1.529), Delta (B.1.617.2), and Beta (B.1.351) variants outbreak periods. J Infect Public Health. 2022;15(7):726-33.

29. Duong D. Alpha, Beta, Delta, Gamma: What's important to know about SARS-CoV-2 variants of concern? CMAJ. 2021;193(27):E1059-E60.

30. Thye AY, Law JW, Pusparajah P, Letchumanan V, Chan KG, Lee LH. Emerging SARS-CoV-2 Variants of Concern (VOCs): An Impending Global Crisis. Biomedicines. 2021;9(10).

31. Kupferschmidt K. Where did 'weird' Omicron come from? Science. 2021;374(6572):1179.

32. Xu Z, Shi L, Wang Y, Zhang J, Huang L, Zhang C, et al. Pathological findings of COVID-19 associated with acute respiratory distress syndrome. Lancet Respir Med. 2020;8(4):420-2.

33. WHO. World Health Organization. 2020.

34. Huang C, Wang Y, Li X, Ren L, Zhao J, Hu Y, et al. Clinical features of patients infected with 2019 novel coronavirus in Wuhan, China. Lancet. 2020;395(10223):497-506.

35. Carfì A, Bernabei R, Landi F, Group GAC-P-ACS. Persistent Symptoms in Patients After Acute COVID-19. JAMA. 2020;324(6):603-5.

36. Lucas C, Klein J, Sundaram ME, Liu F, Wong P, Silva J, et al. Delayed production of neutralizing antibodies correlates with fatal COVID-19. Nat Med. 2021.

37. Dan JM, Mateus J, Kato Y, Hastie KM, Yu ED, Faliti CE, et al. Immunological memory to SARS-CoV-2 assessed for up to 8 months after infection. Science (New York, NY). 2021;371(6529):eabf4063.

38. Giamarellos-Bourboulis EJ, Netea MG, Rovina N, Akinosoglou K, Antoniadou A, Antonakos N, et al. Complex Immune Dysregulation in COVID-19 Patients with Severe Respiratory Failure. Cell Host Microbe. 2020;27(6):992-1000.e3.

39. Rochwerg B, Parke R, Murthy S, Fernando SM, Leigh JP, Marshall J, et al. Misinformation During the Coronavirus Disease 2019 Outbreak: How Knowledge Emerges From Noise. Crit Care Explor. 2020;2(4):e0098.

40. Osuchowski MF, Aletti F, Cavaillon JM, Flohé SB, Giamarellos-Bourboulis EJ, Huber-Lang M, et al. SARS-CoV-2/COVID-19: Evolving Reality, Global Response, Knowledge Gaps, and Opportunities. Shock. 2020;54(4):416-37.

3

EPIDEMIOLOGIA, TRANSMISSÃO E FATORES DE RISCO DA COVID-19

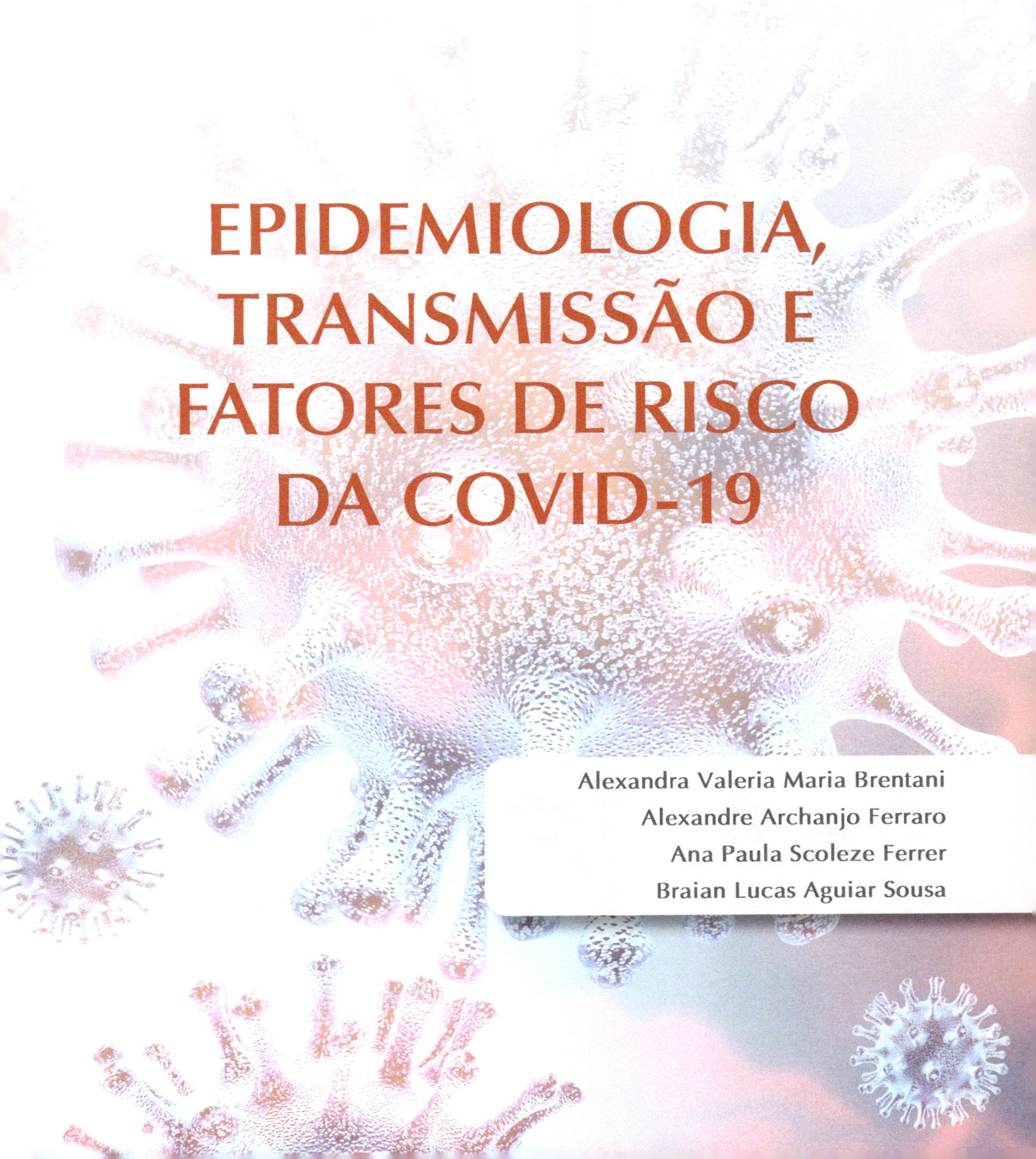

Alexandra Valeria Maria Brentani
Alexandre Archanjo Ferraro
Ana Paula Scoleze Ferrer
Braian Lucas Aguiar Sousa

Aspectos socioeconômicos e COVID-19

Fatores de natureza social, econômica, cultural, comportamental, étnico/racial e política afetam direta ou indiretamente a saúde, tanto em nível individual como populacional. A pandemia de COVID-19 tornou ainda mais evidente essa interrelação dos determinantes sociais e a saúde, tanto nas taxas de incidência da doença como no risco de morbimortalidade.[1]

A desigualdade econômica entre países ficou evidenciada por sua correlação com o nível de contágio e a capacidade de controle da pandemia de COVID-19. Estudos mostraram relação entre o IDH e PIB *per capita* dos países e os impactos da pandemia, relacionado, principalmente às inequidades no acesso aos serviços e recursos em saúde. Maiores taxas de mortalidade foram verificadas em regiões que não dispunham de profissionais qualificados, insumos e infraestrutura hospitalar adequada para o atendimento de casos de alta complexidade.[2, 3]

Outras questões socioeconômicas também contribuíram para a proliferação da pandemia, como a distribuição geográfica e a densidade populacional. Alguns estudos realizados no início da pandemia, na China, evidenciaram que as áreas rurais foram menos afetadas, dada a menor densidade populacional, dificultando a transmissão do vírus. Em ambientes urbanos, as condições de habitação, ventilação, abastecimento de água e número de moradores por cômodo também apresentaram relação com a transmissibilidade do vírus intrafamiliar, ao observarem-se comunidades mais vulneráveis, geralmente caracterizadas por ocupações irregulares, densamente povoadas e com infraestrutura urbana deficiente[4].

Da mesma forma, a natureza das atividades econômicas de um país se correlacionou com a transmissão da doença. Países menos desenvolvidos, com grande contingente de trabalhadores informais que vivem do comércio de rua, densamente aglomerados e com grande manuseio dos produtos, tiveram maior disseminação do vírus. Além disso, observou-se, nessas situações, maior dificuldade de adesão às medidas sanitárias protetivas, dado que a maior dependência do dia trabalhado para a sobrevivência e a necessidade de deslocamento, muitas vezes dependente de transporte público lotado.[5] Os aspectos socioeconômicos e culturais também influenciam os hábitos e comportamentos, muitas vezes dificultando a adoção de práticas protetivas, seja por falta de entendimento ou crenças específicas, ou pela falta de acesso a essas medidas.

Após o advento das vacinas, a desigualdade tem se refletido na cobertura vacinal populacional. Dados mostram que em países de baixa renda, particularmente no continente africano, menos de 20% da população recebeu pelo menos uma dose da vacina.[6] No Brasil, também são verificadas grandes diferenças na cobertura vacinal, com estados em que 90% da população recebeu a primeira dose e outros em que esses índices não chegam a 65% e, o mais preocupante, é que tem se verificado estagnação nessas taxas. A desigualdade e a tendência à redução no ritmo da vacinação têm sido apontadas como fatores que podem comprometer o controle e o fim da pandemia.[7]

Se por um lado as condições socioeconômicas demonstraram aumentar o risco de contaminação e de mortalidade pelo COVID-19 o contrário, também foi verificado: a pandemia teve enorme impacto nas condições socioeconômicas globalmente.[8] Além das mortes e sequelas consequentes da infecção por COVID-19, verificamos um alto nível de estresse nas famílias, com o aumento de casos de violência doméstica, comportamentos parentais punitivos e agravamento de problemas de saúde mental, que possivelmente trarão consequências duradouras para as populações mais vulneráveis, principalmente as crianças.

As restrições impostas como estratégia de enfrentamento da pandemia, como isolamento social, fechamento de escolas e comércio, embora necessárias, por não terem sido acompanhadas de medidas de proteção social robustas, acabaram por ocasionar desemprego, diminuição de renda e insegurança alimentar. Hoje, um grande contingente da população mundial vive em situação de pobreza extrema em virtude da recessão econômica ocasionada pela pandemia de COVID-19. Estudo publicado pelo Banco Mundial indica que no Brasil, apesar de 51% das famílias terem recebido auxílio emergencial do governo, 44,6% relataram piora da renda após o início da pandemia e 18,1% havia ficado pelo menos um dia sem alimento no período de um mês.[9]

Entre as muitas lições aprendidas durante a pandemia, evidenciaram-se a presença e o impacto da desigualdade, tanto pelo risco de contágio como pelas diferentes taxas de hospitalização e mortalidade, decorrentes das condições de vida e de acesso à saúde e à vacinação. Além disso, as populações vulneráveis são afetadas pelas consequências econômicas da pandemia, num ciclo em que a desigualdade aumenta, de modo a distanciar cada vez mais os grupos desiguais. Dessa forma, ficou claro que o enfrentamento da pandemia de COVID-19, e eventuais pandemias subsequentes, precisa começar pela redução das desigualdades, com programas e políticas orientados nesse sentido.

Transmissão da COVID-19

O SARS-CoV-2 é um vírus respiratório e, portanto, é transmitido por três vias principais: por contato, por gotículas ou por aerossóis. A principal via de transmissão do vírus é por gotículas, originadas por meio da tosse, do espirro e da própria respiração ou fala de pacientes infectados. Essas gotículas que contêm partículas virais ativas entram em contato com a mucosa respiratória de contactantes próximos e são responsáveis pela transmissão da infecção. Gotículas são partículas relativamente grandes (maiores que 5 a 10 μm) e pesadas, e por isso têm um alcance limitado a aproximadamente 1 a 2 m antes de caírem nas superfícies. A transmissibilidade por gotículas com alcance limitado justifica as duas principais medidas comportamentais de combate à transmissão da COVID-19: o uso de máscaras e o distanciamento social. É amplamente aceito que máscaras cirúrgicas são eficazes em prevenir a transmissão por gotículas, pois as partículas são grandes demais para serem inaladas através da máscara. O uso de máscaras de tecido tem eficácia variável, que depende do uso correto da máscara, encaixe efetivo no rosto, material de que é feita, número de camadas, entre outros fatores. De maneira geral, conferem proteção menor que as máscaras cirúrgicas e N95. Dessa forma, apesar de não serem contraindicadas, seu uso deve ser preterido em relação aos outros tipos de máscaras. Considerando o maior risco de exposição, profissionais da saúde devem utilizar máscaras cirúrgicas ou respiradores (como o N95).

O uso de máscaras como estratégia populacional para controle da doença baseia-se tanto na proteção de indivíduos saudáveis contra a doença quanto no controle da fonte, situação na qual reduzem a emissão de gotículas respiratórias por pessoas doentes. A obrigatoriedade do uso em ambientes fechados variou ao longo da pandemia, e houve uma tendência à liberação do uso com a redução dos números de internações e óbitos pelo vírus. O Guia de Vigilância Epidemiológica da COVID-19 orienta o uso universal dentro de serviços de saúde e recomenda fortemente o uso comunitário, especialmente no transporte público e em ambientes fechados. Contraindicações ao uso são crianças menores que dois anos de idade, pessoas com condições que dificultem a respiração ou que tenham dificuldade para retirar a máscara sem ajuda.[10] Essas recomendações são dinâmicas e têm variado de acordo com o momento da pandemia.

Aerossóis são partículas respiratórias menores que as gotículas e que têm a capacidade de ficar em suspensão no ar por longos períodos de tempo, além de se propagarem por distâncias maiores e penetrarem mais profundamente na árvore respiratória. Para alguns microrganismos, como o bacilo de Koch e os vírus do sarampo e da varicela, a transmissão por aerossóis é extremamente efetiva. No caso da COVID-19, apesar de não serem a principal via de transmissão da doença, acredita-se que partículas aerossolizadas possam ser uma via de transmissão importante.[11] Especialmente dentro do ambiente hospitalar, procedimentos geradores de aerossóis, como a intubação orotraqueal e a broncoscopia, podem oferecer risco significativo para profissionais de saúde. Nesses casos, máscaras cirúrgicas não são suficientes para a prevenção da transmissão, uma vez que as pequenas partículas podem ser inspiradas pelas laterais da máscara. Respiradores, como as máscaras N95 e PFF2, são mais eficazes para evitar a transmissão por aerossóis, pois apresentam alta eficiência de filtração,[12] e devem ser utilizados sempre que forem realizados procedimentos geradores de aerossóis.

A transmissão por contato ocorre quando há transferência direta do vírus entre uma pessoa doente e uma suscetível ou transmissão indireta via contato com objetos intermediários, os fômites. A transmissão direta pode ocorrer por meio de contatos próximos, como beijos, abraços e apertos de mão, comportamentos sociais que foram desencorajados ao longo da epidemia como forma de evitar a propagação da doença. Quanto à transmissão indireta, apesar de vários estudos encontrarem RNA viral em superfícies, é difícil demonstrar definitivamente a transmissão por fômites, o que exclui uma possível infecção por outras vias de transmissão. Dessa forma, acredita-se que a transmissão indireta tenha uma importância secundária no ciclo da COVID-19. A higienização das mãos, seja com sabão ou solução alcoólica, constitui medida simples e efetiva para prevenir a transmissão por contato.[13]

O período de incubação do SARS-CoV-2 é, em média, de 4 a 5 dias, e pode chegar a 14 dias em alguns indivíduos. Para a variante Ômicron, esse tempo pode ser menor, por volta de três dias. Sabe-se que mesmo indivíduos assintomáticos têm capacidade de transmitir a doença, com alguns estudos que apontam, inclusive, que a maior parte das transmissões da COVID-19 pode ser por pacientes que não apresentam sintomas, achado com importantes repercussões para o controle da doença.[14] O período de maior infectividade é no começo do quadro, quando os níveis de RNA viral são mais altos em vias aéreas superiores, e cai progressivamente ao longo dos dias. Em pacientes imunocompetentes e com doença leve a moderada, transmissão após 7 a 10 dias é improvável. Em pacientes imunossuprimidos ou com doença grave, o período de infectividade pode ser maior, uma vez que chega a 20 dias ou mais. É importante notar que a detecção de RNA viral em via aérea superior não é sinônimo de potencial infeccioso, e muitos pacientes permanecem com RT-PCR positivo por semanas após a resolução dos sintomas.

Características do hospedeiro e do vetor são fundamentais na transmissão da doença. Novas variantes do vírus, como as variantes Gama e Ômicron, conferem maior potencial de disseminação à doença, com maior transmissibilidade descrita para essas variantes em comparação com o vírus selvagem. Crianças costumam apresentar quadros clínicos mais brandos da doença e muitas são assintomáticas, no entanto, podem contrair a doença de maneira similar aos adultos, e transmiti-la ao núcleo familiar. Estudos iniciais que mostravam uma menor taxa de infecção entre crianças podem se justificar por menores oportunidades de exposição (pré-retorno escolar) e uma menor probabilidade de testagem. A transmissão familiar a partir de crianças também é amplamente documentada. Portanto, o papel exercido pelos pacientes pediátricos na transmissão comunitária da doença ainda é nebuloso, especialmente com o surgimento de novas variantes e ao retorno as atividades escolares, mas provavelmente é comparável ao de adultos.[15]

Um dos temas mais controversos que envolve a transmissão da COVID-19 e a população pediátrica foi a reabertura das escolas, que foram sistematicamente fechadas nos primeiros meses da pandemia. Sabe-se que os impactos da privação do ambiente escolar vão além dos prejuízos na escolarização, e podem contribuir para efeitos negativos no desenvolvimento neuropsicomotor e na saúde mental. Vários estudos apontam que o ambiente escolar não oferece risco de transmissão da doença maior que o comunitário, contanto que sejam observados os cuidados básicos de higiene e distanciamento físico. A transmissão escolar da doença aparenta ter relação com a transmissão no contexto comunitário, o que reforça a necessidade de controlar a infecção na comunidade para proteger o ambiente escolar.[15,16] Com a reabertura das escolas, é fundamental manter os cuidados recomendados para ambientes fechados, como medidas de higiene, uso de máscaras em crianças maiores do que dois anos de idade e manutenção de ambientes arejados.

Até o surgimento da variante Ômicron, a reinfecção a curto prazo pelo SARS-CoV-2 era rara, embora possível. A infecção natural pelo vírus e a vacinação conferiam proteção, mas a duração dessa proteção sempre foi objeto de debate, sendo estimada entre 6 a 9 meses. No entanto, com o surgimento da Ômicron, o comportamento epidemiológico da doença mudou, uma vez que a variante mostrou uma transmissibilidade e potencial de reinfecção muito maiores, devido a mudanças importantes na proteína *spike*. Devido a essas alterações estruturais, a Ômicron e suas subvariantes demonstraram potencial para evadir a resposta humoral desenvolvida contra infecções prévias e vacinação, o que justifica o maior potencial de reinfecção.[17] Essa característica é tão marcante que a reinfecção com diferentes subvariantes da própria Ômicron também é possível. Felizmente, o quadro clínico dos paciente que contraem a variante é mais brando.

Dinâmica populacional da transmissão da COVID-19

Para entender a dinâmica da transmissão da COVID-19, é importante relembrar alguns conceitos da epidemiologia de doenças infecciosas. O número básico de reprodução, conhecido como R_0 (lê-se R zero), representa o número de pessoas para as quais um indivíduo infectado transmite a doença em uma população completamente suscetível. Em uma recente metanálise que incluiu trabalhos de 43 países de todos os continentes, o R0 mediano encontrado foi de 2,9 (Intervalo interquartil - IIQ, 2,1 a 3,8) para todos os estudos revisados. Depois de estratificado por continentes, o R0 mediano para Ásia, Europa, África, América do Sul e América do Norte ao longo de todos os períodos de surto foi de 2,4 (IIQ, 2,1 a 2,6), 3,3 (IIQ, 2,4 a 4,3), 3,2 (IIQ, 2,8 a 3,5), 2,6 (IIQ, 2,4 a 3,1) e 2,4 (IIQ, 2,1 a 2,6), respectivamente.[18]

É importante destacar que o R_0 da doença tem uma grande variabilidade de população para população: no surto ocorrido no navio Diamond Princess, por exemplo, o R_0 chegou a 14,8. No Brasil, estima-se que, nos estágios iniciais da pandemia, o número foi de 3,1.[19] Para efeitos de comparação, o sarampo tem um R_0 estimado de

12 a 18, a varicela de 10 a 12 e a *Influenza* A H1N1 de 1,4 a 1,6. O R_0 é importante também para o planejamento das políticas de imunização, pois fornece uma estimativa da proporção de indivíduos imunes necessária para que a incidência da doença diminua ao longo do tempo, dada pela fórmula $1-1/R_0$.

Apesar de o R_0 ter grande importância epidemiológica, o conceito mais útil para o planejamento e monitoramento de políticas de combate à pandemia é o número efetivo de reprodução, ou R_t. Esse número indica para quantas pessoas um doente irá transmitir o patógeno, ao considerar que apenas parte da população é suscetível, e varia ao longo do tempo, a depender do grau de imunidade da população e da adoção de medidas de enfrentamento à doença. O R_t é obtido quando se multiplica o R_0 pela fração de suscetíveis, de forma que, à medida que mais e mais pessoas desenvolvem imunidade, o R_t diminui. Do ponto de vista do combate a epidemias, o valor a ter como alvo é 1: um R_t menor que 1 indica que cada doente transmite o patógeno para menos que 1 outro indivíduo, de modo que a incidência da doença diminuirá e a epidemia tenderá a eventualmente acabar. A essa situação dá-se o nome de *imunidade de rebanho.*

O R_t da COVID-19 varia de população para população, e em uma mesma população ao longo do tempo. Estudos mostram uma clara redução do R_t após medidas de distanciamento social, fechamento de lojas e estímulo ao uso de máscaras e higiene de mãos.

O Rt mediano encontrado na metanálise citada foi de 1,0 (IQR, 0,7 a 1,6) para todos os estudos revisados. Depois de estratificada por continentes, a Rt mediano para Ásia, Europa, África, América do Sul e América do Norte foram 1,1 (IIQ, 0,6 a 1,6), 0,7 (IIQ, 0,6 a 0,9), 0,8 (IIQ, 0,7 a 1,1), 1,6 (IIQ, 1,3 a 1,8) e 1,2 (IIQ, 1,0 a 1,8), respectivamente. A diminuição dos números reprodutivos varia entre os continentes, o que pode implicar na eficácia diferente das medidas de contenção adotadas pelos diferentes países. O Rt mediano pôde diminuir em 23% a 96% após intervenções não farmacológicas.

Fatores de risco

O Brasil tem uma das maiores taxas de mortalidade na COVID-19 pediátrica.[20] Este dado intrigante reforça a necessidade de identificar fatores associados a desfechos ruins em crianças e adolescentes brasileiros com COVID-19.

Ao estudarmos a base de dados do Sistema de Informação da Vigilância Epidemiológica da Gripe – SIVEP-Gripe nos anos de 2020 e 2021, notamos que o primeiro fator de risco perceptível é a idade. De fato, crianças menores de dois anos e adolescentes apresentam maior risco em comparação com crianças de 2 a 10 anos, com mortalidade que segue uma curva em forma de U. O maior risco em recém-nascidos e lactentes pode ser explicado pela imaturidade. Eles têm sistemas imunológico e respiratório imaturos e são mais propensos a piores resultados respiratórios. Em contrapartida, o impacto das condições crônicas preexistentes é mais relevante para os adolescentes, pois eles tiveram mais anos para se desenvolver e sofrer os efeitos deletérios das doenças crônicas.

As comorbidades são um fator de risco extremamente importante para a mortalidade por COVID-19 em crianças e adolescentes brasileiros.[21] Em nosso estudo,[22] que usou dados de 2020, crianças com mais de uma comorbidade (exceto asma) tiveram quase dez vezes mais chances de óbito em comparação com crianças sem condições prévias. Individualmente, a maioria das condições prévias foram fatores de risco, com doenças cardiovasculares e doenças renais, o que conferiu as maiores chances de morte. Curiosamente, a asma foi um fator de proteção, pois reduziu as chances de morte em 60%. O papel da asma como fator de risco ou proteção ainda é um debate aberto, mas a maioria dos estudos aponta que a doença não é um fator de risco para a gravidade da COVID-19.[23]

Outro fator de risco importante para a gravidade são as vulnerabilidades étnicas. Oliveira *et al.*,[24] mostraram que crianças e adolescentes indígenas tinham 3,3 vezes mais chances de morrer do que caucasianos. Nosso estudo também identificou vulnerabilidade entre os pacientes pardos, com duas vezes mais chance de óbito em relação aos caucasianos.[22] Essas vulnerabilidades podem ser explicadas pelo menor acesso ao sistema público de saúde, piores indicadores de saúde e maior exposição viral. Essa realidade é especialmente dramática para os indígenas, se considerarmos os baixos índices socioeconômicos e de saúde.[25] Durante a pandemia de gripe H1N1 de 2009, por exemplo, a taxa de mortalidade entre indígenas foi 4,5 vezes maior do que na população geral brasileira.[26]

A regionalidade e o desenvolvimento socioeconômico também são fatores de risco muito importantes para a mortalidade pediátrica por COVID-19. As crianças que vivem nas regiões Norte e Nordeste têm 3,4 vezes mais chance de mortalidade em comparação com as das regiões Sul, Centro-Leste e Sudeste. Crianças que vivem em municípios mais desenvolvidos têm 75% menos chance de morrer em comparação com aquelas que vivem em cidades menos desenvolvidas.[22] Entre outros fatores, esses achados podem estar relacionados ao acesso à saúde, como ilustrado pela proporção de crianças que morreram fora de uma unidade de terapia intensiva (UTI) em 2020. Nas regiões Norte e Nordeste, 36% das mortes pediátricas por COVID-19 ocorreram fora da UTI, enquanto nas regiões Sul, Centro-Leste e Sudeste essa proporção foi de apenas 25%.

O fenômeno da mortalidade pediátrica por COVID-19 no Brasil é multifacetado e não pode ser reduzido a uma única explicação, mas um de seus principais atores são as desigualdades sociais. As crianças vulneráveis nascem em piores condições, comem alimentos menos nutritivos, têm menos acesso a cuidados de saúde e um pior controle de doenças crônicas, o que leva a um maior risco de óbito não apenas por COVID-19, mas pela maioria das condições de saúde.

Referências

1. Lowcock EC, Rosella LC, Foisy J, et al. The social determinants of health and pandemic H1N1 2009 influenza severity. Am J Public Health. 2012;102(8):e51-8.

2. Nicola M, Alsafi Z, Sohrabi C, et al. The socio-economic implications of the coronavirus pandemic (COVID-19): a review. Int J Surg. 2020;78:185-93.

3. Shamasunder S, Holmes SM, Goronga T, et al. COVID-19 reveals weak health systems by design: why we must re-make global health in this historic moment. Glob Public Health. 2020;15(7):1083-9.

4. You H, Wu X, Guo X. Distribution of COVID-19 morbidity rate in association with social and economic factors in Wuhan, China: implications for urban development. Int J Environ Res Public Health. 2020;17(10):3417.

5. Ahmed F, Ahmed N, Pissarides C, et al. Why inequality could spread COVID-19. Lancet Public Health. 2020;5(5):e240.

6. Our World in Data. Coronavírus (Covid-19) Vaccinations. Disponível em: https://ourworldindata.org/coronavirus (acesso em: 25/07/2022).

7. Fiocruz. Boletim Observatório COVID-19. Semana epidemiológica 15 e 16. 10 – 23 de abril. Disponível em: https://agencia.fiocruz.br/sites/agencia.fiocruz.br/files/u35/boletim_covid_2022-se14-16-red.pdf (acesso em: 25/07/2022).

8. Almeida WS, Szwarcwald CL, Malta DC, et al. Mudanças nas condições socioeconômicas e de saúde dos brasileiros durante a pandemia de COVID-19. Rev Bras Epidemiol. 2020;23:E200105.

9. World Bank Group. COVID-19 na ALC. PNUD. Abril 2022. Disponível em:< https://thedocs.worldbank.org/en/doc/39c7f387c287ebd9fba3b54323bfd312-0370062022/related/LAC-H-FPS-BRA-POR.pdf. (Acesso em: 25/07/2022).

10. Ministério da Saúde. Guia de Vigilância Epidemiológica COVID-19. 2022. Disponível em: https://www.gov.br/saude/pt-br/centrais-de-conteudo/publicacoes/guias-e-manuais/2021/guia-de-vigilancia-epidemiologica-covid-19-3.pdf/view (Acesso em: Julho de 2022.)

11. Tellier R. COVID-19: the case for aerosol transmission. Interface Focus. 2022 Feb 11;12(2):20210072. doi: 10.1098/rsfs.2021.0072.

12. Darby S, Chulliyallipalil K, Przyjalgowski M, McGowan P, Jeffers S, Giltinan A, Lewis L, Smith N, Sleator RD. COVID-19: mask efficacy is dependent on both fabric and fit. Future Microbiol. 2021 Jan;16:5-11. doi: 10.2217/fmb-2020-0292.

13. CDC Science Brief: SARS-CoV-2 and surface (fomite) transmission for indoor community environments. CDC 2022. Disponível em: https://www.cdc.gov/coronavirus/2019-ncov/more/science-and-research/surface-transmission.html#:~:text=After%20a%20person%20with%20suspected,%2C%2011%2C%2012%2C%2013. (Acesso em Julho de 2022).

14. Johansson MA, Quandelacy TM, Kada S, et al. SARS-CoV-2 transmission from people without COVID-19 symptoms. JAMA Netw Open. 2021;4(1):e2035057.

15. CDC Science Brief: Transmission of SARS-CoV-2 in K-12 Schools and Early Care and Education Programs – Updated. 2021. Disponível em: https://www.cdc.gov/coronavirus/2019-ncov/science/science-briefs/transmission_k_12_schools.html (Acesso em: julho de 2022).

16. Ismail SA, Saliba V, Lopez Bernal J, et al. SARS-CoV-2 infection and transmission in educational settings: a prospective, cross-sectional analysis of infection clusters and outbreaks in England. Lancet Infect Dis. 2021;21(3):344-53.

17. Hachmann NP, Miller J, Collier AY, et al. Neutralization Escape by SARS-CoV-2 Omicron Subvariants BA.2.12.1, BA.4, and BA.5. N Engl J Med. 2022;387(1):86-88.

18. Zhang Y, Wu G, Chen S, Ju X, Yimaer W, Zhang W, Lin S, Hao Y, Gu J, Li J. A review on COVID-19 transmission, epidemiological features, prevention and vaccination. Med Rev (Berl). 2022 Mar 2;2(1):23-49. doi: 10.1515/mr-2021-0023. PMID: 35658107; PMCID: PMC9047653.

19. de Souza WM, Buss LF, Candido DDS, et al. Epidemiological and clinical characteristics of the COVID-19 epidemic in Brazil. Nat Hum Behav. 2020;4(8):856-65.

20. Kitano T, Kitano M, Krueger C, Jamal H, Al Rawahi H, Lee-Krueger R, et al. The differential impact of pediatric COVID-19 between high-income countries and low- and middle-income countries: A systematic review of fatality and ICU admission in children worldwide. *PLoS One.* 2021;16:e0246326. doi: 10.1371/journal.pone.0246326.

21. Sousa BLA, Sampaio-Carneiro M, de Carvalho WB, Silva CA, Ferraro AA. Differences among severe cases of Sars-CoV-2, influenza, and other respiratory viral infections in pediatric patients: symptoms, outcomes and preexisting comorbidities. *Clinics (Sao Paulo).* 2020;75:e2273. doi: 10.6061/clinics/2020/e2273.

22. Sousa BLA, Brentani A, Costa Ribeiro CC, Dolhnikoff M, Grisi SJFE, Ferrer APS, et al. Non-communicable diseases, sociodemographic vulnerability and the risk of mortality in hospitalised children and adolescents with COVID-19 in Brazil: a cross-sectional observational study. *BMJ Open.* 2021;11:e050724. doi: 10.1136/bmjopen-2021-050724.

23. Muñoz X, Pilia F, Ojanguren I, Romero-Mesones C, Cruz MJ. Is asthma a risk factor for COVID-19? Are phenotypes important? *ERJ Open Res.* 2021;7:00216–2020. doi: 10.1183/23120541.00216-2020.

24. Oliveira EA, Colosimo EA, Simões E, Silva AC, Mak RH, Martelli DB, Silva LR, et al. Clinical characteristics and risk factors for death among hospitalised children and adolescents with COVID-19 in Brazil: an analysis of a nationwide database. *Lancet Child Adolesc Health.* 2021;5:559–68. doi: 10.1016/S2352-4642(21)00134-6.

25. Santos RV, Borges GM, Campos MB de, Queiroz BL, Coimbra CEA, Welch JR. Indigenous children and adolescent mortality inequity in Brazil: What can we learn from the 2010 National Demographic Census? *SSM Popul Health.* 2020;10:100537. doi: 10.1016/j.ssmph.2020.100537.

26. Palamim CV, Ortega MM, Marson FA. COVID-19 in the Indigenous Population of Brazil. J Racial Ethn Health Disparities. 2020;7:1053–8. doi: 10.1007/s40615-020-00885-6.

4

MANIFESTAÇÕES CLÍNICAS E MANEJO DA COVID-19 EM PEDIATRIA E NEONATOLOGIA

Maria Fernanda Badue Pereira
Daniela Matos Fiorenzano
Priscila Marcondes Biancalana

Em pediatria, a COVID-19 costuma ser mais leve que nos adultos. Mais de 90% dos casos pediátricos são assintomáticos ou apresentam doença leve ou moderada. Menos de 10% dos casos pediátricos necessitam de internação em Unidade de Terapia Intensiva (UTI), e a taxa de mortalidade pediátrica é menor que 1%.[1]

Os fatores de risco observados em pediatria têm sido idade menor de um ano de vida, sexo masculino, presença de sintomas de trato respiratório inferior na admissão hospitalar e condições crônicas pré-existentes, como obesidade, doenças complexas com necessidade de suporte respiratório (doenças genéticas, neurológicas, pulmonares) e imunodeprimidos graves. Os imunodeprimidos graves, com risco maior de COVID-19 grave ou crítica, são aqueles em tratamento quimioterápico em fase de indução ou por recaída de leucemia, pacientes com deficiência grave de anticorpos ou disfunção de linfócitos e após transplante de células hematopoiéticas. [1,2]

Os sintomas mais frequentes da COVID-19 pediátrica são: febre e tosse.[1] Manifestações clínicas em outros órgãos e sistemas podem acontecer em até 50% e, em geral, devem-se à ação direta do vírus ou em consequência de processo inflamatório.

A frequência das manifestações gastrointestinais como diarreia, vômito e dor abdominal varia de 5,8% a 50% em COVID-19 pediátrica.[3] Séries de casos pediátricos mostram vários graus de elevação alanina aminotransferase (ALT)/aspartato aminotransferase (AST) em infecções por SARS-CoV-2. A fisiopatologia do acometimento hepático inclui: resposta inflamatória exacerbada, toxicidade por drogas, ação viral direta do vírus (danos aos colangiócitos, lesões hipóxico-isquêmicas e microtrombose).[4]

Alterações cardíacas, como disfunção em ventrículo esquerdo ou direito e dilatação de artérias coronárias, são frequentes em Síndrome Inflamatória Multissistêmica Pediátrica Associada (SIM-P) ao SARS-CoV-2. Estudo italiano com 248 pacientes pediátricos com COVID-19 e 46 pacientes com SIM-P observou envolvimento cardíaco em 16% naqueles com COVID-19, e 98% nos pacientes com SIM-P. Nesse estudo, 18% (44/248) dos pacientes com COVID-19 apresentaram alterações no eletrocardiograma.[5]

Revisão sistemática que incluiu 21 estudos/séries de casos, com 3.707 crianças e adolescentes com COVID-19, mostrou que 460 (16,7%) casos tinham sintomas neurológicos, como cefaleia, mialgia e fadiga; 42 (1%) apresentaram encefalite, meningite ou convulsão. Hemorragia intracraniana, paralisia do nervo craniano, síndrome de Guillain-Barré e as alterações visuais visuais foram complicações neurológicas raras. Todas as crianças com convulsões sintomáticas agudas sobreviveram, o que sugere um prognóstico favorável a curto prazo.[6]

Estudo inglês apontou manifestações renais em 52 crianças hospitalizadas por COVID-19: 24 (46%) apresentaram creatinina sérica maior do que o valor de referência, 15 (29%) tiveram critérios diagnósticos para lesão renal aguda. Hematúria foi pesquisada em 40 de 52 pacientes e proteinúria em 22/52. Essas alterações foram encontradas em 17 e 7 pacientes, respectivamente. Além da ação direta do vírus e da inflamação, hipovolemia pode ser a causa da lesão renal.[7]

Petéquias, erupções papulovesiculares, urticária e eritema multiforme podem ser manifestações dermatológicas da COVID-19 pediátrica.[8]

Anosmia ou ageusia são sintomas descritos em pediatria, a maioria em adolescentes. Crianças pequenas podem ter dificuldade em relatar essas queixas. A maiorias dos casos pediátricos com anosmia ou ageusia não tem associação com congestão nasal ou rinorreia, de modo a sugerir que a fisiopatologia dessas alterações seja por acometimento do bulbo olfatório ou receptores do paladar.[9]

A frequência dos eventos tromboembólicos em pediatria não é bem definida, e pode ocorrer em COVID-19 grave ou na SIM-P.[10]

Manejo da COVID-19 em pediatria

O manejo da COVID-19 pediátrica depende da classificação clínica. As crianças e adolescentes podem ter doença:

1. **assintomática:** sem quaisquer sintomas clínicos;
2. **leve:** aqueles com febre, fadiga, mialgia e sintomas de infecções agudas do sistema respiratório;
3. **moderada:** pneumonia, febre e tosse, sibilância, mas sem hipoxemia;
4. **grave:** febre, tosse, taquipneia, saturação de oxigênio inferior a 92%, sonolência;
5. **crítica:** progresso rápido para a Síndrome Respiratória Aguda Grave (SRAG) ou insuficiência respiratória.[11]

Os sinais de gravidade são tosse ou dificuldade respiratória e pelo menos um dos seguintes: cianose central ou SaO_2 < 92% (< 90% em prematuros); desconforto respiratório (gemido, batimento de haletas nasais, tiragens da musculatura respiratória acessória (intercostal, subdiafragmática, de furcula), balancim da cabeça; taquipneia acentuada (em respirações/min): 70 rpm em crianças com idade abaixo de um ano de idade; 50 rpm naqueles com idade acima de um ano; incapacidade ou dificuldade na alimentação; diminuição do estado de consciência, letargia ou perda de consciência ou convulsões. Outras manifestações de gravidade são distúrbios da coagulação (tempo prolongado de protrombina e elevação do D-dímero); dano do miocárdio (aumento das enzimas do miocárdio, alterações de segmento ST onda T no eletrocardiograma, cardiomegalia e insuficiência cardíaca); insuficiência renal; disfunção gastrointestinal e/ou elevação de enzimas fígado e rabdomiólise.[11]

Nos casos assintomáticos ou com doença leve, orientar sintomáticos, preferencialmente dipirona ou paracetamol. Os estudos que envolvem anti-inflamatórios ainda são insuficientes para recomendações, portanto, sugere-se evitá-los. Orientar as medidas de isolamento e cuidados domiciliares, caso o paciente tenha condições de alta hospitalar. Informar de forma enfática quais são os sinais e sintomas de agravamento e orientar procedimentos de reavaliação.[12]

Nos casos moderados, deve-se avaliar caso a caso necessidade de hospitalização. Para a decisão, considerar **(1)** os fatores de risco, como doença de base (cardiopatias, pneumopatias, hemoglobinopatias, neuropatias, nefropatias, hepatopatia, imunodeprimidos por doenças congênitas ou adquiridas, diabete, obesidade); **(2)** faixa etária (menores de um ano de vida); **(3)** presença de complicações: hematológicas, pulmonares (atelectasia, derrame pleural); **(4)** possibilidade de reavaliação clínica; **(5)** capacidade da família em reconhecer piora clínica e chegar ao hospital.[12]

Nos casos moderados, é fundamental descartar complicações. Exame clínico completo por médico experiente. Avaliação complementar hemograma, proteína C reativa, hemocultura, enzimas hepáticas, ureia e creatinina séricas, gasometria, Na, K, Ca/Cai, P, Mg, coagulograma, D-dímero, troponina, creatina fosfoquinase (CPK,) CPK-MB, desidrogenase lática (DHL), ferritina e outros exames, a depender da condição clínica; radiografia de tórax (PA e perfil) e/ou ultrassom de tórax. Tomografia computadorizada do tórax pode melhorar precisão do diagnóstico das lesões pulmonares, mas quando indicada para todos os casos há desvantagens, como altos custos, necessidade de sedação e exposição à radiação. A história e o exame clínico são os principais parâmetros na gravidade da pneumonia, dessa forma, reservar a tomografia de tórax para crianças comprometidas, hospitalizadas.[12]

A prescrição no paciente pediátrico com COVID-19 moderado deve incluir oseltamivir (até o resultado de teste *Influenza*); antibiótico se sinais clínicos, laboratoriais ou radiológicos de infecção bacteriana. Não há indicação de inalações. Uso de corticoide e/ou broncodiladores está reservado para pacientes asmáticos.[12]

Os casos graves devem ser hospitalizados, preferencialmente em UTI. Além dos cuidados descritos nos casos moderados, deve-se contemplar suporte respiratório (Figura 4.1) e cardiovascular (medicações vasoativas e cardiotônicos). Nos pacientes com comprometimento cardiovascular ou com sinais inflamatórios exuberantes o eletrocardiograma pode ser útil para descartar arritmias cardíacas e o ecocardiograma torna-se exame importante na compreensão e manejo da disfunção cardíaca.[5,11,12]

O uso de corticoide está reservado para os casos de COVID-19 grave. Ciclos de 3 a 5 dias de metilprednisolona (1 mg/kg/dia) ou dexametasona (dose equivalente a 1 mg/kg/dia de metilprednisolona) podem reduzir o processo inflamatório por inibir a transcrição de algumas citocinas e têm poucos eventos adversos. Uso prolongado de corticoide deve ser evitado por aumentar risco de complicações infecciosas. [11,12]

Anticoagulação profilática está reservada para os casos graves. A prescrição deve ser individualizada, e deve-se considerar a presença de fatores de risco para trombose e avaliação dos riscos hemorrágicos, como presença de doença hemorrágica, coagulopatia ou plaquetopatia hereditária, presença de lesões potencialmente sangrantes (úlceras em trato gastrointestinal, metástases cerebrais, varizes esofágicas, cirurgia recente), coagulação intravascular disseminada (CIVD), hipofibrinogenemia, uremia, insuficiência hepática.[10]

Em relação a uso de antivirais ou anticorpos monoclonais, as recomendações atuais são baseadas em resultados e dados de segurança para pacientes adultos e no risco de progressão da doença na criança.[2,11]

Remdesivir é uma pró-medicação de nucleotídeo, um análogo de adenosina, liga-se ao RNA dependente de RNA viral polimerase e inibe a replicação viral ao terminar prematuramente a transcrição do RNA. Diretriz internacional de tratamento da COVID-19 recomenda remdesivir para crianças hospitalizadas com idade de 12 anos com COVID-19, que apresentam fatores de risco para doença grave e têm necessidade crescente de oxigênio; ou para adolescentes hospitalizados com idade de 16 anos com COVID-19, que tenham necessidade crescente de oxigênio, independentemente de terem fatores de risco para doença grave.[11] Estudos clínicos sobre farmacocinética do remdesivir em crianças menores de 12 anos têm sido conduzidos internacionalmente.

Sobre anticorpos monoclonais, não há evidências pediátricas suficientes para a recomendação a favor ou contra o uso de anticorpos monoclonais antiSARS-CoV-2 para crianças com COVID-19 que não estão hospitalizadas, mas que têm fatores de risco para doença grave. Internacionalmente, com base em estudos em adultos, bamlanivimab E etesevimab ou casirivimab E imdevimab tem sido considerado caso a caso para crianças não hospitalizadas que atendem à autorização de uso de emergência de acordo com critérios para alto risco de doença grave, especialmente aqueles que atendem a mais de um critério ou têm idade de 16 anos.[2,11] No Brasil, esses produtos podem ser usados em contexto de pesquisa clínica.

Até o momento, não há comprovação sobre segurança ou eficácia de nenhum medicamento específico no tratamento da COVID-19 em pediatria. Não usar medicações profiláticas pré ou pós-exposição (a não ser no âmbito de pesquisa clínica). Não realizar tratamento em pacientes assintomáticos ou com sintomas leves (confirmados ou suspeitos).[11]

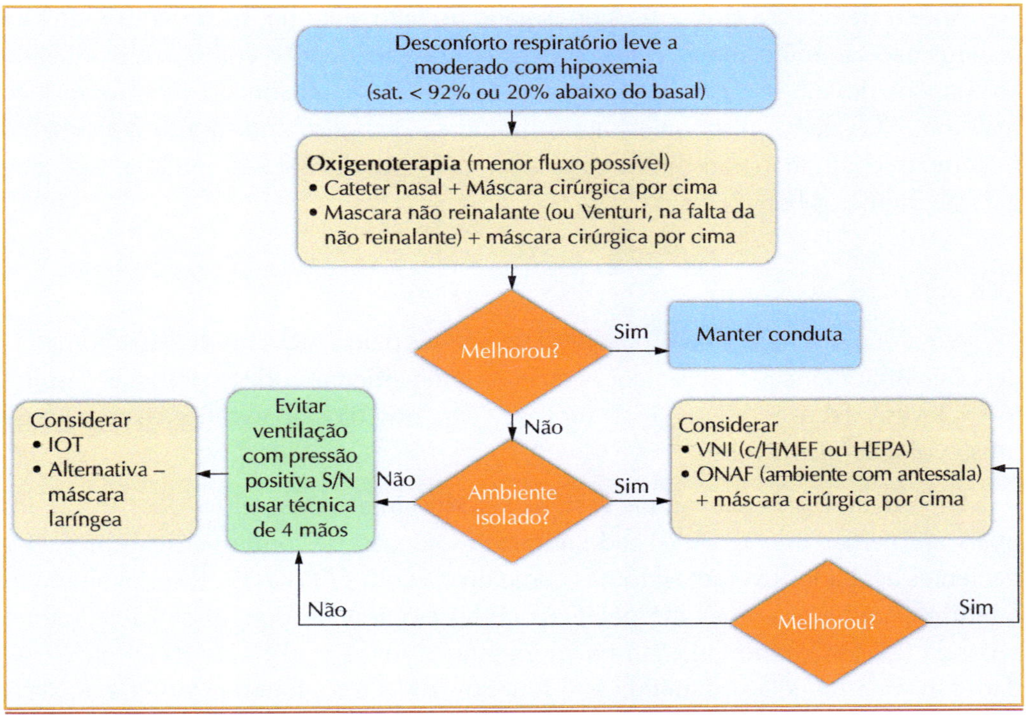

FIGURA 4.1. Suporte respiratório no paciente com SRAG por COVID-19 suspeito ou confirmado.

HEPA: filtro de barreira; HMEF: filtro de barreira e umidificação ativa; IOT: intubação orotraqueal; ONAF: oxigenoterapia nasal de alto fluxo; SN: se necessário; VNI: ventilação não invasiva.

Fonte: Elaborado pelo autor.

Manifestações clínicas e manejo da COVID-19 em neonatologia

Os conhecimentos sobre as manifestações clínicas e o tratamento da infecção por SARS-CoV-2 na faixa etária de zero a 28 dias de vida ainda é limitado. A maior parte da literatura disponível trata de série de casos ou se refere a essa população em conjunto com lactentes menores de um ano, o que dificulta a interpretação de algumas informações.

A possibilidade de transmissão vertical do SARS-CoV-2 é reconhecida, e pode ocorrer em zero a seis por cento das mulheres positivas no momento do parto.[13] No entanto, provavelmente a maior parte dos RNs é infectada no período pós-natal, após contato com indivíduos infectados.[14,15]

O resultado positivo de RT-PCR em *swab* nasofaríngeo, nas primeiras 24 a 96 horas de vida,[13] ou a presença de anticorpos da classe IgM no sangue, sugere a transmissão vertical do SARS-CoV-2,[16] principalmente se o binômio foi separado logo após o nascimento.

Apesar de o SARS-CoV-2 ter sido isolado no leite materno, foi demonstrado que os vírus não são infectantes e que o processo de pasteurização comumente utilizado em bancos de leite é capaz de inativar o SARS-CoV-2 adicionado *in vitro* ao leite materno.[17] Os dados disponíveis até o momento demonstraram que o aleitamento materno é seguro, não transmite o coronavírus ao RN e deve ser estimulado, visto que garante inúmeros benefícios.[16-18]

Apresentação clínica da infecção por SARS-CoV-2

A maioria dos recém-nascidos (RNs) infectados pelo SARS-CoV-2 é assintomática ou oligossintomática, apresentando mais frequentemente coriza, sintomas respiratórios leves e febre,[15,19,20] ou sinais inespecíficos, descritos abaixo,[21] e costumam ter uma evolução favorável.[19]

Uma revisão sistemática que incluiu 176 RNs infectados pelo SARS-CoV-2, dos quais aproximadamente 30%[21] adquiriram a infecção de forma vertical, 55% dos pacientes avaliados tiveram sintomas compatíveis com COVID-19. Entre os sintomas foram elencados: sintomas inespecíficos como taquipneia, desconforto respiratório e coriza (52,5%); febre (44,3%); baixa ingesta, vômitos e diarreia (36%); hipoatividade, letargia, apneia, irritabilidade e hipertonia (18,6%); hipotensão e taquicardia (10,3%); *rash* cutâneo e conjuntivite (9,2%).

Os exames complementares são inespecíficos, mostram alterações nos leucócitos (linfocitose ou linfopenia), além de elevação discreta de marcadores inflamatórios (velocidade de hemossedimentação, proteína C reativa, procalcitonina), enzimas hepáticas, CPK, DHL e D-dímero.[20,22] Na avaliação por imagens, o raio x de tórax também não é característico; a tomografia de tórax pode evidenciar infiltrado uni ou bilateral ou consolidações em vidro fosco;[22] a ultrassonografia de tórax apresenta achados semelhantes aos encontrados nos adultos: imagens de espessamento pleural e condensações subpleurais, especialmente nos campos pulmonares posteriores, ausência de linhas A e linhas B coalescentes. Essas características podem ser encontradas mesmo em pacientes assintomáticos do ponto de vista respiratório.[23]

Quanto à mortalidade relacionada à infecção perinatal por SARS-CoV-2, atualizados em novembro de 2020, não mostraram nenhum óbito diretamente relacionado à COVID-19 na internação inicial após o nascimento.[13]

Manejo do recém-nascido com RT-PCR positivo para SARS-CoV-2 ou fortemente suspeito

a) O tratamento é sintomático e de suporte, conforme as manifestações clínicas.[20] A indicação de oxigenoterapia e suporte ventilatório segue a rotina da unidade.

b) Exames laboratoriais para investigação de comprometimentos hematológico, renal e metabólico, hepático, cardíaco/hemodinâmico e para avaliação de componente inflamatório e infecções associadas: hemograma, coagulograma, D-dímero, DHL, ferritina, proteína C reativa, hemocultura, ureia, creatinina, eletrólitos, gasometria arterial, transaminases, albumina, CPK, troponina.

c) Exames de imagem: RX tórax, ultrassonografia de tórax. Considerar tomografia de tórax de acordo com evolução clínica; TC de tórax; ecocardiografia.

d) Se RN tiver sintomas respiratórios ou evolução atípica, e o RT-PCR for negativo, repetir a coleta de *swab* para SARS-CoV-2 48 horas após o primeiro exame.

e) Se RN evolução esperada e segue internado, repetir RT-PCR SARS-CoV-2 com 14 dias de internação (qualquer resultado do primeiro RT PCR).

f) Repetir exames conforme indicação clínica.

Atendimento do recém-nascido

- Sempre que possível, prestar os primeiros cuidados ao RN em sala separada da que está a mãe. Quando não for possível, manter distância mínima de dois metros entre a mãe e a mesa de reanimação neonatal.
- Uma vez que manipulação de vias aéreas pode gerar aerossóis com vírus viáveis com potencial de contaminação de profissionais de saúde, deve-se instalar filtro tipo HEPA (*High Efficiency Particular Air* – filtros de ar para partículas finas de alta eficácia) nos equipamentos para suporte respiratório.[15]
- Quando a mãe com suspeita ou infecção pelo SARS-CoV-2 e o RN estão em condições favoráveis, o contato pele a pele e a amamentação são possíveis, ressaltando os cuidados de higiene, troca de camisola e lençóis e o uso de máscara pela mãe.
- Não está contraindicado o alojamento conjunto.

Referências

1. Cui X, Zhao Z, Zhang T,et al. A systematic review and meta-analysis of children with coronavirus disease 2019 (COVID-19). J Med Virol. 2021 Feb;93(2):1057-1069. doi: 10.1002/jmv.26398. Epub 2020 Sep 28. PMID: 32761898; PMCID: PMC7436402.

2. Wolf J, Abzug MJ, Anosike BI, et al. Updated Guidance on Use and Prioritization of Monoclonal Antibody Therapy for Treatment of COVID-19 in Adolescents. J Pediatric Infect Dis Soc. 2022 May 30;11(5):177-185.

3. Giacomet V, Barcellini L, Stracuzzi M, et al. Gastrointestinal symptoms in severe COVID-19 children. The Pediatric Infectious Disease Journal. 2020;39(10):e317-e20.

4. Luglio M, Tannuri U, Carvalho WB, et al. COVID-19 and liver damage: narrative review and proposed clinical protocol for critically ill pediatric patients. Clinics. 2020;75:e2250.

5. Cantarutti N, Battista V, Adorisio R, et al. Cardiac Manifestations in Children with SARS-COV-2 Infection: 1-Year Pediatric Multicenter Experience. Children (Basel). 2021 Aug 23;8(8):717.

6. Panda PK, Sharawat IK, Panda P, et al. Neurological complications of SARS-CoV-2 infection in children: a systematic review and meta-analysis. J Trop Pediatr. 2020 Sep 10;fmaa070.

7. Stewart DJ, Hartley JC, Johnson M, et al. Renal dysfunction in hospitalised children with COVID-19. Lancet Child Adolesc Health. 2020;4(8):e28-e29.

8. Thomas ZRM, Leuppi-Taegtmeyer A, Jamiolkowskiet D al. Emerging treatments in COVID-19: adverse drug reactions including drug hypersensitivities. J Allergy Clin Immunol. 2020;146(4):786-9.

9. Mak PQ, Chung KS, Wong JSC, et al. Anosmia and ageusia: not an uncommon presentation of COVID-19 infection in children and adolescents. Pediatr Infect Dis J. 2020;39(8):e199-e200.

10. Carneiro JDA, Ramos GF, Carvalho WB, et al. Proposed recommendations for antithrombotic prophylaxis for children and adolescents with severe infection and/or multisystem inflammatory syndrome caused by SARS-CoV-2. Clinics (Sao Paulo). 2020;75:e2252.

11. COVID-19 Treatment Guidelines Panel. Coronavirus Disease 2019 (COVID-19) Treatment Guidelines. National Institutes of Health. Available at https://www.covid19treatmentguidelines.nih.gov/. Acesso em 28-6-2022.

12. Niehues T NJ. COVID Reference: the COVID textbook 2021 [cited 2021 Mar 27]. 6.ed. Disponível em: https://covidreference.com/ (acesso em: 27 mar 2021).

13. Management of infants born to mothers with suspected or confirmed COVID-19 2021. Disponível em: http://services.aap.org/en/pages/2019-novel-coronavirus-covid-19-infections/clinical-guidance/faqs-management-of-infants-born-to-covid-19-mothers/.

14. Rose DU, Piersigilli F, Ronchetti MP, et al. Novel coronavirus disease (COVID-19) in newborns and infants: what we know so far. Ital J Pediatr. 2020;46(1):56.

15. Shalish WM, Satyanarayana Lakshminrusimha S, Manzoni P, et al. COVID-19 and neonatal respiratory care: current evidence and practical approach. Am J Perinatol. 2020;37(8):780-91.

16. Muldoon KM, Fowler KB, Pesch MH. SARS-CoV-2: is it the newest spark in the TORCH? J Clinical Virol. 2020;127:104372.

17. Chambers C, Krogstad P, Bertrand K, et al. Evaluation for SARS-CoV-2 in breast milk from 18 infected women. JAMA. 2020;324(13):1347-8.

18. Kimberlin DW, Puopolo KM. Breast milk and COVID-19: what do we know? Clinical infectious diseases: an official publication of the Infectious Diseases Society of America. CID 2021;72:131-2.

19. McLaren SH, Dayan PS, Fenster DB, et al. Novel coronavirus infection in febrile infants aged 60 days and younger. Pediatrics. 2020;146(3):e20201550.

20. Lu Q, Shi Y. Coronavirus disease (COVID-19) and neonate: what neonatologist need to know. J Med Virol. 2020;92(6):564-7.

21. Raschetti R, Vivanti AJ, Vauloup-Fellous C, et al. Synthesis and systematic review of reported neonatal SARS-CoV-2 infections. Nature Communications. 2020;11:5164.

22. Beozzo GPNS, de Carvalho WB, Krebs VLJ, et al. Neonatal manifestations in COVID-19 patients at a Brazilian tertiary center. Clinics. 2020;75:e2407.

24. Matsuoka MW, Rocha SMS, Gibelli MABC, et al. Use of lung ultrasound in neonates during the COVID-19 pandemic. Radiol Bras. 2020;53(6):401-4.

25. Carvalho WB, Gibelli MABC, Krebs VLJ, et al. Expert recommendations for the care of newborns of mothers with COVID-19. Clinics. 2020;75:e1932.

5

MANEJO DIAGNÓSTICO DA COVID-19: EXAMES GERAIS E AVALIAÇÃO DA INFLAMAÇÃO E COAGULAÇÃO

Jorge David Aivazoglou Carneiro
Gabriel Frizzo Ramos

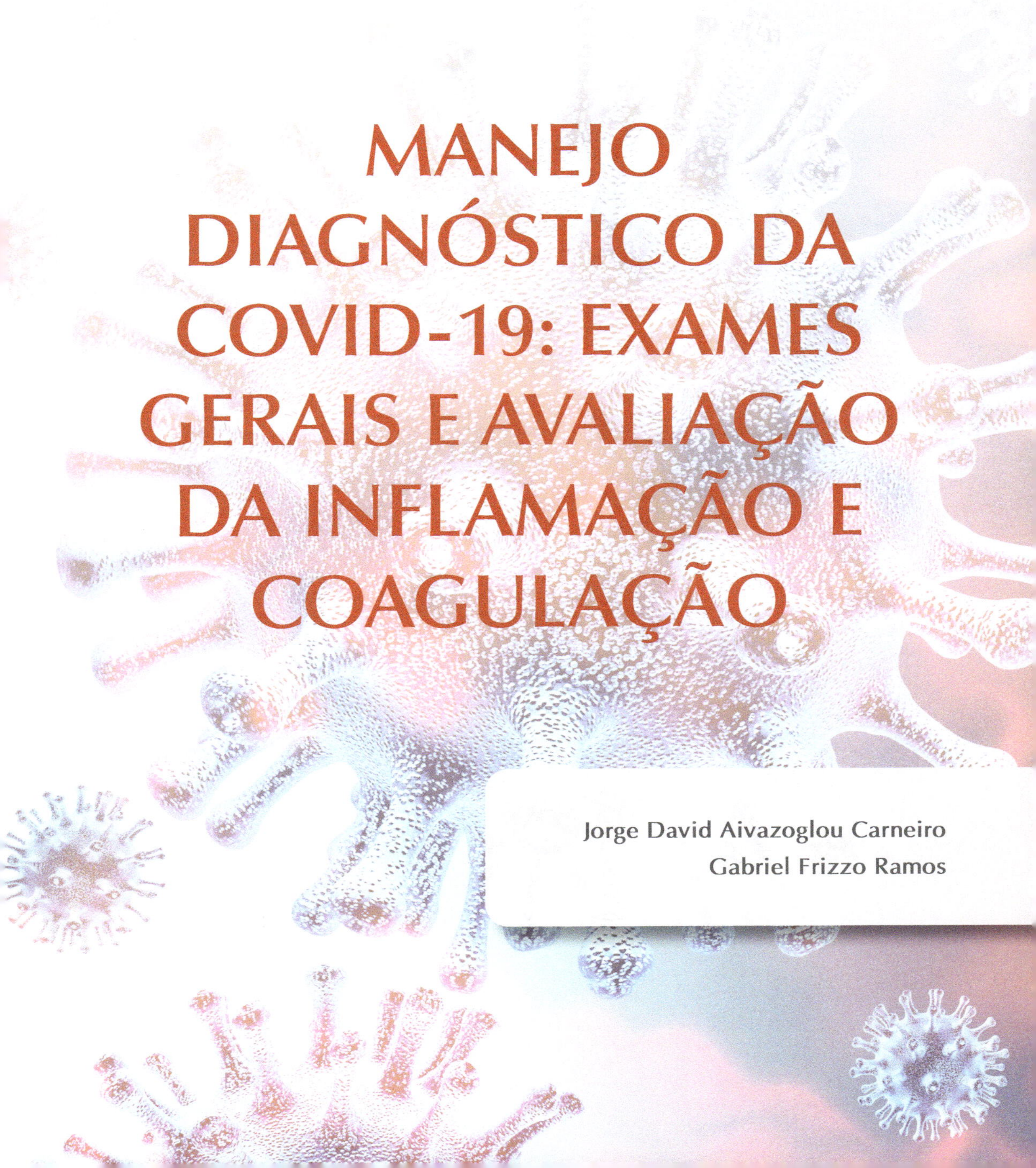

Introdução

No final de dezembro de 2019, houve o início do surto de uma nova doença causada por um novo coronavírus. Devido ao quadro clínico respiratório grave, a doença recebeu a denominação de Síndrome Respiratória Aguda Grave – coronavírus (SARS-CoV-2) – e, posteriormente, doença coronavírus – 2019 (COVID-19).[1]

As crianças são menos suscetíveis à infecção pelo vírus SARS-CoV-2, possuem menor soroprevalência e curso de doença COVID-19 menos grave em relação aos adultos. Crianças e adolescentes apresentam, em sua maioria, formas clínicas leves ou assintomáticas.[2]

Com relação à epidemiologia da COVID-19 em crianças e adolescentes no Brasil em 2020, observou-se que essa população representou 2,46% do total de hospitalizações (14.638/594.587) e 0,62% de todas as mortes (1203/191.552).[3]

Imunidade inata e adaptativa mais eficiente (melhor função tímica), imunidade cruzada com outros coronavírus e diferenças na expressão do receptor da enzima conversora de angiotensina 2 (ACE 2), bem como o melhor estado geral de saúde, são os fatores que contribuem para o melhor desfecho da COVID-19 nas crianças.[4]

Apesar da menor incidência de quadros graves na população pediátrica, crianças e adolescentes podem desenvolver um processo inflamatório grave denominado Síndrome Inflamatória Multissistêmica (MIS-C), com choque, disfunção miocárdica e alterações hematológicas.[5]

Deste modo, a COVID-19 é muito diferente de outras doenças respiratórias virais da infância, as quais podem ser fatais (p. ex.: vírus sincicial respiratório). A pandemia SARS-CoV-2 causa grande impacto secundário às crianças: **(a)** afastamento da vida social (p. ex.: escolas); **(b)** resistência dos pais em buscar cuidados de saúde apesar da necessidade (p. ex.: buscar assistência hospitalar em emergências).

Fisiopatologia da coagulação e inflamação na COVID-19

A fisiopatologia da coagulopatia associada à COVID-19 é complexa e não totalmente entendida. A coagulopatia está relacionada com a resposta inflamatória intensa provocada pela infecção viral e não é consequência de propriedades virais intrínsecas ao SARS-CoV-2. A infecção grave pelo SARS-CoV-2 provoca estado inflamatório por intermédio de interações complexas com macrófagos/monócitos e de ativação endotelial.

O vírus SARS-CoV-2 ativa as células endoteliais via receptores ACE 2. O endotélio ativado libera substâncias quimiotáticas, como o CCL2, o CCL7 e Interferon tipo I, o que causa o recrutamento de monócitos que se diferenciam em macrófagos pró-inflamatórios. Células *natural killer* (NK) ativadas e linfócitos T citotóxicos (CTLs) promovem o recrutamento e a ativação dos monócitos por intermédio da produção de fator estimulante de colônias de granulócitos e macrófagos (GM-CSF), do fator de necrose tumoral (TNF) e de gama interferon (INF-γ). Os linfócitos expressam receptores ACE 2, e o interferon tipo I pode induzir a expressão dos receptores do SARS-Cov-2 nos macrófagos.[6]

Esses macrófagos ativados produzem a tempestade de citocinas característica da COVID-19, que libera quantidades maciças de citocinas pró-inflamatórias, inclusive a interleucina 6 (IL-6), a TNF, interleucina 8 (IL-8), a interleucina 10 (IL-10) e a interleucina 1 (IL-1). Essa onda de citocinas inflamatórias ativa a coagulação e predispõe às tromboses frequentes nos adultos (venosas e arteriais).[7]

A explicação proposta para a hipercoagulação lembra a fisiopatologia da coagulopatia associada à sepse (CIS)/coagulação intravascular disseminada (CID). Após a adesão da proteína *spike* do SARS-Cov-2 aos receptores ACE 2 das células endoteliais e liberação das citocinas inflamatórias como descrito, as células endoteliais ativadas produzem moléculas de adesão como a P-selectina e expressam fator tecidual (FT). O aumento de expressão de fator tecidual ocorre também nos monócitos ativados, o que provoca a ativação da via do fator tecidual da coagulação (via extrínseca). As células endoteliais ativadas recrutam neutrófilos que aderem à P-selectina e liberam as armadilhas neutrofílicas extracelulares (NETs). Estas, parte de todo esse processo denominado imunotrombose, ativam a via intrínseca da coagulação.[8,9]

Adicionalmente, a ativação endotelial causa redução da produção de óxido nítrico (NO) e liberação de fator Von Willebrand dos corpúsculos de Weibel-Palade. Esses processos causam vasoconstrição, estase e agregação plaquetária, de modo a resultar na formação de trombos. As principais vias anticoagulantes endógenas, inclusive o inibidor da via do fator tecidual (TFPI), a antitrombina (AT) e a proteína C (PC), são inibidas em consequência à inflamação intensa. Existe, também, interação complexa entre o sistema de coagulação e o sistema complemento. Postula-se que a inflamação causada pelo SARS-CoV-2 estimula o sistema complemento, como visto com o MERS-CoV, o que resulta em formação de complexo de ataque à membrana (MAC), ativação plaquetária e trombose. As NETs também ativam o sistema complemento. Assim, como estudado nos adultos, a COVID-19 promove um estado pró-trombótico intenso em razão da interação inflamação – coagulação – sistema complemento (imunotrombose), e quadros hemorrágicos surgem apenas nas fases finais da doença grave como consequência do consumo das plaquetas e das proteínas pró-coagulantes.

Exames laboratoriais gerais e implicação prognóstica

Devido à menor incidência de casos graves com necessidade de internação na população pediátrica observada até o momento em comparação aos adultos, não são encontrados estudos específicos com relação à avaliação laboratorial de coagulação em crianças com COVID-19.

Achados típicos dos testes de coagulação na infecção COVID-19 em adultos incluem tempo de protrombina (TP) e tempo de tromboplastina parcial ativada (TTPA) normais ou levemente prolongados na doença leve até prolongamento acentuado na doença grave. A contagem plaquetária pode ser normal a levemente elevada na doença leve e muito reduzida na doença grave. Elevação leve a intensa no Dímero-D e no fibrinogênio correlacionam-se com a forma leve ou grave da doença. Embora os dados sejam limitados aos estudos retrospectivos de séries de casos em adultos e em análises de subgrupos, alguns achados de coagulação possuem significado prognóstico. De modo geral, valores muito elevados de Dímero-D estão associados à doença mais grave e à maior mortalidade; o mesmo prognóstico é válido para plaquetopenia.[10]

A classificação de gravidade não apresenta grande diferença em comparação a outros quadros respiratórios virais, sendo considerada leve quando o paciente não apresenta sintomas ou manifesta apenas sintomas respiratórios altos ou pneumonia leve e grave quando evolui com desconforto respiratório ou disfunções de outros órgãos e sistemas, e pode até mesmo evoluir para choque e disfunção de múltiplos órgãos e sistemas (DMOS).[11,12]

Nos quadros leves, deve-se considerar a coleta de hemograma completo, proteína C reativa (PCR), enzimas hepáticas, função renal e gasometria apenas nos pacientes com fatores de risco (menores de 5 anos, imunossupressão, obesidade, diabetes, pacientes com cardiopatias, hepatopatias, nefropatias e hemoglobinopatias).[12]

Nos casos graves, a avaliação laboratorial completa está indicada à admissão para todos os pacientes, com coleta de hemograma completo, proteína C reativa (PCR), enzimas hepáticas, função renal, eletrólitos, gasometria, tempos de coagulação (TP e TTPA), Dímero-D, fibrinogênio, CPK e DHL.[12]

Avaliação laboratorial da inflamação

De março a maio de 2020, durante a pandemia de COVID-19, foi notada a internação de crianças com quadro de inflamação sistêmica e febre, algumas com apresentação de espectro clínico semelhante ao da doença de Kawasaki e outras com apresentação de choque, disfunção de múltiplos órgãos e necessidade de internação em unidade de terapia intensiva.[13]

Após essas observações, foram sedimentadas as bases para os critérios diagnósticos da síndrome inflamatória multissistêmica pediátrica (MIS-C) associada à COVID-19. Os critérios pela Organização Mundial de Saúde (OMS) são os seguintes:[13]

- Criança e adolescente de zero a 19 anos de idade com febre por mais de três dias e dois dos critérios abaixo:

- exantema OU conjuntivite não purulenta bilateral OU sinais de inflamação cutâneos e/ou mucosos.
- hipotensão ou choque.
- sinais de disfunção miocárdica, pericardite, valvulite ou anormalidades de coronárias (inclusive alterações ecocardiográficas ou elevação de troponina).
- evidências de coagulopatia (D-Dímero elevado, alterações de TTPA ou TP).
- intomas gastrointestinais agudos (diarreia, vômitos ou dor abdominal).

- Marcadores inflamatórios elevados (procalcitonina, proteína C reativa ou velocidade de hemossedimentação).
- Ausência de outra causa infecciosa para a inflamação.
- Evidência de COVID-19 (PCR-RT, teste de antígeno ou exame sorológico) ou contato com caso confirmado.

Assim, pacientes com quadro clínico compatível com inflamação sistêmica devem ter coletada à admissão uma triagem laboratorial completa, tanto para diagnóstico quanto para seguimento, o que inclui marcadores inflamatórios (pró-calcitonina, PCR, VHS), enzimas cardíacas, tempos de coagulação (TTPA e TP), Dímero-D, fibrinogênio e ferritina.

Um estudo britânico incluiu 58 crianças que apresentavam critérios diagnósticos para síndrome inflamatória multissistêmica, e todas apresentavam evidências laboratoriais de inflamação. A mediana do PCR foi de 229 mg/L, dos neutrófilos foi 13×10^9/L e da ferritina de 610 g/L.[13]

Avaliação laboratorial da coagulação

Os pacientes com COVID-19 grave apresentam resposta inflamatória não controlada. O processo inflamatório promove ativação da coagulação, conceito bem estabelecido como processo de imunotrombose ou tromboinflamação.[9]

Portanto, esses pacientes são propensos a desenvolver não apenas inflamação e hipóxia, mas também tromboses venosas (embolia pulmonar, trombose venosa profunda, trombose associada ao uso de cateter) e tromboses arteriais (acidente vascular cerebral isquêmico e isquemia coronária). Adicionalmente, trombose microvascular e extravasamento capilar, de modo a afetar diversos sistemas e agravar sua disfunção.[9]

O melhor teste laboratorial para avaliação das alterações hemostáticas associadas à COVID-19 segundo diversos estudos é o D-Dímero, uma vez que associa concentrações elevadas com mau prognóstico. A contagem plaquetária usualmente é normal até os estágios avançados da doença, quando se observa plaquetopenia leve a moderada. O tempo de protrombina (TP) também é normal nos casos leves, enquanto se observa prolongamento nos pacientes graves. O fibrinogênio é elevado, exceto nos pacientes terminais, em que se observa queda acentuada.[14]

Pontos-chave

1. Em comparação aos adultos, a incidência de casos graves na população pediátrica parece ser menor.
2. Nos quadros leves, deve-se realizar a triagem laboratorial nos pacientes com fatores de risco, enquanto todas as crianças com quadros graves devem ser submetidas à avaliação completa.
3. Crianças e adolescentes podem desenvolver processo inflamatório grave, denominado síndrome inflamatória multissistêmica (MIS-C), com choque, disfunção miocárdica e alterações hematológicas.
4. Os pacientes com COVID-19 estão propensos a desenvolver não apenas inflamação e hipóxia, mas também tromboses.
5. Os testes laboratoriais para avaliação das alterações hemostáticas associadas à COVID-19 são: contagem plaquetária, TP, TTPA, fibrinogênio e o Dímero-D.

Referências

1. Zhou P, Yang XL, Wang XG, et al. A pneumonia outbreak associated with a new coronavirus of probable bat origin. Nature. 2020;579:270-3.
2. Zimmemann Pand Curtis N. Coronavirus infections in children including COVID-19: an overview of the epidemiology, clinical features, diagnosis, treatment and prevention options in children. Pediatr Infect Dis J. 2020; 39(5):355-68.
3. Safadi MA, Kfouri RA. Dados epidemiológicos da COVID-19 em pediatria – nota técnica – Sociedade Brasileira de Pediatria. Disponível em: sbp.com.br/fileadmin/user_upload/22972b--NT__Dados_Epidem_COVID-19_em_Pediatria.pdf.
4. Consiglio CR, Cotugno N, Sardt F, et al. The immunology of multisystem inflammatory syndrome in children with COVID-19. Cell 2020;183(4):968-81.e7.
5. Swann OV, Holden KA, Turtle L, et al. Clinical characteristics of children and young people admitted to hospital with COVID-19 in United Kingdom: prospective multicenter observational cohort study. BMJ. 2020;370, m3249.
6. Merad M, Martin JC. Pathological inflammation in patients with COVID-19: a key role for monocytes and macrophages. Nat Rev Immunol. 20(6):355-62.

7. Aryal MR, Gosain R, Donato A, et al. Venous thromboembolism in COVID-19: towards an ideal approach to thromboprophylaxis, screening and treatment. Curr Cardiol Rep. 22(7):52.

8. Iba T, Levy JH, Connors JM, Warkentin TE, Thachill J, Levi M. The unique characteristics of COVID-19 coagulopathy. Crit Care. 2020;24(1):360.

9. Carneiro JDA, Ramos GF, de Carvalho WB, Johnston C, Delgado AF. Proposed recommendations for antithrombotic prophylaxis for children and adolescents with severe infection and/or multisystem inflammatory syndrome caused by SARS-CoV-2. Clinics (Sao Paulo). 2020;75:e2252.

10. Aggarwal M, Dass J, MahapatraM. Hemostatic abnormalities in COVID-19: an update. Indian J Hematol Blood Transfus. 2020;36(4):1-11.

11. Chen ZM, Fu JF, Su Q, et al, Diagnosis and treatment recommendations for pediatric respiratory infection caused by the 2019 novel coronavirus. World J Pediatr. 2020.

12. Consenso institucional para o tratamento de infecção por COVID-19 em crianças e adolescentes. Instituto da Criança – ICr – HCFMUSP.

13. Whittaker E, Bamford A, Kenny J, et al. Clinical characteristics of 58 children with a pediatric inflammatory multisystem syndrome temporally associated with SARS-CoV-2. JAMA. 2020;324(3):259-69.

14. Tang N, Li D, Wang X, et al. Abnormal coagulation parameters are associated with poor prognosis in patients with novel coronavirus pneumonia. J Thromb Haemost. 2020;18(4):844-7.

6

DIAGNÓSTICO LABORATORIAL: TESTES DE COVID-19 EM PEDIATRIA E NEONATOLOGIA

Alfredo Elias Gilio

Introdução

Nas crianças com quadro clínico compatível com COVID-19 é necessária a confirmação diagnóstica, uma vez que não há sinal ou sintoma específico para o diagnóstico clínico da doença. A depender do momento epidemiológico, pode ser necessária também a pesquisa de outros vírus, que podem ser responsáveis por quadros clínicos muito semelhantes, especialmente o vírus *influenza* e o vírus sincicial respiratório.

Os testes para o diagnóstico etiológico da COVID-19 podem identificar o material genético do vírus SARS-CoV-2 ou determinar a resposta imune por meio do diagnóstico sorológico.[1]

Detecção do vírus SARS-CoV-2

Os testes considerados padrão-ouro para a identificação do SARS-CoV-2 são os testes de amplificação do ácido nucleico viral, geralmente com a utilização das reações em cadeia de polimerase com transcriptação reversa (RT-PCR).[2] Basicamente, esses métodos envolvem a transcriptação do material genético do vírus (RNA) para o seu DNA complementar (DNAc) seguido da amplificação de algumas regiões desse DNAc e da identificação de regiões do genoma viral.[1] Existem vários tipos de RT-PCR que amplificam e detectam diferentes regiões do genoma do SARS-CoV-2.

A sensibilidade da RT-PCR para o diagnóstico de COVID-19 é de aproximadamente 70%, e a especificidade de 95%. A acurácia dos testes depende do local da coleta, da técnica da coleta, da manipulação do material, da duração dos sintomas e da gravidade da doença.[1]

Quando se utilizam as técnicas de amplificação do ácido nucleico viral, os locais preferidos de coleta são as secreções do trato respiratório superior. Entre as secreções do trato respiratório, a secreção de nasofaringe, a secreção nasal e a saliva têm sensibilidades semelhantes, mas a secreção de orofaringe tem sensibilidade mais baixa. Nos casos graves, submetidos à intubação e ventilação mecânica, o lavado broncoalveolar apresenta alta taxa de positividade.[3]

Pacientes assintomáticos ou com quadros clínicos leves apresentam menor excreção viral e, por essa razão, podem apresentar resultados falso-negativos. O tempo de duração da doença é muito importante para determinar a acurácia dos exames de RT-PCR. Dessa forma, as taxas de RT-PCR são negativas em menos de 10% dos casos nos primeiros três dias de doença; sobem para aproximadamente 20% no sexto dia de doença e atingem mais de 50% após o 14º dia.[4]

Atualmente, existem em circulação algumas variantes do SARS-CoV-2 com importância epidemiológica. As mutações detectadas acontecem principalmente na proteína S. De maneira geral, os atuais testes de RT-PCR detectam essas variantes normalmente porque pesquisam outros determinantes antigênicos, além dos genes da proteína S.[5]

Resultados falso-positivos frequentemente estão relacionados com erros na manipulação das amostras durante ou após a coleta, o que leva à contaminação inadvertida.[1]

Outros testes foram desenvolvidos para a identificação do vírus SARS-CoV-2 nas secreções respiratórias: são os testes rápidos. Esses testes detectam antígenos virais e podem ser úteis em locais onde não há disponibilidade do RT-PCR. Suas vantagens são a simplicidade, o custo menor e a possibilidade do resultado mais rápido. Entretanto, apresentam sensibilidade menor do que a RT-PCR, principalmente nas situações de baixa carga viral. A Organização Mundial da Saúde (OMS) recomenda que, nos locais onde a RT-PCR não esteja disponível ou o tempo para o resultado seja muito longo, esses testes possam ser utilizados para o diagnóstico de COVID-19, desde que apresentem pelo menos sensibilidade de 80% e especificidade de, pelo menos, 97%. Nesses casos, necessariamente a coleta deverá ser feita nos primeiros 5 a 7 dias dos sintomas para aumentar a carga viral e melhorar a sensibilidade do teste.[6] Além disso, para esses testes, o material deve ser obtido por secreção nasofaríngea ou *swab* nasal. Alguns desses testes foram aprovados para coleta pelo próprio paciente, são os chamados autotestes. Para crianças e adolescentes abaixo de 14 anos, é necessário que a coleta seja necessariamente feita por um adulto. Nestes casos, a coleta só pode ser feita por *swab* nasal ou material de saliva, a depender do teste.[7]

Nas crianças e adolescentes com Síndrome Inflamatória Multissistêmica, geralmente a pesquisa do vírus nas secreções respiratórias é negativa, uma vez que se trata de uma manifestação tardia da doença. Nesses casos, a sorologia é mais útil.

Importante salientar que a simples presença do material genético do vírus nas secreções respiratórias não tem relação direta com viabilidade viral ou infectividade, uma vez que os métodos de RT-PCR também identificam partículas virais inativas.[1]

Testagem de assintomáticos

Testar pacientes assintomáticos pode ser importante, do ponto de vista epidemiológico, para controle da disseminação da doença. Nestes casos, o ideal é que a coleta seja realizada cinco a sete dias após a exposição. [8] As principais indicações de coleta em pacientes assintomáticos são: após contato íntimo com caso confirmado de COVID-19; identificação precoce dos casos em locais com alto risco de transmissão; triagem para pacientes hospitalizados; antes de procedimentos cirúrgicos; antes de terapia imunossupressora.[9]

Diagnóstico sorológico

Os principais antígenos do SARS-CoV-2 para os quais anticorpos são detectados são a proteína da espícula (S) e a proteína do nucleocapsídeo (N). A proteína N é mais conservada do que a proteína S[10] e induz anticorpos mais precocemente do que a proteína S.[11] Por outro lado, os anticorpos neutralizantes são predominantemente dirigidos para a proteína S.[11]

Os exames para avaliar a resposta imune podem ser divididos em dois grupos: anticorpos de ligação ou anticorpos neutralizantes.

Para a detecção dos anticorpos de ligação são utilizadas proteínas purificadas do SARS-CoV-2, submetidas a reagentes específicos para anticorpos do tipo IgA, IgM ou IgG. Estes testes podem ser de dois tipos: testes rápidos ou testes laboratoriais. Os testes rápidos detectam IgM, IgG ou anticorpos totais e podem utilizar plasma, sangue total ou saliva. Os testes laboratoriais utilizam técnica de enzima-imunoensaio ou quimiluminescência. Podem ser feitos para IgM, IgG ou IgA de forma isolada, combinada ou total. Os testes laboratoriais exigem pessoal e equipamentos especializados.[10]

Para a detecção de anticorpos neutralizantes é necessário utilizar vírus vivo, e, por essa razão, somente podem ser realizados em laboratórios com nível elevado de biossegurança. Dessa forma, não são utilizados de rotina.[10]

A maioria dos pacientes apresenta soroconversão após duas semanas do início dos sintomas, e quase todos os pacientes apresentam anticorpos detectáveis após 28 dias.[11] O pico de IgA e IgM ocorre de sete a 14 dias após o início dos sintomas. O pico de IgG ocorre simultaneamente em alguns casos ou um pouco mais tardiamente em outros, e atinge o platô entre 15 e 21 dias.[4] Uma revisão sistemática encontrou os seguintes resultados: IgM surge em 23% dos casos após uma semana; em 58% dos casos após duas semanas e em 75% dos casos após três semanas. IgG surge em 30% dos casos após uma semana; em 66% dos casos após duas semanas e em 88% dos casos após três semanas.[12]

Pouco se sabe sobre a resposta de IgA sérica. Detecção de IgM sem a detecção de IgG é incomum.[10] IgM apresenta também mais frequentemente resultados falso-positivos.[13] Alguns pacientes apresentam soroconversão mais fraca. A gravidade da doença provavelmente afeta a resposta de anticorpos. Os pacientes gravemente doentes geralmente apresentam resposta mais tardia, embora mais robusta.[12] A duração dos anticorpos detectáveis depende dos títulos iniciais e da gravidade da infecção. De maneira geral IgG pode ser detectável em até seis a oito meses após a infecção [14].

Os testes sorológicos podem ser úteis para identificar pacientes que tenham tido COVID-19 ou pacientes com infecção aguda na fase tardia da doença (entre nove e 14 dias após o início dos sintomas). Podem ser negativos na fase inicial da doença e, por essa razão, têm utilidade limitada para o diagnóstico da fase aguda.[4] Por outro lado, para as crianças e adolescentes que apresentam Síndrome Inflamatória Multissistêmica podem ser úteis. Também podem ser úteis para inquéritos epidemiológicos, porque podem ajudar a determinar se o indivíduo foi previamente infectado, independentemente da história prévia de sintomas compatíveis com COVID-19.[10]

A utilidade dos testes sorológicos depende da sensibilidade, especificidade e prevalência da doença na população. O valor preditivo positivo, que é a probabilidade de que indivíduos com teste positivo sejam verdadeiros positivos, varia de acordo com a prevalência da doença na população (probabilidade pré-teste). Dessa forma, mesmo testes com alta especificidade, quando utilizados em locais com prevalência baixa da doença (5% a 25%), apresentam alta probabilidade de falso positivo. Por todas essas razões, os testes sorológicos não devem ser utilizados como único teste para diagnosticar ou excluir infecção ativa por SARS-CoV-2.[10]

Muitos testes disponíveis atualmente obtiveram autorização emergencial para uso, sem validação externa. Geralmente, são testes qualitativos ou semiquantitativos. Praticamente todos sofreram apenas validação do próprio fabricante, frequentemente com número pequeno de amostras.[4]

No momento, a interpretação dos testes sorológicos deve ser feita com muita cautela, porque existem muitas lacunas no conhecimento. Ainda não se sabe exatamente qual a correlação entre os resultados da sorologia e a proteção para a doença, e também qual o grau que esses testes podem apresentar de reação cruzada com anticorpos para os outros coronavírus, especialmente para os testes que utilizam a proteína N.[4]

Avaliação do recém-nascido

Os recém-nascidos de mãe com suspeita ou confirmação de COVID-19 devem ser investigados. O que se recomenda é a realização de um teste de RT-PCR com 24 horas de vida e a repetição desse teste com 48 horas de vida.[15] A repetição deve ser realizada porque, nos casos em que o primeiro teste é negativo, pode ainda não ter havido tempo para a positividade do exame no recém-nascido que esteja de fato infectado. Por outro lado, o primeiro teste pode ser positivo, apenas com a representação de fragmentos virais adquiridos durante a passagem pelo canal de parto e, nesse caso, é falso-positivo. Um estudo que pesquisou recém-nascidos nas primeiras 24 horas por RT-PCR encontrou nove casos em 418 pesquisados. Entre esses nove casos, apenas sete se confirmaram na pesquisa realizada com 48 horas.[16]

A sorologia tem utilidade muito reduzida na avaliação do recém-nascido, porque pode ocorrer tanto resultado falso-positivo quanto falso-negativo. De maneira geral, um resultado negativo de IgM nos primeiros sete dias seguido de um resultado positivo após sete dias pode ser indicativo de uma infecção pós-natal ou no intraparto.[15]

Testes nos pacientes vacinados

Os testes de pesquisa viral nos pacientes vacinados devem ser interpretados da mesma forma que nos não vacinados, porque a vacinação não interfere nesses resultados. Entretanto, a vacinação induz a produção de anticorpos para a proteína S e/ou para proteínas do nucleocapsídeo, a depender do tipo de vacina utilizada.[14] Por esta razão, a interpretação do resultado da sorologia deve considerar a história de vacinação do paciente.

Resumo do diagnóstico laboratorial da COVID-19

A Tabela 6.1 é um resumo dos testes para diagnóstico laboratorial da COVID-19 em pediatria e neonatologia, com ênfase na indicação, no material a ser coletado e nas suas principais características.

Deve-se lembrar de que ainda há muitas lacunas nesse conhecimento, especialmente na interpretação dos resultados neste perfil de pacientes.

TABELA 6.1. Diagnóstico laboratorial da COVID-19.

TESTE	INDICAÇÃO	MATERIAL	CARACTERÍSTICAS	OBSERVAÇÕES
RT-PCR	Diagnóstico da fase aguda	Secreção respiratória: nasofaringe, nasal, saliva ou combinado nasal/orofaríngea	Apresenta especificidade muito alta, mas sensibilidade mais baixa	Os resultados dependem da técnica da coleta e da fase da doença
Testes rápidos	Diagnóstico da fase aguda	Secreção de nasofaringe ou *swab* nasal	Sensibilidade menor do que RT-PCR	Deve ser realizado entre o 5º e o 7º dia de doença
Sorologia	Detecção de infecção passada ou fase tardia da doença aguda	Plasma ou sangue total	Sensibilidade e especificidade muito variáveis, a depender do teste. Muitos testes rápidos ainda não adequadamente validados	Pode ser útil para o auxílio no diagnóstico da síndrome inflamatória multissistêmica Pode ser útil para inquéritos epidemiológicos

Fonte: Adaptado de Cheng MP, et. al. Serodianostics for severe acute respiratory syndrome-related coronavirus-2: a narrative review. Ann Intern Med. 2020.[11]

Referências

1. Goudouris ES. Laboratory diagnosis of COVID-19. Review article. J Pediatr. 2021;97:7-12.
2. Fang FC, Naccache SN, Greninger AL. The laboratory diagnosis of coronavírus disease 2019: frequent asked questions. Clin Infect Dis. 2020;71;2996.
3. Infectious Diseases Society of America. Guidelines on the diagnosis of COVID-19, update December 23 2020. Disponível em: https://www.idsociety.org/practice-guideline/covid-19-guideline-diagnostics/ (acesso em: fev. 2021).
4. Guo L, Ren L, Yang S et al. Profiling early humoral response to diagnose novel coronavírus disease (COVID-19). Clin Infect Dis. 2020;71:778.
5. https://www.fda.gov/medical-devices/letters-health-care-providers/genetic-variants-scars-cov-2-may-lead-false-negative-results-tests-detection-sars-cov-2 (acesso em: fev. 2021).
6. World Health Organization. Antigen-detection in the diagnosis os SARS-CoV-2 infection using rapid immunoassays. Interim guidance. Disponível em: https://www.who.int/publications/i/item/antigen-detection-in-the-diagnosis-of-sars-cov-2infection-using-rapid-immunoassays (acesso fev 2021).
7. https://www.gov.br/anvisa/pt-br/assuntos/noticias-anvisa/2022/anvisa-regulamenta-a-utilizacao-de-autotestes-para-covid-19/PerguntasfrequentesAutotestesCovid.pdf/view (acesso em: 28 de julho de 2022).
8. Centers for Disease Control and Prevention. COVID-19: Quarantine and Isolation. https://www.cdc.gov/coronavirus/2019-ncov/your-health/quarantine-isolation.html (acessado em: janeiro de 2022).
9. Infectious Diseases Society of America Guidelines on the Diagnosis of COVID-19, updated December 23, 2020. https://www.idsociety.org/practice-guideline/covid-19-guideline-diagnostics/ (acessado em: janeiro de 2021).
10. https://www.cdc.gov/coronavirus/2019-ncov/lab/resources/antibody-tests-guidelines.html?deliveryNames+USDC2067-DM29085 (acesso em: jul 2020).
11. Cheng MP, Yansouni CP, Basta NE, et al. Serodiagnostics for severe acute respiratory syndrome-related coronavirus-2: a narrative review. Ann Intern Med. 2020. doi:10.7326/M20-2854.
12. Deeks JJ, Dinnes J, Takwoingi Y, et al. Antibody tests for identification of current and past infection with SARS-CoV-2. Cochrane Database Syst ver. 2020 Jun 25;6(6):CD013652.
13. Zhao J, Yan Q, Wang H, et al. Antibody responses to SARS-CoV-2 in patients of novel coronavirus disease (COVID-19). Clin Infect Dis 2020. [PMID: 32221519] doi:10.1093/cid/ciaa344.
14. Gudbjartsson DF, Norddahl GL, Melsted P, et al. Humoral Immune Response to SARS-CoV-2 in Iceland. N Engl J Med. 2020;383(18):1724.
15. WHO scientific brief. Definition and categorization of the timing of mother-to-child transmission of SARS-CoV-2. February 8, 2021 Disponível em: https://www.who.int/publications/i/item/WHO-2019-nCov-mother-to-child-transmission-2021 (acesso em: fev. 2021).
16. McDevitt KEM, Ganjoo N, Miangeni D, Pathak S. Outcome of universal screening of neonates for COVID19 from asymptomatic mothers. J Infect. 2020;81:452.

7

DIAGNÓSTICO POR IMAGEM NA COVID-19 EM PEDIATRIA/ NEONATOLOGIA

Lisa Suzuki
Marcia Wang Matsuoka
Luiz Antonio Nunes de Oliveira

Resumo

As alterações pulmonares detectáveis aos métodos de imagem são menos frequentes e mais tênues em crianças, com sua indicação restrita aos casos selecionados.

O ultrassom é um excelente método na avaliação das crianças com COVID-19, quando houver indicação de estudo por imagem, uma vez que é mais sensível do que a radiografia simples de tórax.

Introdução

Desde o início da pandemia da COVID-19, causada pelo vírus SARS-CoV-2, diversos estudos científicos sobre achados de imagem na COVID-19 e suas complicações têm sido publicados. O impacto da COVID-19 em crianças é menos severo quando comparado aos adultos, e a indicação de algum estudo por imagem é menos frequente, sendo restrita aos casos de maior gravidade. A maioria das crianças é assintomática ou apresenta acometimento leve, porém, algumas apresentam acometimento severo que resulta, muitas vezes, em Síndrome do Desconforto Respiratório Agudo ou Síndrome Inflamatória Multissistêmica em Criança (MIS-C). A ultrassonografia pulmonar, a radiografia do tórax e a tomografia computadorizada de baixa dose são os exames mais utilizados no diagnóstico e na evolução de casos moderados e severos, e esta última com menor frequência na faixa pediátrica devido ao uso da radiação ionizante.[1]

Ultrassonografia

A ultrassonografia (US) é um método de imagem consagrado no diagnóstico das afecções pulmonares, o que inclui a pneumonia e suas complicações, e tem um papel relevante, principalmente na faixa pediátrica, devido à ausência de radiação e à facilidade de realização, além de não necessitar de qualquer tipo de sedação em nenhuma faixa etária.[2] Sua importância se tornou mais evidente na pandemia da COVID-19, principalmente pela possibilidade de realização à beira-leito, sem a necessidade de transportar o paciente, por vezes em estado grave, com limitação de mobilização, entre os setores, além de reduzir a exposição desnecessária dentro do hospital pelo risco de contágio.

As características do acometimento pulmonar do vírus, que predomina na periferia, tornaram-se vantajosas ao método, cujo acesso se dá pela parede torácica e tem se mostrado mais sensível do que a radiografia de tórax.[3,4] A US pulmonar deve ser realizada por um profissional treinado, seja radiologista ou de outra especialidade, por meio do *point-of-care*, e parâmetros técnicos e protocolos de estudo devem ser seguidos, a fim de garantir a acurácia do método. Em crianças, a realização da US é particularmente mais fácil, pela espessura reduzida da parede associada à extensão torácica com dimensões menores, quando comparada à dos adultos.

Na US normal, observa-se a presença de linhas A, raras linhas B, linha pleural fina e regular (Figura 7.1).

Para a avaliação do paciente com COVID-19, o exame idealmente deve incluir seis regiões pulmonares de cada lado, por meio da parede torácica anterior, lateral e posterior, sendo nos quadrantes superior e inferior em cada região, o que totaliza 12 regiões em um exame completo. Os padrões mais comumente vistos são: múltiplas linhas B, linhas B confluentes, irregularidade pleural, consolidação subpleural, consolidação e "pulmão branco" (Figuras 7.2 e 7.6).

No período neonatal, as alterações ultrassonográficas presentes na COVID-19 são semelhantes às encontradas nos adultos, porém, a correlação com o contexto clínico torna-se primordial. As alterações de imagem pulmonares podem estar presentes em recém-nascidos assintomáticos, e sintomas clínicos respiratórios podem estar relacionados, como a taquipneia transitória do recém-nascido (Figura 7.5) e a síndrome do desconforto respiratório (Figura 7.6), e não relacionados à COVID-19 propriamente ditos.

Sinal ultrassonográfico de derrame pleural não é habitualmente observado na COVID-19.[5]

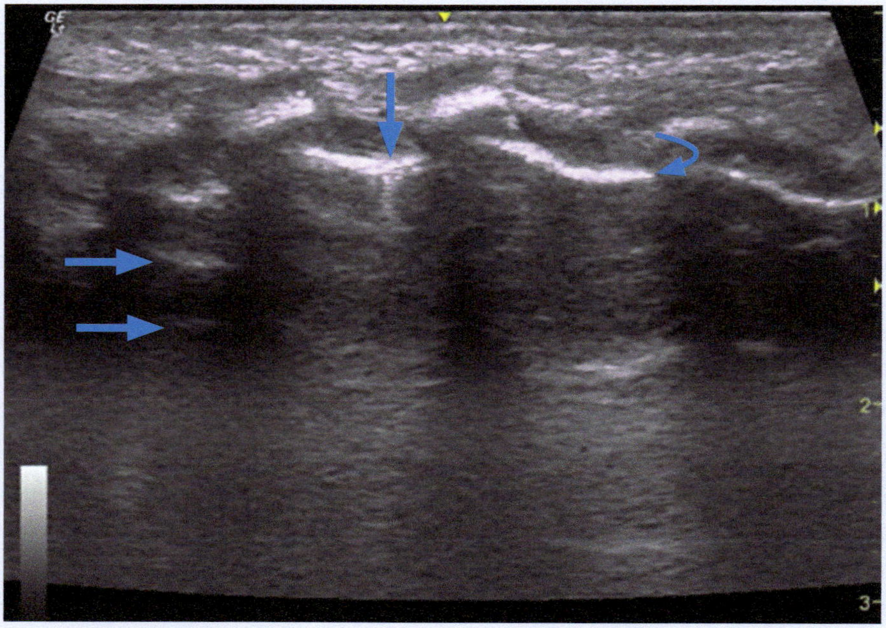

FIGURA 7.1. Exame normal: linhas A (setas grossas), linha B (seta fina), linha pleural fina e regular (seta curva).
Fonte: Acervo do autor.

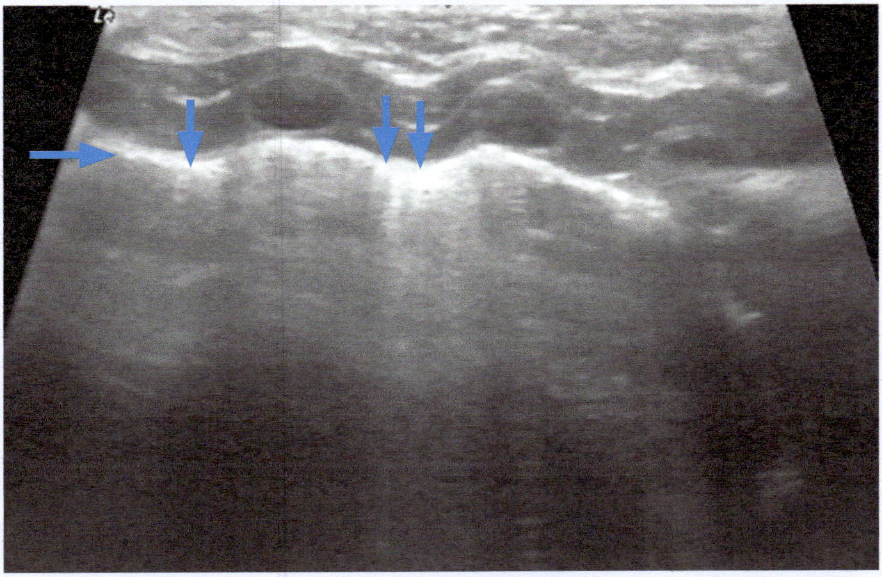

FIGURA 7.2. RN com COVID-19 positivo, assintomático. Presença de múltiplas linhas B (setas finas); espessamento e irregularidade pleural (setas grossas).

Fonte: Acervo do autor.

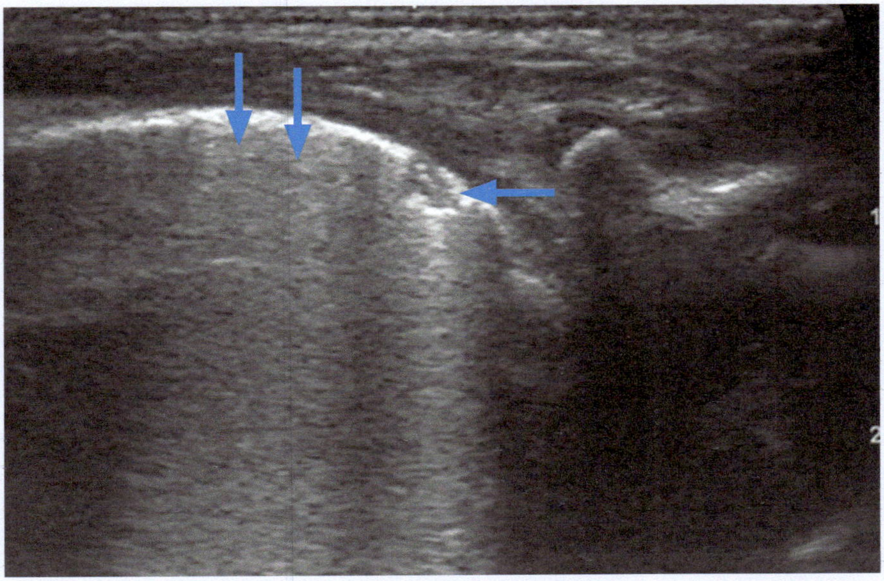

FIGURA 7.3. RN com COVID-19 positivo, assintomático. Presença de linhas B confluentes (setas finas) e pequena consolidação pulmonar (seta grossa), assintomático.

Fonte: Acervo do autor.

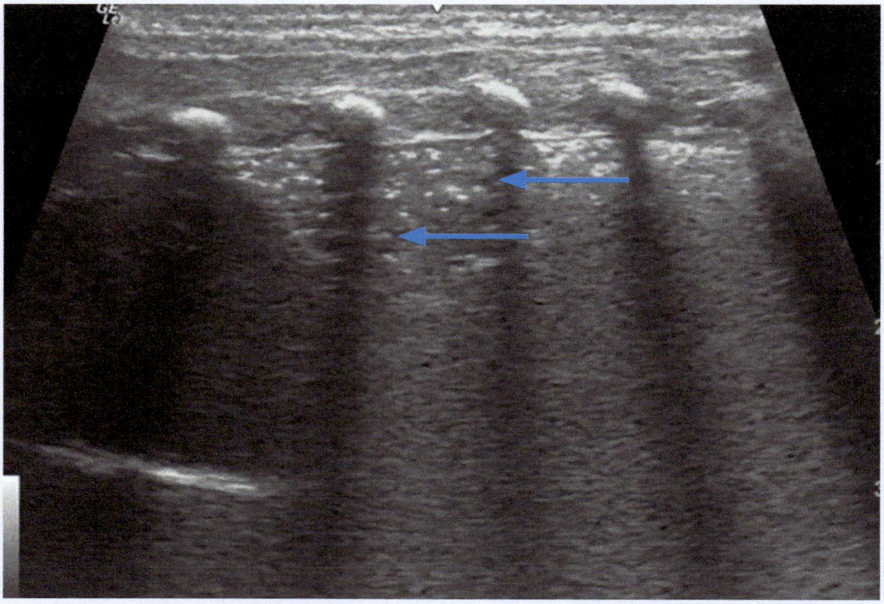

FIGURA 7.4. Consolidação pulmonar extensa (setas) observada em recém-nascido com COVID-19 positivo, assintomático.
Fonte: Acervo do autor.

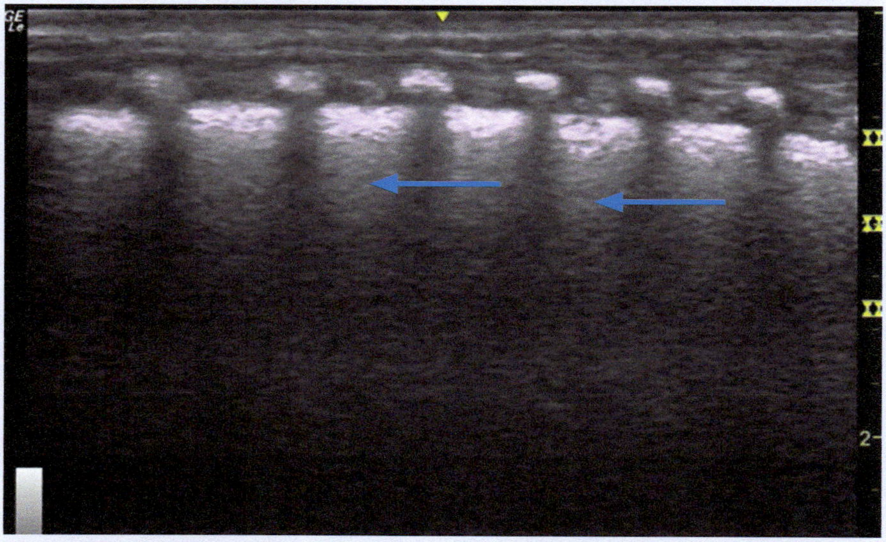

FIGURA 7.5. Pulmão difusamente ecogênico (setas), sem linhas A, observado na taquipneia transitória do recém-nascido com COVID-19 positivo e sintomático.
Fonte: Acervo do autor.

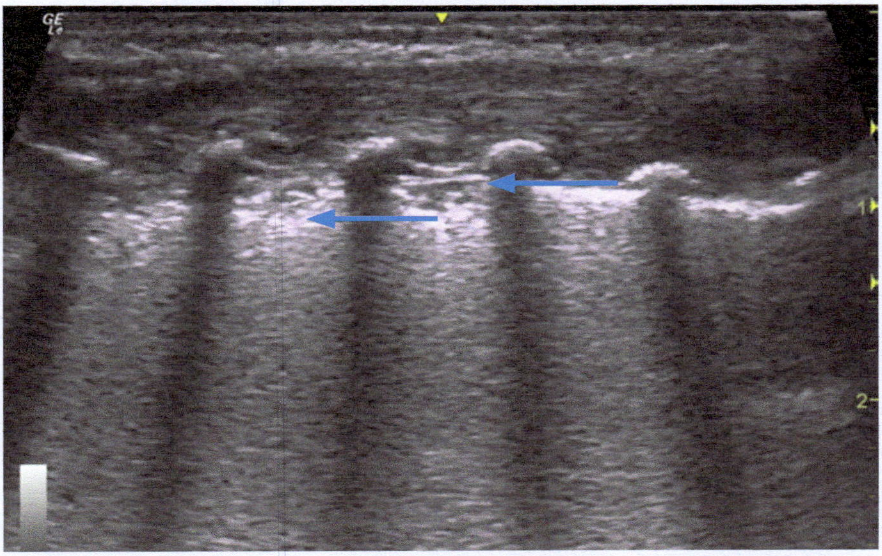

FIGURA 7.6. Espessamento pleural associado à presença de condensação discreta superficial com broncogramas aéreos (setas), observado na Síndrome do Desconforto Respiratório do recém-nascido, sintomático.

Fonte: Acervo do autor.

Radiografia do tórax

A radiografia (Rx) de tórax não é indicada em crianças imunocompetentes com quadro clínico leve, porém, em um quadro moderado ou grave, ou na presença de comorbidade ou imunodeficiência, a Rx está indicado, bem como no controle evolutivo desses pacientes. Vários estudos de séries têm demostrado que a Rx de tórax pode ser normal, principalmente nas fases iniciais ou leves. Os achados mais frequentes descritos são: espessamento peribrônquico, opacidade em vidro fosco, ingurgitamento vascular e consolidação, geralmente bilateral, periférico e em lobos inferiores, exceto consolidação, que pode ser frequentemente unilateral.[5] O espessamento peribrônquico, apesar de ser o achado mais frequente, também é o mais inespecífico, não sendo útil para diferenciá-la de outras infecções pulmonares. Outros achados menos frequentes incluem derrame pleural e opacidades lineares. Em caso de piora ou resposta não satisfatória ao tratamento clínico, a tomografia computadorizada poderá ser indicada.

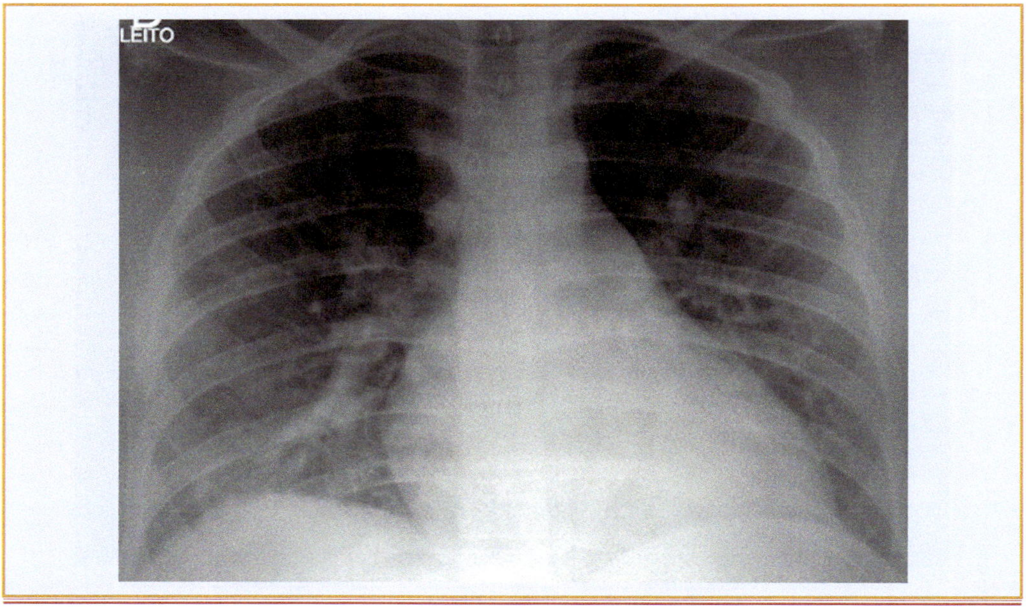

FIGURA 7.7. Paciente de 15 anos de idade com doença falciforme e COVID-19 positivo. Rx de tórax no segundo dia de internação apresenta espessamento peribrônquico e opacidade em vidro fosco no lobo inferior direito, consolidação no lobo inferior esquerdo e discreto aumento da área cardíaca.

Fonte: Acervo do autor.

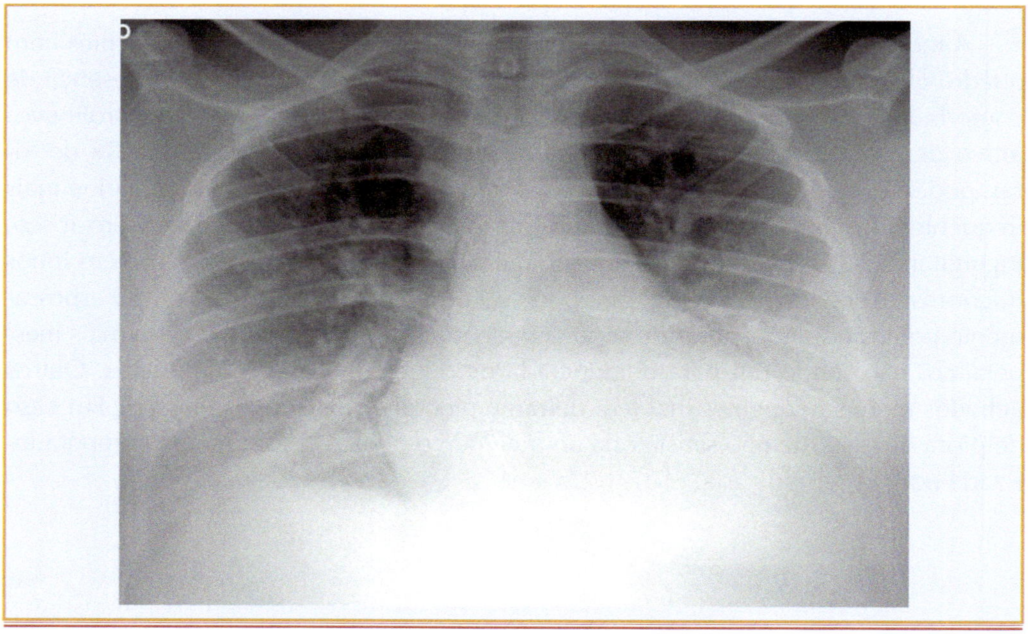

FIGURA 7.8. Paciente de 15 anos de idade com doença falciforme e COVID-19 positivo. Rx de tórax no terceiro dia de internação evidencia piora do padrão radiológico, com opacidades em vidro fosco e consolidação bilateral, acometendo predominantemente os lobos inferiores.

Fonte: Acervo do autor.

Tomografia computadorizada

Devido ao acometimento pulmonar menos severo na faixa pediátrica e pela radiação ionizante, as descrições de alterações na tomografia computadorizada (TC) de tórax em crianças se limitam a séries com poucos casos clínicos.

Em uma revisão sistemática de 850 pacientes com COVID-19, a TC apresentou alterações em 73,5%, sendo a opacidade em vidro fosco (32%), consolidação (25%) ou a combinação das duas (3,7%) os achados mais comuns.[7] Em um estudo com 140 crianças latino-americanas, os achados pulmonares baseados na nomenclatura Internacional da Sociedade Fleischner de Imagens Torácicas, que inclui o termo "espessamento peribrônquico", adicionado em versão recente, os achados frequentes foram espessamento brônquico/peribrônquico (72%), opacidade em vidro fosco (91%) e ingurgitamento vascular (84%). A consolidação foi mais frequente em casos graves.[6] Sinal do halo, halo reverso/invertido, espessamento intersticial, árvore em brotamento, nódulo pulmonar e padrão de pavimentação em mosaico (*crazy paving*) também foram descritos[6,7] (Figuras 7.9 e 7.11).

As alterações dependem da fase da evolução da doença em uma COVID-19 típica, e o sinal do halo geralmente é observado na fase inicial e representa a opacidade em vidro fosco ao redor de um nódulo ou uma pequena consolidação. Com a evolução, há aumento das áreas de opacidade em vidro fosco, que finalmente se confluem, de modo a resultar em uma consolidação maior. Derrame pleural e linfonodomegalia mediastinal são raros, e são considerados achados atípicos na COVID-19. A TC é mais sensível do que a Rx para detecção do acometimento pulmonar, porém, não necessariamente fornece informações adicionais que alterem a conduta clínica, principalmente em casos leves ou moderados,[8] e sua indicação deve ser criteriosa.

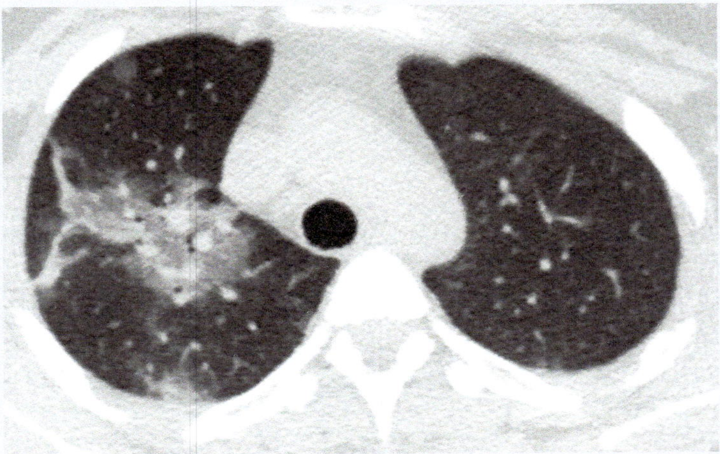

FIGURA 7.9. Paciente de 15 anos de idade com odinofagia, coriza e picos febris. TC tórax evidencia opacidades em vidro fosco multifocal (setas azuis) associado ao ingurgitamento vascular (cabeça de seta).

Fonte: Acervo do autor.

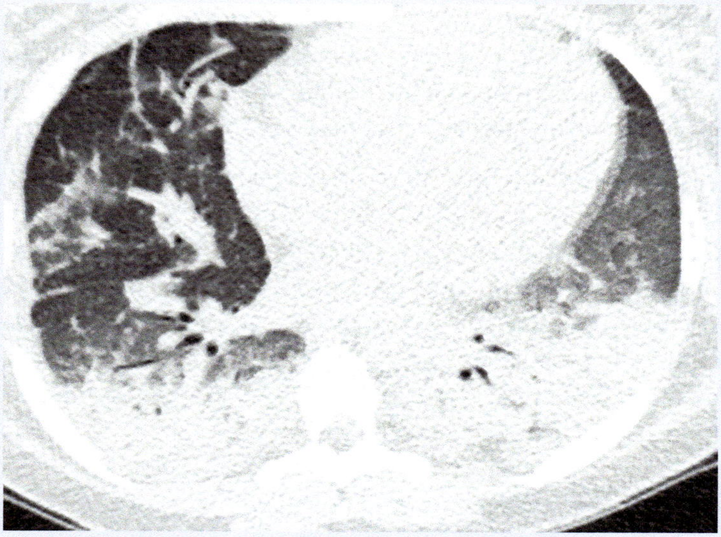

FIGURA 7.10. Paciente de 15 anos de idade com doença falciforme e COVID-19 positivo. Opacidades em vidro fosco (setas finas) e consolidação bilateral, além do ingurgitamento vascular (setas grossas), com acometimento predominante na região posterior dos lobos inferiores. Notam-se também opacidades lineares à direita (pontas de seta).

Fonte: Acervo do autor.

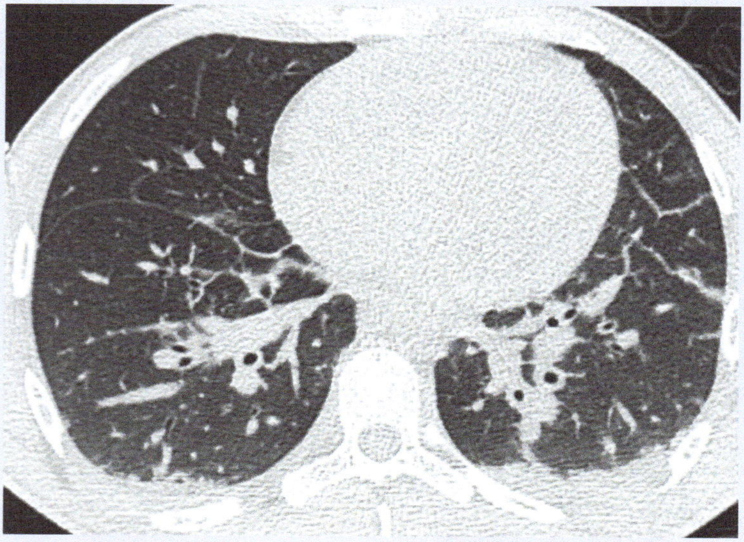

FIGURA 7.11. Paciente de 17 anos sem comorbidades, com COVID-19 positivo. Espessamento peribrônquico (setas finas), ingurgitamento vascular (setas grossas amarelas) e espessamento dos septos interlobulares (pontas de seta azul). Nota-se ainda consolidação posterior nos lobos inferiores.

Fonte: Acervo do autor.

Síndrome Inflamatória Multissistêmica em criança relacionada à COVID-19

A Síndrome Inflamatória Multissistêmica Pediátrica (MIS-P) associada à COVID-19 foi descrita após o primeiro pico da pandemia em diversos países, sendo frequentemente um quadro clínico leve, que requer hospitalização. Além da febre persistente, aumento dos níveis séricos de marcadores inflamatórios, infecção ou exposição recente à COVID-19, há o acometimento de múltiplos órgãos (pelo menos dois, geralmente torácico e abdominal), e pode ocorrer durante a fase aguda da infecção ou tardiamente.

As principais manifestações torácicas podem ser divididas em cardiovasculares e pulmonares, e as principais são: cardiomegalia, padrão de insuficiência cardíaca congestiva ou edema pulmonar cardiogênico, padrão de Síndrome do Desconforto Respiratório Agudo (SDRA), espessamento brônquico/peribrônquico, derrame pleural e tromboembolismo pulmonar (Figura 7.12).

As manifestações cardíacas estão descritas mais detalhadamente no capítulo específico. As alterações abdominais que podem ser caracterizadas por imagem são inespecíficas, sendo: adenite mesentérica com predominância na fossa ilíaca direita, hepatomegalia, espessamento parietal da vesícula biliar, rins hiperecogênicos a US, espessamento parietal do íleo terminal e do retossigmoide, distensão de alças intestinais, ascite, espessamento da parede vesical e esplenomegalia.

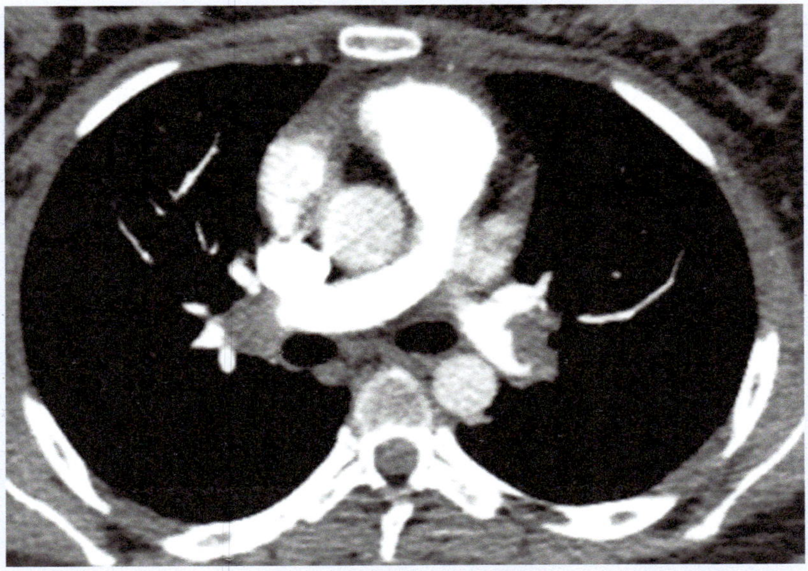

FIGURA 7.12. Paciente com 15 anos de idade com diagnóstico de COVID-19 apresentou dispneia súbita, queda da oxigenação e ausculta assimétrica durante a internação hospitalar. A angiotomografia computadorizada evidencia trombo nos ramos das artérias pulmonares distais (setas).

Fonte: Acervo do autor.

Outras manifestações raras, como linfonodomegalia cervical, edema de glote, sinovite e acometimento do Sistema Nervoso Central também foram descritas.[9,10] Algumas alterações pulmonares e abdominais descritas em pacientes com MIS-P são decorrente de certo grau de espessamento do espaço intersticial dos órgãos (terceiro espaço), como espessamento peribrônquico, derrame pleural, ascite, espessamento da parede da vesícula biliar e alças intestinais, relacionado ao processo inflamatório sistêmico. Outras manifestações, como o padrão do desconforto respiratório agudo, podem ser multifatoriais, inclusive o agravamento da própria infecção pulmonar por COVID-19, sobreposição por outras infecções, sobrecarga hídrica, ventilação mecânica prolongada ou a combinação delas, entre outros, sem existir, portanto, um padrão típico para MIS-P.

Conclusões

Os achados de imagem associados à COVID-19 podem ser múltiplos e variáveis, frequentemente inespecíficos, indistinguíveis de outras infecções de vias aéreas. As alterações pulmonares consideradas típicas da COVID-19 são: múltiplas opacidades periféricas e subpleurais em vidro fosco, bilaterais, associados ou não à consolidação, e devem ser valorizadas no contexto clínico adequado.

A ultrassonografia tem se mostrado um método bastante eficaz no diagnóstico das afecções pulmonares em pediatria, sendo mais sensível do que a Rx, e deve ser considerada como alternativa sempre que houver possibilidade. A TC é mais sensível do que a Rx de tórax para detecção de acometimento pulmonar, e as alterações dependem da fase da evolução da doença. Entretanto, não necessariamente fornecem informações adicionais que alterem a conduta clínica, principalmente em casos leves ou moderados. Com base nas publicações existentes, o papel dos métodos de imagem frequentemente é mais útil para excluir outras doenças ou complicações, de modo a auxiliar mais na conduta clínica do que no diagnóstico propriamente dito da COVID-19 ou MIS-P.

Referências

1. Islam N, Ebrahimzadeh S, Salameh JP, et al. Thoracic imaging tests for the diagnosis of COVID-19. Cochrane Database Syst Rev. 2021;3:CD013639.

2. Rea G, Sperandeo M, Di Serafino M, et al. Neonatal and pediatric thoracic ultrasonography. J Ultrasound. 2019;22(2):121-30.

3. Hizal M, Aykac K, Yayla BCC, et al. Diagnostic value of lung ultrasonography in children with COVID-19. Pediatr Pulmonol. 2021;56(5):1018-25.

4. Musolino AM, Supino MC, Buonsenso D, et al. Lung ultrasound in the diagnosis and monitoring of 30 children with coronavirus disease 2019. Pediatr Pulmonol. 2021;56(5):1045-52.

5. Aydo an S, Zenciroglu A, Çitli R, Dilli D, Özdem S. Evaluation of Newborns Diagnosed with COVID-19: A Single-Center Experience. Am J Perinatol. 2022.

6. Matsuoka MW, da Rocha SMS, Gibelli MABC, al. Use of lung ultrasound in neonates during the COVID-19 pandemic. Radiol Bras. 2020;53(6):401-4.

7. Ugas-Charcape CF, Ucar ME, Almanza-Aranda J, et al. Pulmonary imaging in coronavirus disease 2019 (COVID-19): a series of 140 Latin American Children. Pediatr Radiol. 2021;1-11.

8. Katal S, Johnston SK, Johnston JH, et al. Imaging findings of SARS-CoV-2 infection in pediatrics: a systematic review of coronavirus disease 2019 (COVID-19) in 850 patients. Acad Radiol. 2020;27(11):1608-21.

9. Das KM, Alkoteesh JA, Al Kaabi J, et al. Comparison of chest radiography and chest CT for evaluation of pediatric COVID-19 pneumonia: does CT add diagnostic value? Pediatr Pulmonol . 2021 Feb 25;10.1002/ppul.25313.

10. Winant AJ, Blumfield E, Liszewski MC, et al. Thoracic imaging findings of multisystem inflammatory syndrome in children associated with COVID-19: what radiologists need to know now. Radiol Cardiothorac Imaging. 2020;2(4):e200346.

11. Fenlon Iii EP, Chen S, Ruzal-Shapiro CB, et al. Extracardiac imaging findings in COVID-19-associated multisystem inflammatory syndrome in children. Pediatr Radiol. 2021;51(5):831-9.

8

MANEJO DAS CRIANÇAS COM COVID-19 GRAVE NA UTI

Juliana Ferreira Ferranti
Isadora Souza Rodriguez
Patrícia Goes
Werther Brunow de Carvalho

Introdução

Apesar de, inicialmente, acreditar-se que o SARS-CoV-2 não causava quadros clínicos graves na pediatria, com o decorrer do tempo, alguns casos deste tipo passaram a ser relatados. Muitos relacionavam-se à Síndrome do Desconforto Respiratório Agudo Pediátrica (SDRAP) e a quadros de Síndrome Inflamatória Multissistêmica Pediátrica (SIM-P) que têm se mostrado como os quadros clínicos com maior gravidade e relacionados à COVID-19.

Por isso, faz-se necessário preparar-se para aspectos específicos destas condições clínicas e reforçar o manejo habitual do paciente pediátrico gravemente doente.

Critérios de admissão em UTI Pediátrica

Deve ser admitido em UTI Pediátrica todo paciente que apresentar:

- Hipoxemia (SpO2 < 94%), quando em uso de oxigênio em cateter nasal convencional até 3 L/min;
- Desconforto respiratório moderado/grave ou em piora;
- Sinais de colapso circulatório (choque): alteração de perfusão, alteração de pulsos, hipotensão, rebaixamento de nível de consciência;
- Necessidade de uso de medicações vasoativas;
- Necessidade de ventilação mecânica invasiva ou não invasiva;
- Sinais de disfunções orgânicas graves, por exemplo, insuficiência cardíaca com necessidade de medicações vasoativas (MVA), ou lesão renal aguda com necessidade de hemodiafiltração contínua (CRRT);
- Necessidade de anticoagulação com bomba de infusão contínua de heparina.

Manejo hemodinâmico da criança com COVID-19 grave na UTI

Devido à menor incidência de casos graves com necessidade de internação na população pediátrica, em comparação aos adultos, é clara a falta de estudos com relação à avaliação e ao manejo hemodinâmico desses pacientes. Com isso, muitas das condutas adotadas nas UTIs Pediátricas são extrapoladas dos estudos em adultos.[1,2] Apesar disso, vimos no ano de 2021 o surgimento da variante delta, aumento nos casos pediátricos e maior número de hospitalizações. Apesar disso, nos pacientes hospitalizados, a taxa de necessidade de internação em UTI é comparável a dos adultos.[3]

O paciente pediátrico com COVID-19 pode ter uma constelação de sintomas inespecíficos, que podem variar de um quadro clínico assintomático até sintomas gripais leves, pneumonia grave, disfunção cardíaca, choque e morte. Entretanto, até o momento, as evidências sugerem quadros clínicos mais leves em crianças, mesmo que possa haver alterações radiológicas do pulmão.[4,6] Além do diagnóstico da própria infecção aguda pelo SARS-CoV-2, com predominância do comprometimento pulmonar, o paciente com COVID-19 pode, na vigência do quadro agudo, apresentar comprometimento cardíaco.[6,7] As crianças com COVID-19 também podem evoluir para uma apresentação denominada Síndrome Inflamatória Multissistêmica Pediátrica (MIS-P) discutida mais a fundo em outro capítulo deste livro, e que também pode cursar com disfunção cardíaca.[6,8] Observou-se, nos últimos dois anos, que os pacientes pediátricos com COVID-19 geralmente necessitam de leito em UTI em duas apresentações clínicas: COVID-19 grave com comprometimento respiratório e o paciente com MIS-P.[3]

Sabe-se também que pacientes com COVID-19 podem se apresentar com hipovolemia ao buscar o serviço de saúde, devido a anorexia, vômitos e diarreia, visto que a apresentação gastrointestinal é frequente em crianças. Apesar disso, a administração de fluidos deve ser feita de maneira cautelosa, e com avaliações frequentes, visando a pré-carga, dado que há grande incidência de disfunção miocárdica nesses pacientes, com o comprometimento cardíaco mais importante em pacientes com MIS-P.[2,3,9,10]

Dadas as possíveis apresentações com comprometimento do sistema cardiovascular expostas anteriormente, o manejo hemodinâmico desses pacientes pode ser feito de acordo com as apresentações a seguir.

Manejo hemodinâmico do paciente com COVID-19 com disfunção orgânica e choque

Para esse grupo de pacientes, as orientações do último *guideline* da *Surviving Sepsis Campaign* (SSC), publicado em 2020, podem ser seguidas para guiar seu manejo, sem novas recomendações até o momento .[2,10,11] Deve-se lembrar que o *Guideline* da SSC sugere que a ressuscitação deva ser realizada quando são considerados três cenários:

1. **Quando houver cuidado intensivo disponível:** podem ser realizadas infusões sequenciais de 20 mL/kg de solução cristaloide, o que chega a 40 a 60mL/kg na primeira hora. As próximas infusões devem acontecer de acordo com a situação clínica, após reavaliação clínica.
2. **Quando não houver cuidado intensivo, mas o paciente apresentar hipotensão:** sugere-se limitar a ressuscitação inicial em 40 mL/kg na primeira hora e seguir marcadores clínicos de sobrecarga hídrica.
3. **Quando não há a possibilidade de cuidado intensivo e o paciente não apresenta hipotensão:** o sugerido é iniciar apenas fluidos de manutenção, de modo a evitar fluidos em alíquotas maiores.

Esta abordagem deve ser feita quando se almeja pressão arterial média (PAM) adequada para idade. Se isso não for possível, pode-se tolerar o uso da pressão sistólica adequada para idade.[2] Durante a ressuscitação, variáveis clínicas, como frequência cardíaca (FC), pressão arterial (PA), tempo de enchimento capilar, nível de consciência e débito urinário devem ser avaliados. Se for possível o uso de monitoração hemodinâmica multimodal, como medida do índice cardíaca e da saturação venosa central de oxigênio (SvcO2), ela pode ser associada às variáveis clínicas para ajudar na ressuscitação desses pacientes.[2] Deve-se priorizar o uso de soluções cristaloides em vez de albumina, para a ressuscitação inicial.[12,13] Visto que o paciente com COVID-19 também pode ter acometimento cardíaco na apresentação inicial, a realização de um ecocardiograma funcional à beira do leito, para avaliar a função cardíaca e direcionar a abordagem de ressuscitação fluídica é útil. Além do ecocardiograma, deve-se solicitar eletrocardiograma e biomarcadores cardíacos, como troponina, creatinofosfoquinase (CK) e CKMB.[2,6] No paciente com disfunção cardíaca, a abordagem mais conservadora ao invés da agressiva, com menor volume ofertado, pode impor menos riscos de sobrecarga volêmica.[1,13,14]

Se houver necessidade do uso de MVA para o manejo do paciente pediátrico com COVID-19 e choque, deve-se dar preferência para o uso de adrenalina e noradrenalina, em vez de dopamina. Ambas podem ser iniciadas em acesso venoso periférico, desde que diluídas, até a obtenção de acesso venoso central.[2,12] Se altas doses forem necessárias, pode-se considerar a introdução de vasopressina.[2,12] Apesar de pouca evidência, se o paciente com altas doses de catecolaminas apresentar sinais de hipoperfusão tecidual e disfunção cardíaca, pode-se considerar o uso de milrinone, dobutamina ou levosimendam como inotrópicos.[2]

Manejo hemodinâmico do paciente com MIS-P

Na apresentação clínica grave apresentação clínica grave do paciente pediátrico pós-infecção pelo SARS-CoV-2, a MIS-P, na qual um subgrupo de crianças se apresenta com hipotensão e choque, devido ao envolvimento miocárdico ou à hiperinflamação sistêmica com vasodilatação. Eles geralmente requerem admissão em UTI para melhor manejo hemodinâmico, e o suporte vai variar de acordo com a apresentação clínica e gravidade dos sintomas.[3,6,15,16] A disfunção sistólica ventricular esquerda foi observada em um grande número desses pacientes, além da presença de aneurismas e dilatação de artérias coronárias e alterações de condução elétrica.[6,8,10] Nesses pacientes, também é mandatória a realização de ECG, ecocardiograma e biomarcadores cardíacos. Os trabalhos mostravam grande variação de necessidade de internação em UTI do paciente com MIS-P, mas, se houver choque, ele deve ser admitido para melhor manejo, visto que, provavelmente, será necessário suporte inotrópico, até suporte de circulação por membrana extra corpórea (ECMO).

Pacientes que se apresentem com comprometimento cardiovascular ou choque frequentemente requerem ressuscitação fluídica e suporte inotrópico.[16] Dado o que relatado sobre possível comprometimento cardíaco, menores alíquotas, de até 10 mLKg, podem ser utilizadas, associadas a reavaliações clínicas frequentes.[6,10,15,17] Alguns pacientes apresentam choque com vasodilatação, que pode ser refratário a fluídos e vão necessitar de suporte vasopressor com noraepinefrina ou epinefrina. Se houver sinais de hipoperfusão tecidual e disfunção cardíaca, apesar de altas doses de catecolaminas, um inotrópico como dobutamina, levosimendam ou milrinone deve ser considerado, embora um estudo[16] tenha demonstrado preocupação com a vasodilatação resultante.

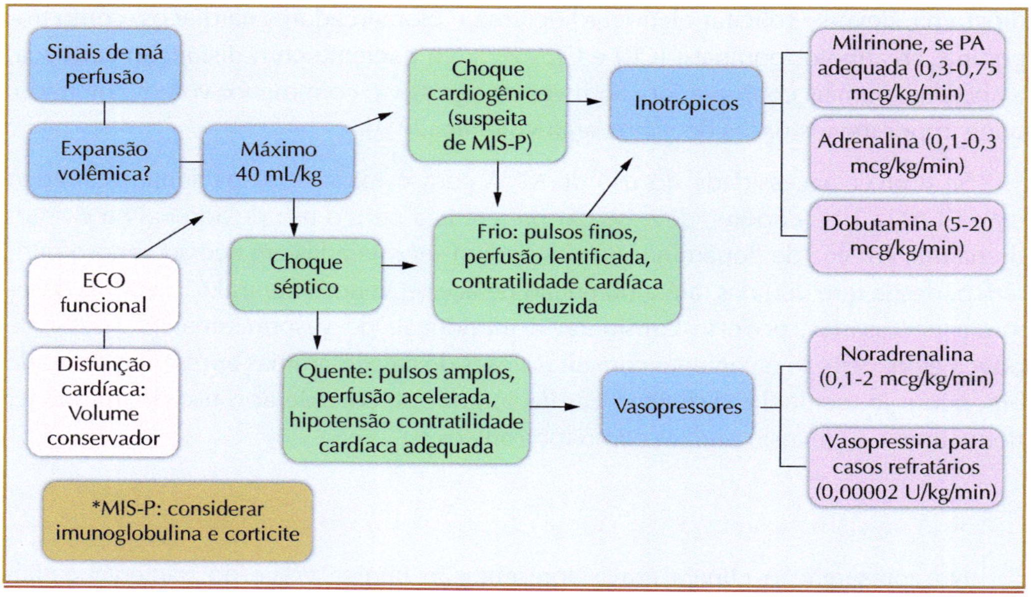

FIGURA 8.1. Algoritmo de manejo hemodinâmico dos pacientes com COVID-19.
Fonte: Elaborado pelo autor.

Para pacientes com o diagnóstico de MIS-P associada a choque e/ou à disfunção de órgãos, o Colégio Americano de Reumatologia (ACR) também sugere o uso de corticoide e imunoglobulina, segundo disponibilidade do serviço. A última recomendação do ACR para o tratamento da MIS-P, em sua terceira versão, sugere que o paciente que vai receber imunoglobulina deve ter sua função cardíaca avaliada e o *status* fluídico adequado, e aqueles com função cardíaca alterada podem precisar de monitoração rigorosa e diuréticos.[10] Além disso, o ACR sugere que, para pacientes com MIS-P e choque com necessidade de medidas de suporte, talvez possa haver benefício com o início precoce da terapia imunomoduladora e que, no cenário em que múltiplos inotrópicos ou vasopressores sejam usados, altas doses de corticoides também podem ser benéficas.[10] Estas terapias adjuvantes serão mais bem discutidas em capítulo próprio MIS-P.[6,10] Segundo orientações do ACR, pacientes com disfunção cardíaca podem necessitar de monitoração contínua e diuréticos durante a administração de imunoglobulina, além de poder receber a dose de maneira fracionada.[10]

Suporte respiratório

Pacientes com COVID-19 pode apresentar diferentes graus de desconforto respiratório e, por isso, demandar diversas formas de suporte respiratório. Os pacientes com maior risco de desenvolver formas graves da doença, e potencialmente complicações respiratórias, são aqueles com comorbidades, como: obesidade, doença pulmonar crônica, doenças neurológicas, doenças cardiovasculares, doença falciforme e imunossupressão.[13]

Previamente, pensava-se que esses pacientes deveriam ser intubados precocemente e que técnicas ventilatórias aerossolizantes deveriam ser evitadas. Atualmente, recomenda-se o escalonamento de terapias conforme a necessidade do paciente, e manter o uso de equipamentos de proteção individual (EPI) adequados por parte da equipe de profissionais de saúde.

a) **Cateter nasal convencional de oxigênio de até 3 L/min, máscaras de Venturi (até 50%) e máscara com reservatório:** devem ser usados em pacientes com hipoxemia (para manter uma SpO2 por volta de 94%), porém, sem desconforto respiratório, pois não há nenhum grau de recrutamento alveolar nesse tipo de suporte.[17,18]

b) **Cateter nasal de alto fluxo de oxigênio:** pode ser utilizado em pacientes com desconforto respiratório leve/moderado e sem hipoxemia grave.[19,20] A resposta a esta terapêutica deve ocorrer entre 30 a 60 minutos do seu início. Caso haja falha ($SpO_2/FiO_2 < 220$ ou $FiO_2 > 0,4$ para $SpO_2 > 92\%$), recomenda-se escalonar o tipo de suporte respiratório.[17,18]

c) **CPAP ou bilevel:** contrário ao que se pensava inicialmente, essas modalidades de ventilação não invasiva (VNI) podem ser usadas em pacientes com COVID-19 e não há comprovação de que sejam deletérias nesse tipo de situação.[21] Portanto, podem ser usadas em casos com desconforto respiratório moderado e se SpO_2/FiO_2 está entre 221 e 264.[22] A resposta a essa modalidade é esperada de 60 a 90 minutos do seu início, e pode-se usar sedação intermitente ou contínua para otimizar os resultados do paciente. Em crianças, a máscara nasal costuma ser a mais tolerada, porém, na sua ausência, pode-se usar outro tipo de interface que esteja disponível. Atualmente é recomendado que o circuito esteja conectado a um filtro HEPA ou HMF para evitar a contaminação da máquina e do ambiente por aerossóis e gotículas respiratórias.[17,18]

d) Ventilação mecânica invasiva

INDICAÇÕES DE INTUBAÇÃO TRAQUEAL
• Falha com suporte respiratório não invasivo (desconforto respiratório grave, PaO_2/FiO_2 < 200 e/ou SpO_2/FiO_2 < 264)[23]
• Rebaixamento de nível de consciência e incapacidade de proteção das vias aéreas
• Choque com incapacidade de oxigenação adequada
*Recomenda-se usar sequência rápida de intubação para todos os pacientes e videolaringoscópio se disponível (e equipe com experiência para realizar o procedimento)

Inicialmente, pensava-se que os pacientes pediátricos poderiam se encaixar nos fenótipos descritos por Gattinoti *et al.* em adultos,[24] porém, atualmente, não há comprovação de que esse padrão se repita em crianças. Deve-se, então, usar os critérios do PALICC (*Pediatric Acute Lung Injury Consensus Conference*),[25] habitualmente usados em outras causas de SDRAP para a ocasionada pelo SARS-CoV-2.[3]

Pacientes que preenchem os critérios de SDRAP devem ser tratados como tal, conforme exemplificado no algoritmo 2, e podem ter os mesmos alvos terapêuticos, a não ser que tenham outras comorbidades que interfiram diretamente com o manejo respiratório; nesses casos, os alvos terapêuticos devem ser individualizados.

É importante ressaltar o uso de exames auxiliares para o manejo desses pacientes, como o ecocardiograma, que fornece informações sobre a contratilidade cardíaca, mas também pode avaliar indiretamente sinais de hipertensão pulmonar. O ultrassom de pulmão pode auxiliar a identificar precocemente sinais de congestão pulmonar e consolidações.

De acordo com as recomendações atuais, nesses pacientes deve-se aplicar os princípios da hipoxemia permissiva (SpO2 entre 88% a 92% para tentar reduzir FiO_2) e da hipercapnia permissiva (tolerar o aumento da pCO_2 desde que pH > 7,2).[25]

e) Terapêuticas de resgate na ventilação mecânica

1. **Posição prona:** a posição prona tem sido usada por muitos anos e agora é recomendada para pacientes com SDRA grave ou moderada. A utilização da posição prona nestes pacientes promove redução da hiperdistensão alveolar, melhora o recrutamento pulmonar, melhora a relação ventilação perfusãoe previnine a lesão pulmonar causada pela ventilação.[27] Nos casos de SDRA por COVID-19, a posição prona tem

3. É desconhecido se a perda de massa muscular pode ser mais pronunciada em crianças com COVID-19 grave, e deve ser evitado o balanço protéico negativo. Deve ser garantida a oferta de proteína na fase aguda de 1,5g/kg/dia, 2 a 3g/kg/dia na fase de estabilização e até 3 a 4g/kg/dia na fase de recuperação.
4. A colocação de tubo nasoentérico é considerado produtor de aerossol e, como tal, EPI apropriados devem ser usados. Em crianças acordadas, a inserção do tubo nasojejunal pode requerer mais tempo e aumentar a exposição a aerossóis.
5. Não é recomendada a medida rotineira de resíduo gástrico, uma vez que existe descrição da presença do vírus SARS-CoV-2 em epitélio gástrico e intestinal. Caso seja necessária a medida do resíduo, deve-se evitar o contato com o aspirado, para prevenir contaminação.
6. Crianças em posição prona, crianças com vômitos e risco de aspiração e aquelas com elevado resíduo gástrico podem tolerar melhor a dieta pós-pilórica. Crianças com alto nível de sedação, o que inclui opioides e relaxantes neuromusculares, podem apresentar esvaziamento gástrico lento, também se beneficiando de dieta pós-pilórica.
7. Pacientes com Síndrome Inflamatória Multissistêmica temporariamente associada à COVID-19 podem apresentar sintomas gastrointestinais graves, o que pode impedir a nutrição enteral precoce ou impactar em sua tolerância. Nos casos em que a alimentação enteral é possível, a dieta enteral à base de peptídeos pode ser mais bem tolerada.
8. Não há evidências para apoiar doses suprafisiológicas de micronutrientes, inclusive zinco, durante a fase aguda.
9. Crianças submetidas a prolongada admissão na UTI podem necessitar de suporte nutricional no período de recuperação para adequada recuperação nutricional.

Balanço hídrico e diálise

Sobrecarga hídrica tem mostrado causar aumento de morbimortalidade em pacientes adultos e pediátricos gravemente doentes. No manejo de pacientes com SDRA, balanço hídrico positivo tem sido associado com maior tempo de ventilação mecânica, maior tempo de permanência hospitalar, piora do índice de oxigenação, além de aumento na mortalidade.[44]

Diretrizes internacionais recomendam que, após a ressuscitação e estabilização do paciente gravemente doente, o balanço hídrico deve ser monitorado para prevenção de balanço hídrico positivo.[25,44] Devem ser adotadas estratégias, como restrição hídrica e uso de diuréticos, que objetivam evitar sobrecarga hídrica.

A terapia de substituição renal (TSR) tem sido cada vez mais usada em UTI Pediátrica para tratamento de sobrecarga de fluido após a ressuscitação inicial, remoção de citocinas, reversão da coagulopatia, na abordagem de insuficiência renal ou para uma combinação destes fatores.[12] Embora a epidemiologia e etiologia da Insuficiência Renal Aguda (IRA) por COVID-19 pode diferir ligeiramente de outros tipos de doenças graves, o seu manejo é essencialmente o mesmo.[19]

O uso da TSR no tratamento da sobrecarga hídrica tem sido ferramenta importante no arsenal de equipamentos de terapia intensiva, quando outras abordagens utilizadas no tratamento da sobrecarga de fluido se mostram inefetivas, o que permite administração de volume para nutrição, antimicrobianos e outros medicamentos, e transfusões de hemoderivados. No entanto, os estudos são conflitantes em relação ao seu início e quais modalidades devem ser utilizadas e quanto os desfechos de mortalidade, tempo de permanência em UTI e permanência hospitalar .[45]

Dada a tempestade de citocinas que ocorre em pacientes com COVID-19, outras terapias extracorpóreas (hemoperfusão e citoabsorção, por exemplo) foram propostas para pacientes com IRA e COVID-19, visando remoção de citocinas pró-inflamatórias e redução da disfunção de múltiplos órgãos e sistemas. Como os estudos ainda são poucos nesta área, com risco de remoção de medicações terapêuticas, bem como a baixa disponibilidade destes recursos, estas outras técnicas de TRS ainda não são recomendadas atualmente em pediatria.[19]

A escolha do método de terapia de substituição renal deve ser baseada no protocolo da instituição. A terapia de substituição renal contínua é o método de escolha em pacientes com instabilidade hemodinâmica que necessitam de manejo de fluidos e regularização de excretas nitrogenadas. Na impossibilidade de utilização deste recurso, pode ser realizada a hemodiálise convencional por tempo mais prolongado e até mesmo a diálise peritoneal.[19]

O estado de hipercoagulabilidade dos pacientes com COVID-19 pode acarretar em risco da coagulação do filtro durante a TSR e trombose vascular, e devem ser adotadas medidas baseadas em protocolos da instituição para redução deste risco de coagulação, como uso de heparina pré filtro, cuidados com tamanho do cateter e sua localização, entre outros.[19]

Os possíveis efeitos benéficos da TSR devem ser pesados contra os potenciais riscos do procedimento, o que inclui a necessidade da inserção de cateteres, custos, limitação dos centros e expertise necessária para sua realização.[44]

Futuro do cuidado intensivo do paciente pediátrico com COVID-19 grave

A pandemia da COVID-19 impôs uma sobrecarga importante ao sistema de saúde, uma vez que criou desafios e gerou mudanças para gestores e equipes de saúde. Até o final de 2021, a pandemia de COVID-19 foi a que teve o maior número de óbitos em países como os Estados Unidos, o que tornou este um momento crucial na história da terapia intensiva. Temas do dia a dia do ambiente intensivo, como ventilação mecânica, posição prona, sepse, insuficiência respiratória e outros, passaram a ser discutidos amplamente, inclusive na mídia comum. Além disso, no auge da pandemia, o ambiente de terapia intensiva foi amplamente afetado, que foi sobrecarregado com os casos mais graves, com o grande número de óbitos nos adultos e estafa emocional de todos os envolvidos no cuidado. Médicos intensivistas pediátricos foram desafiados a treinar uma nova habilidade: o cuidado do adulto com COVID-19, visto que o fardo da doença foi maior neste público, quando comparado com crianças, e os esforços foram direcionados a fim de minimizar a falta de profissionais na linha de frente de combate à COVID-19.[46,48,50]

A remodelação do cuidado intensivo após a pandemia da COVID-19 proporciona uma oportunidade de melhoria e possível melhor atendimento em uma próxima situação de crise. Essa oportunidade pode incluir desde otimização da capacidade de leitos, métodos mais efetivos de triagem, gestão flexível de equipes, cadeia de fornecimento de equipamento de proteção individual otimizada, até equipamentos de UTI e medicamentos. Novas formas de comunicação com as famílias também foram implementadas nesse período, como comunicação via telefone, chamadas de vídeo com pacientes conscientes e podem ser melhoradas para estabelecimento de melhor vínculo entre cuidadores e famílias.[50] A falta de leitos pode ser mais bem gerenciada com modelos que permitam diminuição de sobrecarga em outros setores, como os de cirurgias eletivas, além de mudanças nos critérios de admissão e alta das UTIs, o que proporciona altas mais precoces e critérios mais rígidos de admissão.[50] As UTI pediátrica tiveram que se adaptar para identificar rapidamente casos graves de COVID-19 e MIS-P, a fim de estabelecer diagnósticos, medidas preventivas e tratamento precoce para esses pacientes. Com o surgimento da variante delta e maior fardo na população pediátrica, outros médicos também tiveram que adquirir conhecimentos pediátricos para atendimento, e tornou-se mandatória a discussão de prevenção por meio de vacinas também para esses pacientes.[3,48] Nas UTIs Pediatricas algumas recomendações podem ajudar no manejo da atual e futuras crises sanitárias, como:[3]

- Monitoração dos pacientes por meio de monitores externos aos leitos, com instalação de portas de vidro que proporcionem visualização do paciente.

- Coordenação da equipe multiprofissional (médicos, fisioterapeutas e enfermeiras) no manejo respiratório, com menor número de entradas no leito, melhor controle de geração de aerossois, ajuste correto dos alarmes dos aparelhos de ventilação mecânica,, entre outros.
- Cooperação com a equpe de farmácia, de modo a facilitar e minimizar a posologia dos medicamentos, para que a equipe de enfermagem tenha que manipular menos vezes os dispositivos dos pacientes.
- Suporte de saúde mental aos trabalhadores do setor visto, pois o risco de estresse pós-traumático é alto entre os médicos das UTIs Pediátricas.

Além do exposto, a pandemia favoreceu esforço colaborativo a fim de desenvolver novas terapias, como pesquisas com antivirais e vacinas, e a necessidade de reconhecer a importância de terapêuticas estabelecidas com benefício reconhecido, como a ventilação protetora. Um apelo deve ser feito para que esta motivação de colaboração, investimento e pesquisa no campo do cuidado intensivo não seja abandonada após o fim da pandemia.[46] Na pré-pandemia, por exemplo, havia grandes desafios em desenvolver pesquisa para possíveis ferramentas terapêuticas para a SDRA, pela heterogenicidade de etiologias e dificuldade de inclusão de grande número de pacientes. Após a crise da COVID-19, esse cenário mudou, o que gerou nova fase nos estudos clínicos, com um grande número de pacientes que desenvolveu insuficiência respiratória por uma etiologia comum, o que, com novas plataformas desenvolvidas, permitiu estudos científicos com números maiores de casos em menor período de tempo e múltiplas intervenções. Esta pode ser uma nova etapa no desenvolvimento de pesquisas clínicas no ambiente intensivo.[48]

Com a sobrecarga dos sistemas de saúde, destacou-se um ponto fundamental no cuidado dos pacientes: a necessidade de cuidados humanizados de qualidade. Mudanças como visitação familiar restrita e realocação da força de trabalho das UTIP para ambiente de cuidado de adultos transformaram a configuração e a prestação de serviços, que podem afetar a experiência do cuidado, a qualidade do atendimento e o desfecho das crianças admitidas na UTIP.[49] Um conjunto de alterações físicas, cognitivas e de saúde mental, que aparece como consequência direta da admissão na UTI, foi denominado Síndrome do Cuidado Pós-intensivo (PICS).[47] No ambiente pediátrico, essa síndrome ainda inclui a estrutura familiar e a trajetória de desenvolvimento da criança, uma interação complexa que pode influenciar o caminho para a recuperação e que deverá ser abordada a partir daqui.[47] As sequelas emocionais e físicas à que os pacientes pediátricos que têm alta da UTI podem estar exacerbadas durante a pandemia da COVID-19. Ao nos recuperarmos da crise pandêmica instituída pela COVID-19, um novo desafio estará à nossa frente: o cuidado e a reabilitação desses pacientes e suas famílias por meio de suporte multiprofissional. Medidas preventivas durante a internação, como reabilitação precoce, sedação efetiva não excessiva, avaliação e prevenção de *delirium*, ambiente adequado para sono e cuidado centrado na família estão entre as medidas que mostraram desfechos favoráveis nas UTIP e em adultos.

Todo o esforço direcionado ao cuidado intensivo nesse período, deve ser utilizado para um futuro de cuidados de maior qualidade, centrado nos pacientes e nas famílias, com maior suporte e colaboração multiprofissional. Somado a esse cenário, a mais ampla divulgação dos cuidados intensivos e novos desenhos de pequisas, quando colocados em perspectiva, nos levam a reafirmar a importância das UTIs, o que torna seu futuro tanto desafiador como promissor, e mostram como somos capazes de nos adaptar mesmo durante crises.[48]

Referências

1. Alhazzani W, Møller MH, Arabi YM, et al. Surviving Sepsis Campaign: Guidelines on the Management of Critically Ill Adults with Coronavirus Disease 2019 (COVID-19). Crit Care Med. 2020;48(6):e440-e469. doi:10.1097/CCM.0000000000004363.
2. Kache S, Chisti MJ, Gumbo F, et al. COVID-19 PICU guidelines: for high- and limited-resource settings. Pediatr Res 88, 705–716 (2020). https://doi.org/10.1038/s41390-020-1053-9.
3. Kalyanaraman M, Anderson MR. COVID-19 in Children, Pediatric clinics of north america (2022), doi: https://doi.org/10.1016/j.pcl.2022.01.013.
4. Mehta NS, Mytton OT, Mullins EWS, et al. SARS-CoV-2 (COVID-19): What Do We Know About Children? A Systematic Review. Clin Infect Dis. 2020;71(9):2469-2479. doi:10.1093/cid/ciaa556.
5. Yasuhara J, Kuno T, Takagi H, Sumitomo N. Clinical characteristics of COVID-19 in children: A systematic review. Pediatr Pulmonol. 2020;55(10):2565-2575. doi:10.1002/ppul.24991.
6. Sperotto F, Friedman KG, Son MBF, VanderPluym CJ, Newburger JW, Dionne A. Cardiac manifestations in SARS-CoV-2-associated multisystem inflammatory syndrome in children: a comprehensive review and proposed clinical approach. Eur J Pediatr. 2021;180(2):307-322. doi:10.1007/s00431-020-03766-6.
7. Dolhnikoff M, Ferreira Ferranti J, de Almeida Monteiro RA, et al. SARS-CoV-2 in cardiac tissue of a child with COVID-19-related multisystem inflammatory syndrome [published correction appears in Lancet Child Adolesc Health. 2020 Oct;4(10):e39]. Lancet Child Adolesc Health. 2020;4(10):790-794. doi:10.1016/S2352-4642(20)30257-1.
8. Belhadjer Z, Méot M, Bajolle F, et al. Acute Heart Failure in Multisystem Inflammatory Syndrome in Children in the Context of Global SARS-CoV-2 Pandemic. Circulation. 2020;142(5):429-436. doi:10.1161/CIRCULATIONAHA.120.048360.
9. Phua J, Weng L, Ling L, et al. Intensive care management of coronavirus disease 2019 (COVID-19): challenges and recommendations [published correction appears in Lancet Respir Med. 2020 May;8(5):e42]. Lancet Respir Med. 2020;8(5):506-517. doi:10.1016/S2213-2600(20)30161-2.

10. Henderson LA, Canna SW, Friedman KG, et al. American College of Rheumatology Clinical Guidance for Multisystem Inflammatory Syndrome in Children Associated With SARS-CoV-2 and Hyperinflammation in Pediatric COVID-19: Version 3. Arthritis Rheumatol. 2022;74(4):e1-e20. doi:10.1002/art.42062.

11. https://www.cdc.gov/coronavirus/2019-ncov/hcp/pediatric-hcp.html.

12. Weiss SL, Peters MJ, Alhazzani W, et al: Surviving sepsis campaign international guidelines for the management of septic shock and sepsis-associated organ dysfunction in children. Intensive Care Med 2020; 46:10–67.

13. Ferranti JF, Rodriguez IS, Motta E, Johnston C, Carvalho WBB, Delgado AF. Beyond ventilatory support: challenges in general practice and in the treatment of critically Ill children and adolescents with SARS-CoV-2 infection. Rev Assoc Med Bras (1992). 2020 Apr;66(4):521-527. doi: 10.1590/1806-9282.66.4.521. PMID: 32578790.

14. Madjid M, Safavi-Naeini P, Solomon SD, et al. Potential effects of the coronaviruses on the cardiovascular system. A review. JAMA Cardiol 2020. http://dx.doi.org/10.1001/jamacardio.2020.1286.

15. Radia T, Williams N, Agrawal P, et al. Multi-system inflammatory syndrome in children & adolescents (MIS-C): A systematic review of clinical features and presentation [published online ahead of print, 2020 Aug 11]. Paediatr Respir Rev. 2020;S1526-0542(20)30117-2. doi:10.1016/j.prrv.2020.08.001.

16. Mahmoud S, El-Kalliny M, Kotby A, El-Ganzoury M, Fouda E, Ibrahim H. Treatment of MIS-C in Children and Adolescents. Curr Pediatr Rep. 2022;10(1):1-10. doi:10.1007/s40124-021-00259-4.

17. Carlotti A, Carvalho W, Johnston C, Gilio A, Marques H, Ferranti J, Rodriguez I, Delgado A. Update on the diagnosis and management of COVID19 in pediatric patients. Clinics 2020; 75:e2353.

18. Carvalho W, Rodriguez I, Motta E, Delgado A. Ventilatory support recommendations in children with Sars-CoV-2. Rev Assoc Med Bras 2020; 66:528-533.

19. European Society of Pediatric and Neonatal Intensive Care (ESPNIC) Scientific Sections' Collaborative Group Caring for Critically Ill Children With Suspected or Proven Coronavirus Disease 2019 Infection: Recommendations by the Scientific Sections'Collaborative of the European Society of Pediatric and Neonatal Intensive Care. Pediatr Crit care Med 2020.

20. Geng S, Mei Q, Zhu C, et al. (2020). High flow nasal cannula is a good treatment option for COVID-19. *Heart & Lung: The Journal of Cardiopulmonary and Acute Care, 49*(5), 444-445.

21. Pérez-Fernández XL, Sabater-Riera J, Fuset-Cabanes M. (2022). COVID-19 ARDS: getting ventilation right. *The Lancet, 399*(10319), 22.

22. Blumenthal, JA, Duvall MG. (2021). Invasive and noninvasive ventilation strategies for acute respiratory failure in children with coronavirus disease 2019. *Current Opinion in Pediatrics, 33*(3), 311-318.

23. Jurado Hernandez JL, Orozco AIF. (2021). COVID-19 in children: respiratory involvement and some differences with the adults. Frontiers in Pediatrics, 9, 622240.

24. Gattinoni L, Chiumello D, Caironi P, et al. COVID-19 pneumonia: Different respiratory treatments for different phenotypes? Intensive Care Med 2020; 46:1099–1102.

25. Pediatric Acute Lung Injury Consensus Conference Group. Pediatric acute respiratory distress syndrome: consensus recommendations from the Pediatric Acute Lung Injury Consensus Conference. Pediatr Crit Care Med. 2015;16(5):428-39.

26. Rimensberger PC, Kneyber MC, Deep A, Bansal M, Hoskote A, Javouhey E, et al. (2021). Caring for critically ill children with suspected or proven coronavirus disease 2019 infection: recommendations by the scientific sections' collaborative of the European Society of Pediatric and Neonatal Intensive Care. *Pediatric critical care medicine, 22*(1), 56.

27. Guérin C, Reignier J, Richard J-C, Beuret P, Gacouin A, Boulain T, et al. (2013) Prone positioning in severe acute respiratory distress syndrome. N Engl J Med 368:2159–2168.

28. Leroue, MK, Maddux AB, Mourani, PN. Prone Positioning in Children with Respiratory Failure Due to COVID-19. Curr Opin Pediatr. 2021 June 01; 33(3): 319–324. doi:10.1097/MOP.0000000000001009.

29. COVID-19 Treatment Guidelines Panel. Coronavirus Disease 2019 (COVID-19) Treatment Guidelines. National Institutes of Health. Available at https://www.covid19treatmentguidelines.nih.gov/. Accessed [insert date].

30. Prakash A, Kaur S, Kaur C, Prabha PK, Bhatacharya A, Sarma P, et al. (2021). Efficacy and safety of inhaled nitric oxide in the treatment of severe/critical COVID-19 patients: A systematic review. *Indian journal of pharmacology, 53*(3), 236.

31. Shei RJ, Baranauskas MN. More questions than answers for the use of inhaled nitric oxide in COVID-19. Nitric Oxide, 2022;124:39–48.

32. Shekar K, Badulak J, Peek G, Boeken U, Dalton HJ, Arora L, et al. ELSO Guideline Working Group. Extracorporeal Life Support Organization Coronavirus Disease 2019 Interim Guidelines: A Consensus Document from an International Group of Interdisciplinary Extracorporeal Membrane Oxygenation Providers. ASAIO J. 2020 Jul;66(7):707-721.

33. Smith HAB, Besunder JB, Betters KA, Johnson PN, Srinivasan V, Stormorken A, et al. 2022 Society of Critical Care Medicine Clinical Practice Guidelines on Prevention and Management of Pain, Agitation, Neuromuscular Blockade, and Delirium in Critically Ill Pediatric Patients With Consideration of the ICU Environment and Early Mobility. Pediatr Crit Care Med. 2022 Feb 1;23(2):e74-e110. doi: 10.1097/PCC.0000000000002873. PMID: 35119438.

34. Maratta C, Potera R, Leeuwen G, Moya A, Reman L, Annich G. Extracorporeal Life Support Organization (ELSO): 2020 Pediatric Respiratory ELSO Guideline. Asaio Journal 2020; 66(9):975-979.

35. Harris J, Ramelet AS, van Dijk M, Pokorna P, Wielenga J, Tume L, et al. Clinical recommendations of pain, sedation, withdrawal and delirium assessment in critically ill infants and children: an ESPNIC position statement for healthcare professionals. Intensive Care Med. 2016; 42: 972-986.

36. Rosemberg L, Traube C. Sedation strategies in children with pediatric acute respiratory distress syndrome (PARDS). Ann Transl Med 2019;7(19):509.

37. Whalen LD, Di Gennaro JL, Irby GA, et al. Long Term dexmedetomidine use and safety profile among critically ill children and neonates. Pediatr Crit Care Med 2014; 15:706-14.

38. Amoretti C, Rodrigues G, Carvalho P, Totta E. Validation of sedation scores in mechanically ventilated children admitted to a tertiary pediatric intensive care unit. Rev Bras Ter Intensiva. 2008; 20(4): 325-330.

39. Bussotti E, Guinsburg R, Pedreira M. Cultural adaptation to Brazilian Portuguese of the Face, Legs, Activity, Cry, Consolability revised (FLACCr) scale of pain assessment. Rev. Latino-Am. Enfermagem 2015;23(4):651-9.

40. Cardona HC, Torres VH, Kiley S, Renew J. Neuromuscular blockade management in patients with COVID-19 Korean J Anesthesiol. 2021;74(4):285-292. Published online May 3, 2021DOI: https://doi.org/10.4097/kja.21106.

41. National Heart, Ling, and Blood institute PETAL Clinical Trials Network. Early Neuromuscular Blockade in the Acute Respiratory Distress Syndrome. N Engl J Med. 2019; 380:1997-2008 28.

42. Courcelle R, Gaudry S, Serck N, Blonz G, Lascarrou J, Grimaldi D, and on behalf of the CO-VADIS study group. Neuromuscular blocking agents (NMBA) for COVID-19 acute respiratory distress syndrome: a multicenter observational study. Critical Care (2020) 24:446.

43. Marino I, Valla F, Tume L, Jotterand-Chaparro c, Moullet C, Latten L, Joosten K, Verbruggen S. Considerations for nutrition support in critically ill children with COVID-19 and paediatric inflammatory multisystem syndrome temporally associated with COVID-1. Clinical Nutrition 2021; 40: 895-900.

44. Seitz K, Caldwell E, Hough C. Fluid management in ARDS: an evaluation of current practice and the association between early diuretic use and hospital mortality. J Intensive Care 2020; 8:78.

45. Sandersona K, Harshmanb L. Renal replacement therapies for infants and children in the ICU. Curr Opin Pediatr 2020, 32:360–366.

46. The Lancet Respiratory Medicine. The future of critical care: lessons from the COVID-19 crisis. Lancet Respir Med. 2020;8(6):527. doi:10.1016/S2213-2600(20)30240-X.

47. Rodriguez-Rubio M, Pinto NP, Manning JC, Kudchadkar SR. Post-intensive care syndrome in paediatrics: setting our sights on survivorship. Lancet Child Adolesc Health. 2020;4(7):486-488. doi:10.1016/S2352-4642(20)30170-X.

48. Gong MN, Martin GS. Critical Care Response to COVID-19 Pandemic: Building on the Past to Bridge to the Future. Crit Care Clin. 2022 Jul;38(3):xiii-xv. doi: 10.1016/j.ccc.2022.03.001. Epub 2022 Mar 21. PMID: 35667748; PMCID: PMC8934729.

49. Kochanek PM, Kudchadkar SR, Kissoon N. Pediatric Critical Care Medicine in the COVID-19 Pandemic. Pediatr Crit Care Med. 2020;21(8):707. doi:10.1097/PCC.0000000000002496.

50. Arabi YM, Azoulay E, Al-Dorzi HM, et al. How the COVID-19 pandemic will change the future of critical care. Intensive Care Med. 2021;47(3):282-291. doi:10.1007/s00134-021-06352-y.

9

SÍNDROME INFLAMATÓRIA MULTISSISTÊMICA PEDIÁTRICA (SIM-P) ASSOCIADA À COVID-19

Artur Figueiredo Delgado
Maria Fernanda Badue Pereira
Marisa Dolhnikoff
Amaro Nunes Duarte Neto

Introdução

Em meados de abril de 2020 pediatras europeus alertaram sobre casos com processos inflamatórios graves em crianças e adolescentes relacionados ao SARS-CoV-2.[1,2] Na maioria desses casos, este vírus não era encontrado, mas anticorpos contra ele eram identificados. Em alguns pacientes, havia vínculo epidemiológico bem definido e recente com pessoas com COVID-19 (*coronavirus disease*).

Esse quadro clínico foi chamado de "MIS-C", "*multisystem inflammatory syndrome in children associated with* SARS-CoV-2 *infection* (MIS-C)", em português Síndrome Inflamatória Multissistêmica Pediátrica associada à COVID-19 (SIM-P).[4,8]

Definição

A SIM-P é definida como uma síndrome inflamatória sistêmica. Febre é um sintoma obrigatório, pode estar ausente em raros casos, como em pacientes imunodeprimidos ou em uso de medicação imunossupressora. A apresentação clínica pode ocorrer em formas variadas, o que inclui febre e envolvimento de mais de um órgão e/ou sistema, ou doença de Kawasaki, ou quadro semelhante à síndrome do choque tóxico, ou síndrome de ativação macrofágica.[3-6]

A doença pode ocorrer dias ou até semanas após a infecção pelo SARS-CoV-2. Muitas vezes, a infecção inicial pelo SARS-CoV-2 é assintomática, ou seja, não percebida pelo paciente.[3]

Diagnóstico

A partir dos primeiros casos, diferentes órgãos de saúde elaboraram critérios definidores para a SIM-P. Esses critérios são baseados em manifestações clínicas características, como febre e comprometimento de, no mínimo, dois órgãos ou sistemas, provas inflamatórias elevadas, vínculo epidemiológico ou detecção de anticorpos contra o SARS-CoV-2 e exclusão de outras causas.[4-6]

Os principais critérios diagnósticos definidores de SIM-P utilizados são propostos pelos seguintes órgãos de saúde: *Centers for Disease Control and Prevention* (CDC) – Estados Unidos da América (EUA) –, *European Center for Disease Prevention and Control* e Organização Mundial de Saúde (OMS).[4-6]

O critério adotado pelo Ministério da Saúde no Brasil é o da OMS, descrito a seguir: crianças e adolescentes de zero a 19 anos com as manifestações clínicas – febre por mais de três dias E dois dos seguintes: (a) erupção cutânea ou conjuntivite não purulenta bilateral ou sinais de inflamação mucocutânea (oral, mãos ou pés); (b) hipotensão ou choque; (c) características de disfunção miocárdica, pericardite, valvulite ou anormalidades coronárias (inclusive achados de ecocardiografia ou troponina/NT-proBNP elevada); (d) evidência de coagulopatia (por PT, PTT, dímeros D elevados); (e) manifestações gastrointestinais agudas (diarreia, vômito ou dor abdominal). E marcadores elevados de inflamação, como VHS, proteína C-reativa ou procalcitonina. OU crianças e adolescentes com critérios para doença de Kawasaki ou síndrome do choque tóxico. Exclusão de outras causas infecciosas, como sepse bacteriana, síndromes de choque estafilocócica ou estreptocócica que devem ser comprovadas. As crianças e adolescentes com SIM-P devem ter evidência de infecção pelo SARS-CoV-2 (RT-PCR, teste de antígeno ou sorologia positiva) ou contato provável com pacientes com COVID-19.[6]

Deve-se manter alto grau de suspeita em pacientes gravemente enfermos que não respondam ao tratamento convencional.

A SIM-P é doença de notificação compulsória no Brasil desde 24 de julho de 2020. O médico assistente deve preencher ficha *on-line* em sistema REDCap (*link* hps://is.gd/simpcovid) e enviar para o serviço de vigilância epidemiológica de referência.[7] Ressalta-se a importância da notificação dos casos suspeitos para caracterizar o perfil epidemiológico dos casos em nosso país, para adoção de medidas que se façam necessárias.[7]

Epidemiologia

No Brasil, até 11 de junho de 2022, foram notificados 3026 casos da SIM-P em pacientes de zero a 19 anos, sendo 1781 confirmados (78,2% confirmados laboratorialmente e 21,8% confirmados por critérios clínico-epidemiológico). Óbito ocorreu em 117 pacientes (letalidade de 6,6%). A incidência acumulada dos casos de SIM-P no Brasil é de 3,0 casos a cada 100 mil habitantes em crianças e adolescentes até 19 anos.[8]

Do total de casos, 57,5% eram do gênero masculino. Em relação à idade, a faixa etária mais acometida foi de 1 a 4 anos, com 648 casos (36,4%), seguido pela faixa etária de 5 a 9 anos (30,2%/n = 537), 10 a 14 anos (19,0%/n = 339), menor de um ano (11,6%/n = 207) e de 15 a 19 anos (2,8%/n = 50). A mediana da idade foi de cinco anos para os casos de SIM-P. Doença preexistente foi observado em 454 pacientes com SIM-P (25,5%) . Mais de 60% dos pacientes necessitaram de internação em UTI.[8]

Entre os 117 óbitos por SIM-P no Brasil, a maior parte ocorreu em crianças menores de cinco anos (47,8%/n = 56), cinco a nove anos (25,6%/n = 30), 10 a 14 anos (18,8%/n = 22), e 15 a 19 anos (7,7%/n = 9). A mediana da idade dos casos que evoluíram para óbito foi de cinco anos de idade.[8]

Até 27 de junho de 2022, 8639 casos de SIM-P foram notificados no CDC, EUA, com 70 óbitos (taxa de letalidade de 0,8%). A mediana de idade dos pacientes com

SIM-P foi de nove anos, metade das crianças com SIM-P tinha entre cinco e 13 anos e 61% dos pacientes relatados eram do sexo masculino. Total de 98% dos casos tinha confirmação laboratorial de infecção pelo SARS-CoV-2.[9]

A comparação dos dados entre EUA e Brasil mostra a diferença na letalidade nos dois países.

Estudo dinamarquês estimou o risco de SIM-P após infecção por SARS-CoV-2 em pacientes pediátricos vacinados e não vacinados contra COVID-19 durante a onda da linhagem Ômicron com as ondas pré-Ômicron. Os autores identificaram SIM-P em um paciente vacinado e em 11 não vacinados. Durante a onda da linhagem Ômicron, o risco de SIM-P após infecção por SARS-CoV-2 foi significativamente menor entre vacinados comparado a indivíduos não vacinados (RR:0,11; IC 95%, 0,01 a 0,83; p = 0,007). O fenótipo de SIM-P foi semelhante nas ondas Ômicron e pré-Ômicron. Esse estudo sugere eficácia direta da vacina contra COVID-19 na proteção para SIM-P.[10]

Fisiopatologia e anatomia patológica

A fisiopatologia da SIM-P não está definida e se encontra em intensa investigação. Dois mecanismos principais parecem estar envolvidos no desenvolvimento da doença: (a) a SIM-P é considerada um fenômeno pós-infeccioso, com resposta imunológica tardia e inadequada, levando a um estado hiperinflamatório; (b) a SIM-P pode também resultar da infecção viral aguda com lesão direta de órgãos e tecidos, associada a uma resposta inflamatória sistêmica. Os estudos sugerem que, provavelmente, ambos os fatores – resposta inflamatória sistêmica inadequada e exacerbada, e lesão tecidual por ação direta da infecção viral – estejam envolvidos na fisiopatologia da doença.

Inicialmente, a associação entre a SIM-P e a COVID-19 foi evidenciada pela relação temporal entre a infecção pelo SARS-CoV-2 (confirmada por RT-PCR, sorologia ou história de exposição ao vírus) e o desenvolvimento do quadro de SIM-P, em geral em torno de três a quatro semanas após a infecção viral. Essa relação temporal sugere que um dos principais mecanismos envolvidos seja uma resposta imune inadequada, o que leva a um estado hiperinflamatório, presente em uma pequena porcentagem de crianças e adolescentes infectados pelo SARS-CoV-2. Entre os mecanismos propostos para explicar essa resposta inflamatória, estão incluídos: resposta imune inata inicial alterada; resposta autoimune resultante de reação cruzada entre antígenos virais e antígenos do hospedeiro; resposta imune exacerbada diante da replicação viral em diferentes locais do organismo; resposta a superantígenos; ou ainda a suscetibilidade individual determinada por fatores genéticos e epigenéticos.[11]

Quase um ano após a descrição dos primeiros casos, está bem estabelecido que a SIM-P é uma condição clínica distinta da COVID-19 clássica e da doença de

Kawasaki.[12] Comparadas com a COVID-19 leve e com a doença de Kawasaki, crianças com SIM-P apresentam linfopenia mais acentuada, maiores níveis de proteína C-reativa e de ferritina e menor contagem de plaquetas. O *status* hiperinflamatório da SIM-P também difere daquele observado em pacientes com infecção aguda grave pelo SARS-CoV-2 e da inflamação em crianças com doença de Kawasaki.[13] Altos níveis de IL-6 estão presentes em todas essas condições clínicas, mas pacientes com SIM-P apresentam maiores níveis combinados de IL-10 e TNF- comparado à COVID-19 grave, e baixos níveis de IL-17A quando comparado à doença de Kawasaki.[12,13] A presença de autoanticorpos direcionados a proteínas estruturais de órgãos-alvo, como coração e vasos, tem sido também considerada um fator importante na fisiopatologia da doença; a eficácia do tratamento com imunoglobulina intravenosa favorece a hipótese de doença mediada por autoanticorpos.

Os poucos estudos em patologia de pacientes com SIM-P corroboram a hipótese de que uma lesão direta dos tecidos pelo SARS-CoV-2 tenha um papel importante na fisiopatogênese da doença.[14-16] Em estudo de autópsia que analisou três crianças brasileiras com SIM-P, com idades entre oito e 11 anos, observamos apresentações clínicas distintas, com predomínio de manifestações extrapulmonares, inclusive miocardite, colite e acometimento de SNC com encefalite aguda. No paciente com importante disfunção cardíaca, a miocardite era caracterizada por infiltrado inflamatório intersticial misto, contendo linfócitos, macrófagos e eosinófilos, e que envolve o interstício do miocárdio e epicárdio, e associada a focos de necrose de fibras miocárdicas (Figura 9.1).[14,16]

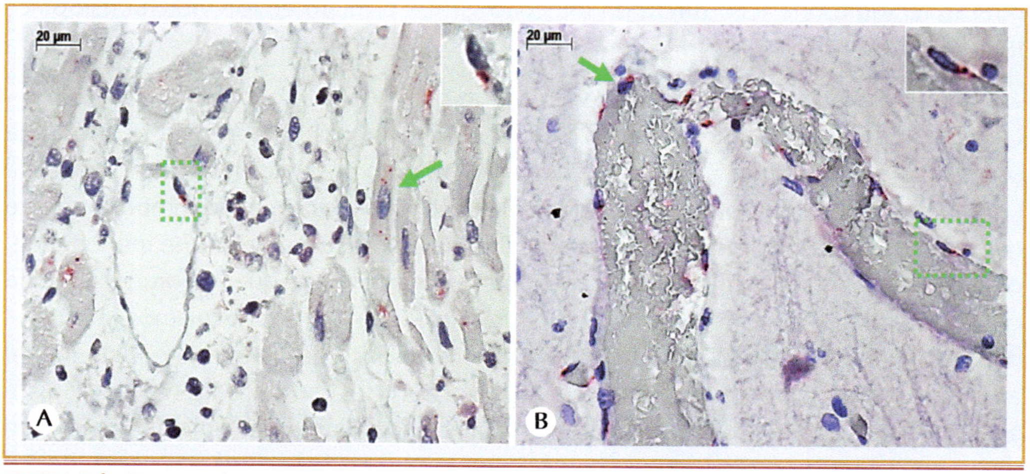

FIGURA 9.1. Expressão da proteína do nucleocapsídeo do SARS-CoV-2 em casos fatais de SIM-P. **(A)** Imunomarcação detectável no citoplasma de cardiomiócitos (seta) e em células endoteliais (inset), em paciente com miocardite. Nota-se infiltrado inflamatório misto, no interstício cardíaco, perivascular, mas sem agredir a parede do vaso (ao centro). **(B)** Imunomarcação detectável no citoplasma de células endoteliais cerebrais (seta e *inset*) em paciente com meningoencefalite e status *epilepticus*.

Fonte: Acervo do autor do capítulo.

No paciente com quadro clínico de abdômen agudo, observou-se colite extensa, com presença de partículas virais na mucosa intestinal.[16] A pneumonia pelo SARS--CoV-2 era leve nos três casos, e todos os pacientes apresentaram microtromboses pulmonares. Microtrombos são encontrados principalmente em arteríolas e capilares septais pulmonares (Figura 9.2), mas podem também ser encontrados em graus variáveis em capilares glomerulares, nos sinusoides do fígado, na polpa vermelha do baço e em capilares cerebrais e da pele.

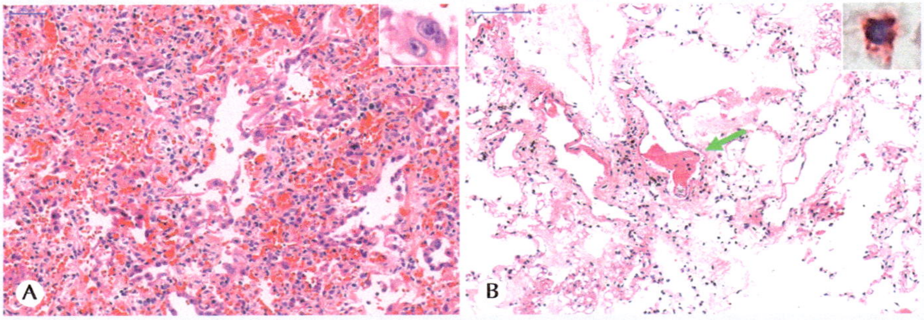

FIGURA 9.2. Alterações histológicas pulmonares em casos fatais de SIM-P. **(A)** Lesão pulmonar aguda típica da COVID-19, com edema alveolar, membranas hialinas, efeito citopático viral em pneumócitos (*inset*) e discreto infiltrado linfomononuclear intersticial septal. **(B)** Tecido pulmonar com trombos na microvasculatura (seta), com dilatação de capilares septais, e pouca exsudação de fibrina intra-alveolar. Células epiteliais isoladas expressam antígeno N do SARS-CoV-2 no citoplasma, marcado por imuno-histoquímica (*inset*).

Fonte: Acervo do autor do capítulo.

Outros achados importantes demonstram disfunção imune (hemofagocitose no baço, medula óssea e em linfonodos, e emperipolese por megacariócitos) (Figura 9.3); ou estão relacionados ao choque como a necrose tubular aguda e a congestão intensa com necrose hepatocelular na região centrolobular do fígado.

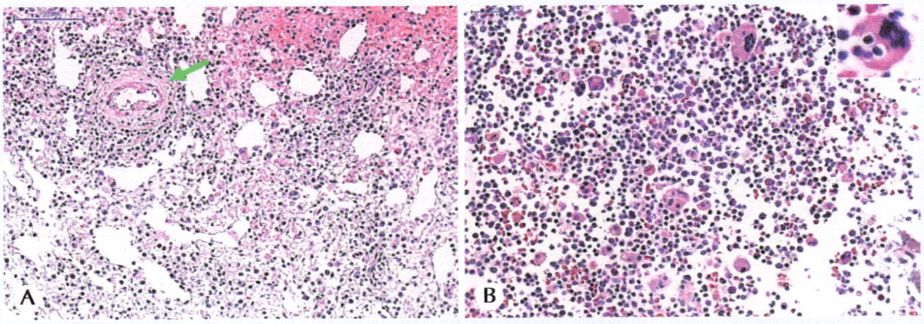

FIGURA 9.3. Evidências de disfunção imune em casos fatais de SIM-P. **(A)** Intensa hipoplasia linfoide em torno da artéria centrofolicular do baço (seta). **(B)** Medula óssea que exibe hipercelularidade, às custas de aumento de histiócitos que exercem hemofagocitose. Emperipolese por megacariócitos é um achado comum em casos graves de COVID-19 (*inset*).

Fonte: Acervo do autor do capítulo.

Com o uso de imunohistoquímica e microscopia eletrônica, antígenos e partículas virais foram detectados em células endoteliais (especialmente o endotélio cardíaco e cerebral Figura 9.1) e em células parenquimatosas de vários órgãos (epitélio alveolar e ciliar no pulmão, epitélio tubular renal, cardiomiócitos, hepatócitos e epitélio biliar, adipócitos).[16] Esses achados sugerem que o vírus infecta o sistema respiratório com posterior disseminação sistêmica, de modo a determinar possibilidades distintas de manifestações extrapulmonares. Entre elas, as mais frequentes são manifestações gastrointestinais, cardiovasculares, hematológicas e mucocutâneas.[3,16-18]

A lesão do sistema gastrointestinal parece ser decorrente de ação direta do vírus, que determina um quadro de colite, o qual pode se manifestar na forma de dor abdominal, vômitos e diarreia.[16,17] Quadros de abdome agudo simulando apendicite foram também descritos.[16,19] Estudos histológicos de peças cirúrgicas de pacientes com SIM-P mostram colite extensa, e, no caso estudado por autópsia, houve localização do vírus na mucosa intestinal.[16] Como o epitélio intestinal possui receptores ECA-2, esse achado sugere a existência de um trajeto de infecção intraluminal, por meio de deglutição de secreções respiratórias contaminadas, e possibilidade de excreção viral pelas fezes.

A disfunção cardíaca está associada a altos níveis de marcadores de lesão miocárdica e alterações no ecocardiograma (particularmente a diminuição da fração de ejeção ventricular), presente em cerca de 50% dos casos internados.[18] Acredita-se que a disfunção cardíaca possa ser decorrente tanto de miocardite viral como de necrose miocárdica secundária ao processo inflamatório sistêmico e choque.[14,15,20]

As manifestações neurológicas da SIM-P são menos frequentes, uma vez que ocorrem aproximadamente em 20% dos pacientes e incluem cefaleia, tontura, sonolência e alteração do estado mental. A ocorrência de convulsões é rara. Entretanto, a presença de SARS-CoV-2 no tecido cerebral foi descrita em autópsia de criança com SIM-P que teve como principal manifestação clínica quadro neurológico de encefalite aguda e estado de mal epiléptico.[16] Este achado favorece a hipótese de que o SARS-CoV-2 pode atravessar a barreira hematoencefálica, o que possibilita uma agressão imune ao SNC.

Em resumo, os raros estudos morfológicos de pacientes com SIM-P mostram que o SARS-CoV-2 tem grande potencial invasivo e pode infectar vários tipos de células e tecidos. Apesar de os pacientes com SIM-P apresentarem muitas características em comum, podem ter várias formas de apresentação clínico-patológica, possivelmente representativas de diferentes fenótipos da doença. Apesar do espectro clínico-patológico, achados de ultraestrutura mostram que danos ao revestimento epitelial pulmonar, danos ao miocárdio com ruptura do sarcômero e lesão endotelial associada a pequenos trombos de fibrina são características comuns nesses pacientes.[16] Os mecanismos envolvidos no dano tecidual podem incluir efeito viral direto e/ou resposta imune sistêmica do hospedeiro. A presença de antígenos e de vírus do SARS-CoV-2 em células tróficas e endoteliais de diferentes órgãos, associada a alterações ultraestruturais nessas células, reforça a hipótese de que um efeito direto do SARS-CoV-2 nos tecidos esteja envolvido na patogênese da SIM-P.

Monitoração clínica e hemodinâmica dos pacientes gravemente doentes com SIM-P

Coronavírus humanos circulantes podem ser detectados e isolados de 4% a 8% de todas as crianças com infecções respiratórias agudas e, frequentemente, são quadros brandos, exceto em crianças imunocomprometidas.[21] A presença de doenças preexistentes, principalmente com condições que levem a algum grau de imunodepressão, pode predispor ao aparecimento da doença e agravar sua evolução. Em muitas crianças há coinfecções com outros virus, como Adenovírus, Bocavírus, *Rhinovirus, Influenza* ou *Parainfluenza.* Em estudo realizado na Itália com 100 crianças com SARS-CoV-2, 21% foram assintomáticas, 58% tiveram doença leve, 19% doença moderada, 1% doença grave e 1% um quadro muito grave.[22] As manifestações gastrointestinais e a hipoxemia foram associadas a fatores de risco para situações de maior intensidade e gravidade na resposta inflamatória. Pacientes com acometimento respiratório têm maior possibilidade de detecção do vírus de amostras do trato respiratório inferior (inclusive aquelas obtidas de lavado broncoalveolar), embora haja grande dificuldade de coleta em pacientes gravemente doentes.[23]

Uma característica importante nos casos de SIM-P é a alteração dos indicadores laboratoriais relacionados à inflamação (proteína C-reativa, D-dímero e ferritina) e a potenciais alterações cardíacas (troponina, BNP, entre outros).[21-23] A presença de linfopenia, de significativa neutrofilia e de trombocitopenia pode ser comum nos pacientes gravemente doentes. Pacientes que apresentem fenótipo que inclua taquicardia, má perfusão, hipotensão e choque apresentam evolução mais grave com grande acometimento hemodinâmico, principalmente com alterações cardiovasculares. Quando comparados pacientes com SIM-P com aqueles com COVID-19 e sem SIM-P, há maior necessidade de ventilação mecânica, maior tempo de internação (principalmente em UTI) e maior necessidade de métodos de substituição renal.[3,24,26,27] A refratariedade à infusão de fluidoterapia é frequente nos pacientes com quadro grave (com componentes de choque na apresentação).[26,27]

O acometimento de coronárias é variável nas diferentes casuísticas, mas pode ocorrer nas diferentes apresentações fenotípicas. Embora a faixa etária predominante seja entre cinco e 10 anos, maior mortalidade ocorre nas crianças com idade abaixo dos cinco anos.[24,26,27]

Tratamento

A identificação precoce do quadro clínico é muito importante. Há necessidade de internação hospitalar, e a maioria desses pacientes necessitou de internação em UTI na maioria das casuísticas mundiais.[22,27]

Quanto ao tratamento, em geral, esses pacientes apresentam maior necessidade de uso de: oxigenoterapia, medicações vasoativas (agentes inotrópicos, principalmente, como dobutamina ou milrinona), antibioticoterapia de largo espectro, imunoglobulina intravenosa, glicocorticoides e anticoagulantes.[22,27]

Não há estudos com ensaios clínicos randomizamos em número adequado para padronizar com grau de evidência científica as condutas terapêuticas nos casos de SIM-P. As recomendações são derivadas de experiências de grupos e/ou estudos descritivos e observacionais. [28]

Crianças com acometimento respiratório devem receber oxigenoterapia e podem ficar mais confortadas em posição semissentada, se estiverem com quadro hemodinâmico controlado. A diferenciação de pneumonia causada pelo SARS-CoV-2 ou aquelas causadas por superinfecção bacteriana pode ser muito difícil. A introdução adequada de antibioticoterapia de amplo espectro não pode ser postergada.[26,27]

- Para todos os casos hospitalizados: gamaglobulina intravenosa (2 g/kg/dia, dose máxima de 100 gr) e metilprednisolona (1 a 2 mg/kg/dia) ou prednisolona/prednisona (2 mg/kg/dia, com máximo de 60 mg/dia, dividida em 2 doses por cinco dias e então diminuir a dose ao longo de duas a três semanas).[27]
- A terapêutica que associou gamaglobllina e corticosteroides se mostrou mais eficaz em vários estudos.[27,28]
- Para os casos graves, a orientação é: gamaglobulina intravenosa (2 g/kg/dia), e pode ser realizada uma segunda dose de 1 a 2 g/kg/dia; metilprednisolona (pulsoterapia 30 mg/kg/dia por três dias, com máximo de 1 g/dia seguida de 2 mg/kg/dia, com máximo de 60 mg/dia, dividida em duas doses por cinco dias e então diminuindo a dose ao longo de duas a três semanas).[24,26,27]

Nos casos de SIM-P hospitalizados e sem risco de sangramento, a utilização de heparina de baixo peso molecular é adequada (se D-dímero > duas vezes o valor normal) em < 2 meses com dose de 0,75 mg/kg/dose de 12/12 horas, e se > 2 meses utilizar 0,5 mg/kg/dose de 12/12 horas. A utilização de Omeprazol (1 mg/kg/dia, máximo de 20 mg/dia) é recomendável. Casos de SIM-P refratária ao tratamento inicial (febre persistente, piora da disfunção orgânica e níveis crescentes de marcadores inflamatórios ou sintomatologia persistente, como nos fenótipos com componentes de Kawasaki) podem necessitar de adicional terapia imunomoduladora e, além da pulsoterapia com corticoide, considerar associação com inibidor de fator de necrose tumoral (Infliximab) ou anakinra (se liga competitivamente com o receptor de interleucina-1 tipo I) na dose de 2 a 4 mg/kg/dose (máximo de 100 mg/dose). Tocilizumab deve ser evitado, por não mostrar benefícios em estudos em adultos e pela sua meia vida longa (> 150 horas). Pacientes com SIM-P refratária que recebem vários agentes imunomoduladores estão em risco de infecção e precisam ser monitorizados com atenção. Os riscos e benefícios do tratamento de pacientes imunocomprometidos com SIM-P com agentes imunomoduladores precisam ser avaliados caso a caso.[24,26,27]

A antibioticoterapia de amplo espectro é muito importante na mínima suspeita de infecção bacteriana associada (para casos da comunidade: ceftriaxona; para casos associados aos cuidados de saúde: piperacilina e tazobactam; se paciente com dispositivos ou próteses: associar vancomicina; se choque tóxico: associar clindamicina).[25,27]

O agente antiviral mais estudado e com alguns resultados positivos na infecção pelo SARS-CoV-2 é o remdesivir, mas não está indicado na SIM-P.[27]

Importante lembrar as diferenças entre SIM-P e doença de Kawasaki em sua apresentação completa ou incompleta. Os pacientes com SIM-P mais frequentemente apresentam: maior idade, neutrofilia, aumento significativo de PCR, maiores concentrações de ferritina, maiores concentrações de BNP/troponina, linfopenia, hipoalbuminemia, anemia e plaquetopenia.[25]

O diagnóstico diferencial de SIM-P inclui: sepse bacteriana ou de outra origem, doença de Kawasaki, síndrome do choque tóxico, apendicite, outras infeções virais, linfo-histiocitose hematofagocítica/síndrome de ativação macrofágica, lúpus eritematoso sistêmico e outras vasculites.[25]

Para os pacientes graves, que necessitem de internação em UTI, os critérios mais práticos e objetivos para alta hospitalar seriam: (a) estar afebril por tempo > 48 horas; (b) saturação de oxigênio > 95% em ar ambiente; (c) hemodinamicamente estável (com função cardíaca adequada); (d) preferencialmente se alimentando por via oral; (e) marcadores de resposta inflamatória com nítida tendência de queda.[27]

O seguimento dos pacientes, principalmente aqueles com acometimento cardíaco mais proeminente, é muito importante e pode ocorrer por tempo prolongado nas crianças com alterações coronarianas (mínimo de 6 meses).[26,27,28]

Referências

1. Verdoni L, Mazza A, Gervasoni A, et al. An outbreak of severe Kawasaki-like disease at the Italian epicentre of the SARS-CoV-2 epidemic: an observational cohort study. Lancet. 2020;395(10239):1771-8.
2. Riphagen S, Gomez X, Gonzalez-Martinez C, et al. Hyperinflammatory shock in children during COVID-19 pandemic. Lancet. 2020;395(10237):1607-18.

3. Feldstein LR, Rose EB, Horwitz SM, et al. Multisystem inflammatory syndrome in U.S. children and adolescents. N Engl J Med. 2020;383:334-46.

4. Center for disease and control and prevention (CDC). Information for healthcare providers about multisystem inflammatory syndrome in children (MIS-C) Disponível em: https://www.cdc.gov/mis-c/hcp/index.html (acesso em: mar 2021).

5. European Centre for Disease Prevention and Control. Paediatric inflammatory multisystem syndrome and SARS-CoV-2 infection in children – 15 May 2020. ECDC: Stockholm; 2020. Disponível em: http://www.ecdc.europa.eu/en/publications-data/paediatric-inflammatory- multisystem-syndrome-and-sars-cov-2-rapid-risk-assessment (acesso em: mar 2021).

6. WHO-2019-nCoV-Sci_Brief-Multisystem_Syndrome_Children-2020.1-eng.pdf. Disponível em: https://apps.who.int/iris/handle/10665/332095 (acesso em: mar. 2021).

7. Nota Técnica 2016 2020 CGPNI DEIDT SVS MS 20. Disponível em: https://portaldeboaspraticas.iff.fiocruz.br/wp-content/uploads/2020/07/Nota-T%C3%A9cnica-16_2020-CGPNI_DEIDT_SVS_MS.pdf (acesso mar 2021).

8. Boletim Epidemiológico Especial número 117. Doença pelo Coronavírus – Covid-19. Ministério da Saúde. Secretaria de Vigilância em Saúde. Semana Epidemiológica 23 5/6/2022 a 11/6/2022. Disponível em: https://www.gov.br/saude/pt-br/centrais-de-conteudo/publicacoes/boletins/boletins-epidemiologicos/covid-19/2022/boletim-epidemiologico-no-117-boletim--coe-coronavirus/view (acesso em: 9 julho 2022).

9. Health Department-Reported Cases of Multisystem Inflammatory Syndrome in Children (MIS--C) in the United States. Centers for disease control and prevention. [homepage on the Internet]. Disponível em: https://covid.cdc.gov/covid-data-tracker/#mis-national-surveillance (acesso em: 9 julho 2022).

10. Holm M, Espenhain L, Glenthøj J, et al. Risk and Phenotype of Multisystem Inflammatory Syndrome in Vaccinated and Unvaccinated Danish Children Before and During the Omicron Wave. JAMA Pediatr. 2022 Jun 8:e222206.

11. Martinez OM, Bridges ND, Goldmuntz E, et al. The immune roadmap for understanding multi-system inflammatory syndrome in children: opportunities and challenges. Nat Med. 2020;26(12):1819-24.

12. Diorio C, Henrickson SE, Vella LA, et al. Multisystem inflammatory syndrome in children and COVID-19 are distinct presentations of SARS-CoV-2. J Clin Invest. 2020;130(11):5967-75.

13. Consiglio CR, Cotugno N, Sardh F, et al. CACTUS Study Team. The immunology of multisystem inflammatory syndrome in children with COVID-19. Cell. 2020;183(4):968-81.e7.

14. Dolhnikoff M, Ferreira Ferranti J, de Almeida Monteiro RA, et al. SARS-CoV-2 in cardiac tissue of a child with COVID-19-related multisystem inflammatory syndrome. Lancet Child Adolesc Health. 2020;4(10):790-4.

15. Craver R, Huber S, Sandomirsky M, et al. Fatal eosinophilic myocarditis in a healthy 17-year--old male with severe acute respiratory syndrome coronavirus 2 (SARS-CoV-2c). Fetal Pediatr Pathol. 2020;39(3):263-8.

16. Duarte-Neto 2021 in press. An autopsy study of the spectrum of severe COVID-19 in children: from SARS to different phenotypes of MIS-C. Clinical Medicine. 2021;35:100850.

17. Sahn B, Eze OP, Edelman MC, et al. Features of intestinal disease associated with COVID-related multisystem inflammatory syndrome in children. J Pediatr Gastroenterol Nutr. 2021;72(3):384-7.

18. Ahmed M, Advani S, Moreira A, et al. Multisystem inflammatory syndrome in children: a systematic review. EClinicalMedicine. 2020;(9)26:100527.

19. Gerall CD, Duron VP, Griggs CL, et al. multisystem inflammatory syndrome in children mimicking surgical pathologies: what surgeons need to know about MIS-C. Ann Surg. 2021;273(4):e146-e8.

20. Gnecchi M, Moretti F, Bassi EM, et al. Myocarditis in a 16-year-old boy positive for SARS--CoV-2. Lancet. 2020;395(10242):e116.

21. Ogimi C, Englund JA, Bradford MC, et al. Characteristics and outcomes of coronavirus infection in children: the role of viral factors and an immunocompromised state. J Pediatric Infect Dis Soc. 2019;8(1):21-8.

22. Parri N, Lenge M, Buonsenso D. Coronavirus infection in pediatric emergency departments (CONFIDENCE) research group. Children with COVID-19 in Pediatric Emergency Departments in Italy. N Engl J Med. 2020;383(2):187-90.

23. Han H, Luo Q, Mo F, et al. SARS-CoV-2 RNA more readily detected in induced sputum than in throat swabs of convalescent COVID-19 patients. Lancet Infect Dis. 2020;20(6):655-6.

24. Pereira MFB, Litvinov N, Farhat SCL, et al. Severe clinical spectrum with high mortality in pediatric patients with COVID-19 and multisystem inflammatory syndrome. Clinics (Sao Paulo). 2020;75:e2209.

25. Whittaker E, Bamford A, Kenny J, et. al. Clinical characteristics of 58 children with a pediatric inflammatory multisystem syndrome temporally associated with SARS-CoV-2. JAMA 2020;324(3):259-69.

26. Godfred-Cato S, Bryant B, Leung J, et al. COVID-19-associated multisystem inflammatory syndrome in children– United States, March-July 2020. MMWR Morb Mortal Wkly Rep. 2020;69(32):1074-80.

27. Mahmoud S, Fouda EM, Kotby A, et al. The "Golden Hours" algorithm for the management of the multisystem inflammatory syndrome in children (MIS-C). Glob Pediatr Health. 2021;8:2333794X21990339.

28. Henderson LA, Canna SW, Friedman KG, Gorelik M, Lapidus SK, Bassiri H, et al. American College of Rheumatology Clinical Guidance for Multisystem Inflammatory Syndrome in Children Associated With SARS-CoV-2 and Hyperinflammation in Pediatric COVID-19: Version 3. Arthritis Rheumatol. 2022;74(4):e1-e20. doi: 10.1002/art.42062.

10

MANIFESTAÇÕES PULMONARES E CARDIOVASCULARES DA COVID-19 PEDIÁTRICA

Silvia Onoda Tomikawa Tanaka
Fabio Pereira Muchão
Joaquim Carlos Rodrigues
Gabriela Nunes Leal

Introdução

No início da pandemia, as crianças eram responsáveis por apenas 1% a 2% dos casos notificados de infecção por SARS-CoV-2 em todo o mundo,[1,2] e a incidência detectada por meio da polimerase de transcriptase reversa (RT-PCR) era menor em crianças com idade abaixo dos 10 anos.[1] Porém, os casos notificados de COVID-19 entre crianças aumentaram dramaticamente no final de 2021 e em 2022 devido à variante Ômicron. No relatório da *American Academy of Pediatrics* (AAP) em 30 de junho de 2022, o número acumulado de crianças com COVID-19 foram 13.768.212 casos, o que representa 18,7% do total de casos nos Estados Unidos.[3]

Entre os sintomas respiratórios, febre e tosse parecem ser frequentemente descritos; uma variedade de outros sintomas semelhantes à gripe ocorre em até 20% dos casos, o que inclui: rinorreia, dor de garganta, dor de cabeça, fadiga/mialgia e sintomas gastrointestinais.[1] A proporção de crianças assintomáticas varia de 14,6% a 42%.[2]

As crianças frequentemente têm achados de tomografia computadorizada (TC) de tórax normal ou com alterações leves. [1,2,4,5] As alterações mais frequentes são opacidades em vidro fosco irregulares (cerca de 30%) e, menos frequentemente, sombras irregulares não específicas, áreas de consolidação e um sinal de halo. As anormalidades são frequentes nos lobos inferiores e são predominantemente unilaterais.[2] Podem ocorrer sinais de pneumonia, apesar de apresentarem ou não sintomas, porém derrames pleurais são muito raros.[1,2] Como a maioria das alterações foram leves, a TC não deve ser usada como ferramenta de triagem ou para confirmação do diagnóstico em crianças, e deve ser reservada para situações clínicas específicas. [5]

As crianças infrequentemente requerem hospitalização, mas, se necessário, geralmente necessitam apenas sintomáticos e cuidados de suporte. Os fatores de risco para admissão em terapia intensiva incluem: idade < 1 mês,[6] gênero masculino, doença preexistente, presença de sinais ou sintomas de infecção do sistema respiratório inferior.[6] A maioria das crianças que requerem ventilação tem comorbidades e doença cardíaca de base.[6]

Doença grave em crianças é definida como tendo sinais de pneumonia e, pelo menos, um dos seguintes sintomas:[7]

- cianose central ou SpO2 < 90%;
- insuficiência respiratória grave;
- sinais gerais de perigo: inabilidade de sugar ou beber; letargia ou perda de consciência ou convulsões;
- aumento da frequência respiratória (crianças < 2 meses ≥ 60 bpm; 2 a 11 meses ≥ 50 bpm; 1-5 anos ≥ 40 bpm).

Quadro clínico

Em contraste com outros vírus respiratórios, as crianças parecem ter um risco menor de infecção do que os adultos, e a maioria das infecções relatadas em crianças é leve ou assintomática, com poucas mortes na infância registradas atribuídas à COVID-19.[1]

Diversos estudos[1,2,6-9] em vários países relataram os sinais e sintomas clínicos em crianças com infecção aguda pela SARS-CoV-2, resumidas na Tabela 10.1.

TABELA 10.1. Comparação entre estudos.

	REINO UNIDO (1)	ITÁLIA (2)	CHINA (3)	CHINA (4)	INGLATERRA (5)	EUA (6)
N	651	170	728 confirmados	171	1.408	2.572
PORCENTAGEM DE CRIANÇAS DO TOTAL	0,9%	1,9%			1,1%	1,7%
IDADE	< 19 anos	< 18 anos	< 16 anos	< 16 anos	< 15 anos	< 18 anos
IDADE MÉDIA	4,6 anos	45 meses	10 anos	6,7 anos	5,9 anos	11 anos
IDADE < 1 ANO	225 (34,5%)	61 (36%)	85 (11,7%)	31 (18,1%)	400 (28,4%)	398 (15%)
PERÍODO	Jan./jul. 2020	Mar./maio 2020	Dez. 2019 a fev. 2020	Jan./fev. 2020	Jan./maio 2020	Fev./abr. 2020
FEBRE	70%	48%		41,5%		56%
TOSSE	39%	43% a 73%		48,5%		54%
OXIGÊNIO SUPLEMENTAR	172 (26,4%)	13 (7,6%)				
UTI	116 (17,8%)	4 + 1 semi		3		15
GRAVIDADE		Assintomático 17% Leve 63% Moderado 19% Grave 1 Crítico 1	Assintomático 12,9% Leve 43,1% Moderado 40,9% Grave 2,5% Crítico 0,4%	Assintomáticos 15,8% 21 internados (12,2%)		Não foi possível afirmar o número de assintomáticos por falta de dados 147 internados (19,7% dos 743 informados)
COMORBIDADES	276 (42,4%)	6 (inclusive grave/crítico)		3 (todos internados UTI)		80 (23% dos 345 informados)
ÓBITO	6 (0,9%) todos com comorbidade	0		1 (0,5%) com comorbidade	8 (0,5%) - 3 comorbidades, 4 não foi a causa direta	3 óbitos (0,1%)

Fonte: Elaborado pelo autor do capítulo.

Os primeiros relatórios da China e da Itália observaram um baixo número de casos entre crianças e alta porcentagem de quadros leves ou mesmo assintomáticos. Os principais sintomas descritos foram: febre e tosse. Essas tendências permaneceram as mesmas nos demais estudos realizados posteriormente em outros países.

Anatomia patológica

O Departamento de Patologia da FMUSP[10] documentou três padrões histológicos distintos em pulmões afetados por COVID-19 grave: **(A)** Lesão pulmonar aguda: definida como alterações inflamatórias exsudativas que incluem dano alveolar difuso (DAD) exsudativo, edema alveolar, pneumonia neutrofílica e hemorragia; **(B)** alterações fibroproliferativas precoces, definidas como um padrão misto de alterações agudas e fibroproliferativas, com organização do processo exsudativo e deposição de matriz extracelular solta; **(C)** padrão predominante de fibroproliferação (DAD fibroproliferativo).

Fatores de proteção

O pulmão é o principal alvo do SARS-CoV-2. Os mecanismos fisiopatológicos que levam à diminuição da lesão pulmonar em crianças podem envolver a diminuição da expressão dos mediadores necessários para a entrada do vírus no epitélio respiratório e diferenças nas respostas do sistema imunológico em crianças.[11]

Fisiopatologia

A diminuição da expressão de proteínas no epitélio das vias aéreas em crianças, o que inclui a enzima conversora de angiotensina 2 (ACE2) e a serina protease transmembrana 2 (TMPRSS2), pode prevenir a entrada viral.[11]

O SARS-CoV-2 entra nas células epiteliais respiratórias humanas após a ligação da proteína *spike* viral (S) à enzima conversora de angiotensina-2 (ACE2) e a iniciação da proteína S por proteases do hospedeiro, como TMPRSS2.[11] A ACE2 também converte angiotensina-2 em angiotensina. A ligação do SARS-CoV-2 à ACE2 pode resultar na inibição da enzima e até mesmo em sua internalização, o que modifica o equilíbrio da geração de angiotensina, que protege o pulmão de lesões, para a angiotensina-2, que é conhecida por ter efeitos prejudiciais.[11]

A expressão pulmonar de ACE2 está concentrada principalmente em células alveolares do tipo II, que expressam muitos outros genes que poderiam favorecer a replicação viral, o que ofereceria uma explicação para o grave dano alveolar associado à infecção por SARS-CoV-2.[12] A superexpressão de ACE2 humana aumentou a gravidade das lesões pulmonares em um modelo de camundongo com infecção por SARS-CoV, demonstrando que a entrada do vírus nas células é uma etapa crítica no desenvolvimento da doença.[13]

Uma hipótese para explicar a doença menos grave em crianças em comparação com adultos é que as crianças expressam menos receptores da enzima conversora de angiotensina-2 (ACE2) da superfície celular em seus epitélios nasais, de modo a provocar redução da entrada viral e, portanto, uma infecção mais branda.[14,15]

O número de receptores ACE2 é significativamente menor em crianças do que em adultos e mais nos pulmões do que em outros órgãos, o que pode ser a principal razão pela qual as crianças têm menos sintomas clínicos e lesões pulmonares do que os adultos.[15,16] Assim, as crianças podem ser protegidas de graves consequências pulmonares, em parte pela diminuição da expressão de receptores e outras proteínas essenciais para a entrada do vírus no epitélio respiratório.

Diferenças no sistema imune

As diferenças do sistema imunológico podem incluir preponderância relativa de células T CD4, diminuição da infiltração de neutrófilos, diminuição da produção de citocinas pró-inflamatórias e aumento da produção de citocinas imunomoduladoras em crianças em comparação com adultos. Notavelmente, os pulmões em desenvolvimento em crianças pode ter maior capacidade de recuperação e reparo após a infecção viral.[11]

Uma análise recente revelou que a alta expressão de ACE2 também estava relacionada à ativação de neutrófilos, células NK, células Th17, células Th2, células Th1, células dendríticas e células secretoras de TNF, levando a um quadro inflamatório grave.[16]

Fatores de risco

Asma

Os vírus respiratórios são os principais agentes causadores de exacerbações em pacientes com asma e são associados à elevada morbidade em lactentes e pré-escolares como desencadeantes de sibilância aguda ou recorrente.[17] Era conhecido que outros coronavírus humanos, como HCoV-229E e HCoV-OC43, são associados a crises de asma, e, com o agravamento da pandemia e a profusão de casos graves em diferentes populações, surgiu a preocupação que a asma, mesmo na infância, pudesse ser um fator de rico para complicações decorrentes da COVID-19, de modo a resultar em maior morbidade e mortalidade.[18]

Diversos aspectos fisiopatológicos poderiam embasar essa preocupação. É de conhecimento geral que as vias aéreas de pacientes asmáticos apresentam hipersecreção de muco e dano epitelial, o que contribui para a obstrução do fluxo aéreo.[19,20] Pacientes asmáticos também apresentam produção deficiente de citocinas, como interferon α, β e λ, o que pode resultar em déficit na resposta imunológica à agressão viral.[20] Além disso, as infecções virais também podem induzir a produção de citocinas, como a linfopoeitina tímica estromal, que promovem a diferenciação das células linfoides inatas em padrão Th2, o que favorece esse padrão de resposta inflamatória, que é frequentemente associada à asma na infância.[19,21-24] Havia também a preocupação relativa ao uso de corticoides inalatórios (base do tratamento da asma), que pode estar associado ao aumento da replicação viral, menor depuração dos vírus e imunossupressão local.[20]

Conforme a pandemia evoluiu e foram sendo descritas as séries de casos, constatou-se que, na comparação com o período pré-pandemia, houve uma queda importante de internações de crianças em todo o mundo, e não se observou associação da asma com maior gravidade da COVID-19 na infância.[18,25-28]

Um estudo realizado em um hospital pediátrico de Massachusetts,[25] com base na revisão de registros eletrônicos, comparou as internações desde o início da pandemia de COVID-19 com os quatro anos anteriores (2016 a 2019). Foram selecionados três diagnósticos relacionados à ocorrência de infecções virais e associados ao distanciamento social (asma, bronquiolite e pneumonia) e três diagnósticos não influenciados por essas variáveis (refluxo gastroesofágico, celulite e infecção do trato urinário). Além de menos internações no período da pandemia (339 em 2020 *versus* 823 hospitalizações por ano de 2016 a 2019), houve queda na mediana semanal de hospitalizações por asma (3 *versus* 8,5; p = 0,014), bronquiolite (1 *versus* 7; p = 0,008) e pneumonia (2 *versus* 6,5; p = 0,064). Para os outros três diagnósticos estudados, essa diferença não foi observada. [25]

Também em um cenário de avaliação de visitas a serviços de emergência pediátrica por asma aguda e bronquiolite, um estudo retrospectivo espanhol[26] comparou o período de 14 de março a 15 de abril de 2020 (período COVID-19) com o mês correspondente em 2019 (período pré-COVID-19). Nesse hospital terciário onde o estudo foi conduzido, o número de visitas ao PS foi quase cinco vezes menor no período COVID-19, com uma redução de 75% nas taxas de internação. Particularmente por bronquiolite, houve uma redução de 88% no número de atendimentos. No período COVID-19, também houve menor utilização de recursos, com queda no tempo de permanência dos pacientes no serviço de emergência (queda de mediana de 180 para 85 minutos, p < 0,001) e significativa redução na administração de salbutamol e ipratrópio por nebulização. Dos pacientes internados por sibilância no período COVID-19, nenhum apresentou PCR positivo para SARS-CoV-2.[26]

Dados de um hospital terciário de Leicester (Reino Unido)[27] mostraram a comparação do número de visitas e internações pediátricas por asma ou sibilância induzida por vírus nas quarto primeiras semanas do período escolar de 2017 a 2020. A Tabela 10.2 mostra os resultados obtidos:

TABELA 10.2. Número de visitas e internações.

PERÍODO	VISITAS	INTERNAÇÕES (%)	ADMISSÕES EM UTI
2017 (23/8 a 20/9)	187	123 (65,7)	1
2018 (30/8 a 27/9)	290	187 (64,5)	3
2019 (29/8 a 26/9)	229	139 (60,7)	2
2020 (24/8 a 21/9)	237	133 (56,1)	1

Fonte: Extraído de: Roland et al. Arch Dis Child. 2021;106(4):e22.[27]

Embora o número de visitas e internações tenha sido semelhante nos quatro anos, o que se destaca é o fato de que não houve detecção do SARS-CoV-2 entre as crianças hospitalizadas. Esses dados indicam que a COVID-19 não resultou em acréscimo significativo de morbidade nessa população de crianças com asma ou sibilância induzida por vírus.[27]

O *Global Asthma Network* analisou 169 crianças com asma infectadas por COVID-19: 34,3% foram assintomáticos, 55% com quadro leve, 8,3% com quadro moderado e 2,4% com quadro grave 2,4%. Não houve diferença estatística entre as crianças que usavam corticoide inalatório das que não faziam profilaxia. [28]

Um estudo nacional realizado em um hospital privado pediátrico que envolveu 115 crianças mostrou que a maioria dos pacientes infectados pelo SARS-CoV-2 apresentou quadros leves, e que pacientes asmáticos e atópicos não foram acometidos com maior gravidade quando comparados aos que não apresentavam essas condições.[29] Dados publicados de outro hospital privado brasileiro indicam uma redução nas taxas de internações hospitalares por doenças respiratórias na infância no período de isolamento social (abril a junho de 2020), na comparação ao período de janeiro de 2015 a março de 2020. No período de isolamento social, apenas duas internações por asma e nenhuma por bronquiolite foram computadas.[30]

Ao corroborar a ideia de que os dados não confirmaram a hipótese de impacto significativo da COVID-19 sobre pacientes pediátricos com asma, Castro-Rodriguez *et al.* realizaram uma revisão sistemática[31] que encontrou apenas dois relatos que indicaram associação da COVID-19 como fator de risco para sibilância recorrente ou asma, de modo a concluir que há dados escassos na literatura para afirmar que a asma ou outras doenças respiratórias podem ser um fator de risco para COVID-19 na infância.[31] Deve-se ter atenção, entretanto, a pacientes com asma grave não controlada ou com exacerbações graves recentes, visto que há evidências, principalmente de estudos em adultos, de que esse grupo em particular apresente risco maior de desfechos desfavoráveis associados à COVID-19.[32]

Fibrose cística

Houve grande preocupação na comunidade científica com o impacto da pandemia de COVID-19 sobre os pacientes com fibrose cística. Habitualmente, as infecções virais do sistema respiratório são mais graves nesse grupo de pacientes, o que acarreta impactos de morbidade e perda de função pulmonar. Esse efeito foi observado durante a pandemia de *influenza* H1N1 em 2009, quando esse grupo de pacientes foi significativamente afetado.[33]

Entretanto, um estudo observacional internacional que envolveu 13 países na Europa, na África e nas Américas do Sul e do Norte, com informações de 105 pacientes portadores de fibrose cístiica infectados pelo SARS-CoV-2 no período entre 1º de fevereiro e 7 de agosto de 2020, mostrou que a maioria (71%) não necessitou de internação hospitalar. Dos 24 que necessitaram de admissão hospitalar, seis necessitaram de oxigênio suplementar e duas de ventilação não invasiva. Houve apenas um óbito de uma criança um mês e meio após a detecção do SARS-CoV-2, mas sem relação com a COVID-19.[34]

Um centro de referência em fibrose cística norte-americano detectou uma diminuição significativa no número de exacerbações pulmonares em crianças fibrocísticas de dois a 11 anos de janeiro a março e de março a maio de 2020 na comparação com os mesmos dois períodos em 2019.[35]

Moeller *et al.* publicaram estudo no qual pesquisas referentes a infecções por SARS-CoV-2 em crianças com doenças pulmonares crônicas foram enviados a diversos centros de atendimento dentro e fora da Europa. No total, 174 centros responderam pelo menos uma pesquisa e foram detectados apenas 14 casos de COVID-19 em crianças fibrocísticas, das quais 10 não necessitaram de tratamento e 4 apresentaram apenas sintomas leves.[36]

Um estudo internacional[37] conseguiu incluir dados de 22 países, anteriores a 13 de dezembro de 2020 e a introdução de vacinas. O SARS-CoV-2 foi relatado em 1.555 pessoas com FC, sendo que 1.452 foram incluídos na análise. Um terço tinha < 18 anos, ou seja, era da faixa etária pediátrica. Houve 316 internações (22%), 128 com necessidade de oxigênio suplementar e 46 (3%) em UTI. Os fatores de risco para internação foram transplante de órgão (58,4% dos pacientes transplantados foram internados *versus* 17,9% dos não transplantados), VEF1 < 40%, raça não branca, baixo índice de massa corporal, diabetes relacionado à FC e idade mais avançada. Os pacientes com idade > 40 anos apresentaram um risco 2.5 maior de internação do que os pacientes < 18 anos.

Displasia broncopulmonar

Para outra doença pulmonar crônica da infância, a displasia broncopulmonar (DBP), o impacto foi maior. De nove crianças com DBP e COVID-19, duas não necessitaram de tratamento, cinco necessitaram de internação para oxigenoterapia e duas necessitaram de ventilação mecânica invasiva.[38]

Certamente, o isolamento social promovido durante a pandemia de COVID-19, com o fechamento de escolas em diversos países, contribuiu para uma diminuição importante da circulação de diversos vírus respiratórios, o que favoreceu a ocorrência de desfechos mais favoráveis em crianças com doenças respiratórias crônicas, como asma, sibilância recorrente induzida por infecções virais ou fibrose cística. Também a melhora na qualidade do ar em centros urbanos durante períodos de isolamento e um incremento na adesão dos pacientes aos tratamentos por temor, não só da infecção pelo SARS-CoV-2, mas também pelo receio da necessidade de procura de um centro clínico por eventual exacerbação (com consequente risco de exposição), são fatores que merecem ser destacados.[29,33]

É possível que, no caso da asma, outros fatores, como menor liberação de citocinas na presença de corticoides inalatórios (conforme sugerido por evidências experimentais), além da menor expressão de ECA 2 nas vias aéreas de asmáticos, também tenham um papel relevante nesses desfechos.[27] Ressalte-se que alguns fatores de confusão podem eventualmente ter levado a uma subnotificação de casos de COVID-19 em crianças com doenças respiratórias crônicas. Casos leves dessa doença podem ter sido confundidos com sintomas da doença de base, e pacientes temerosos da exposição em ambiente hospitalar podem não ter procurado assistência de saúde, o que contribuiu para subnotificação.[29]

Existe o risco de que longos períodos sem consultas presenciais em consequência de momentos mais rígidos de isolamento social em diversos países possa ocasionar desfechos futuros desfavoráveis em crianças com doenças respiratórias crônicas. As equipes responsáveis pelo manejo desses pacientes deverão procurar estratégias que minimizem esse risco.[29,33]

A pandemia ainda é recente e mais estudos devem surgir, de modo a permitir melhor compreensão do quanto a COVID-19 impactou e ainda impactará a qualidade de vida de crianças com doenças respiratórias crônicas.

Pontos-chave

1. A pandemia de COVID 19 tem afetado milhões de pessoas no mundo, sendo que as crianças contam com menor contingente (1% a 5%) dos casos diagnosticados.
2. As crianças que apresentam outras doenças, como doenças cardíacas congênitas e doenças respiratórias crônicas, podem ser mais vulneráveis à COVID-19, porém não há evidências sólidas epidemiológicas de que tenham maior risco de complicações.
3. Diante da infecção pela COVID-19, muitas crianças são assintomáticas ou oligossintomáticas do ponto de vista respiratório, com sintomas de menor intensidade, semelhantes aos de outras infecções respiratórias agudas virais.
4. As alterações tomográficas de tórax, quando existentes, são de grau discreto quando comparadas às dos adultos.
5. As crianças também têm nos pulmões menor expressão dos receptores da enzima conversora da angiotensina 2, o que pode explicar a infecção respiratória ser mais leve.
6. Os estudos até então não evidenciaram associação entre a presença de asma em crianças e maior gravidade da COVID-19, ou risco de internações ou de maior morbimortalidade.
7. As doenças pulmonares crônicas frequentes na infância, como fibrose cística e displasia broncopulmonar, também não parecem constituir fator de risco para maior gravidade da infecção pulmonar pela COVID-19.

Manifestações cardiovasculares

Em sua apresentação mais grave, a COVID-19 é uma doença sistêmica caracterizada por hiperinflamação, tempestade de citocinas e elevação dos marcadores de injúria miocárdica. O acometimento cardíaco é frequente em adultos, o que contribui para 40% dos óbitos pela doença. As crianças têm sido relativamente poupadas quando comparadas aos adultos ao longo da pandemia. Não obstante, um número crescente de casos de Síndrome Inflamatória Multissistêmica Pediátrica (SIM-P) tem sido registrado mundialmente, com importante comprometimento cardiovascular. Disfunção ventricular, pericardite, valvulite, coronarite, arritmia e choque são achados frequentes, e ocorrem algumas semanas após a infecção aguda pelo coronavírus-2, causador da Síndrome Respiratória Aguda Grave (Figura 10.1). A presença de alterações cardiovasculares constitui um dos critérios clínicos utilizados para a definição da SIM-P, segundo a Organização Mundial de Saúde (OMS).

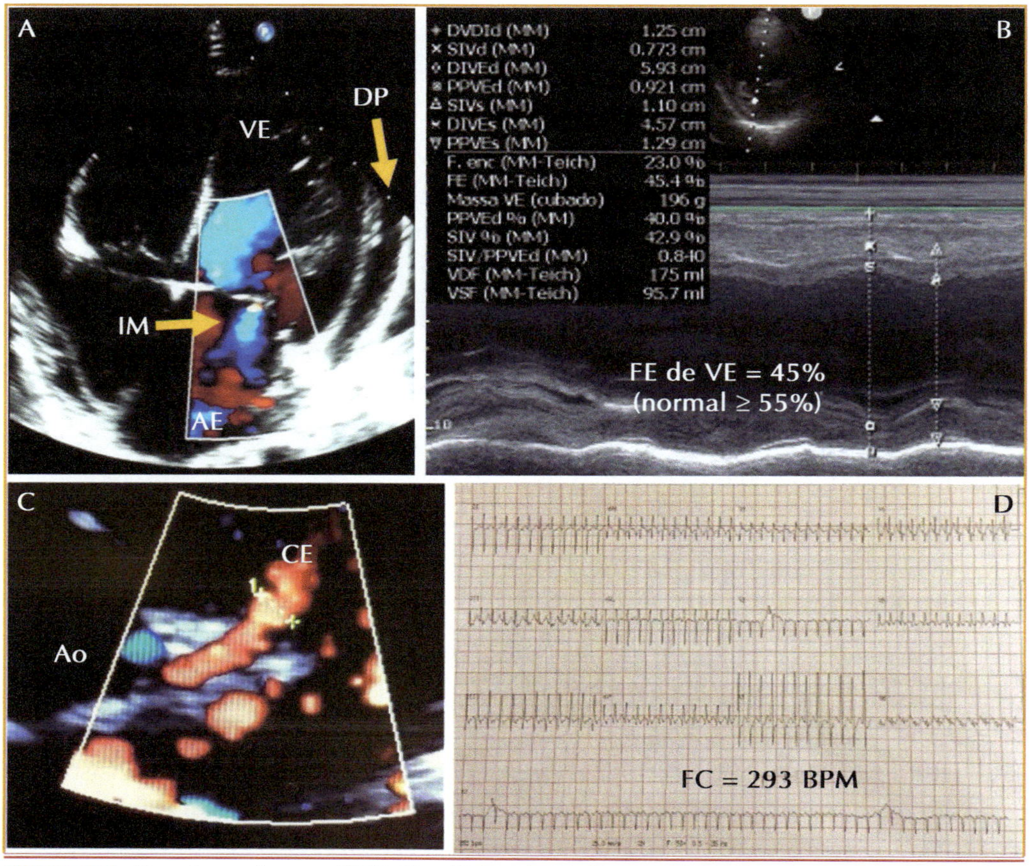

FIGURA 10.1. Alterações cardíacas na COVID-19 pediátrica. (A) valvulite e pericardite. (B) disfunção ventricular. (C) dilatação coronariana. (D) taquicardia supraventricular.

IM: insuficiência mitral; DP: derrame pericárdico; FE: fração de ejeção; AE: átrio esquerdo; VE: ventrículo esquerdo; AO: coronária esquerda.
Fonte: Elaborado pelo autor.

Epidemiologia

Aproximadamente 40% dos indivíduos com idade menor de 18 anos são infectados após exposição ao SARS-CoV-2. Em torno de 20% a 30% dos casos pediátricos são sintomáticos, comparativamente a 60% dos indivíduos com idade acima dos 60 anos. Ainda que o número de casos críticos de COVID-19 seja menor em crianças do que em adultos, a partir de abril de 2020 a SIM-P, temporalmente relacionada à infecção pelo SARS-CoV-2, passou a ser descrita em pacientes pediátricos no Reino Unido, na Itália e nos Estados Unidos. Fenótipos semelhantes à doença de Kawasaki, síndrome do choque tóxico, síndrome de ativação macrofágica ou à sepse bacteriana foram identificados nestes pacientes, comprovadamente etiologias distintas com sobreposição de manifestações clínicas. Em comparação com a doença de Kawasaki, os níveis de plaquetas e linfócitos são mais baixos e os níveis de troponina e peptídeo natriurético atrial (BNP) são mais elevados na SIM-P. A chance de evolução para choque é consideravelmente mais alta na SIM-P do que na doença de Kawasaki (> 50% *versus* 5% a 10%). A faixa etária dos pacientes com SIM-P é mais alta, com mediana de oito anos.

Em revisão recente de todos os casos de SIM-P registrados nos Estados Unidos, 80% apresentaram algum comprometimento cardíaco, 48% necessitaram de suporte inotrópico/vasopressor, 50% tiveram elevação de troponina, 73% elevação de peptídeo natriurético atrial (BNP), 26% pericardite, 38% disfunção sistólica de ventrículo esquerdo, 8% dilatação de coronárias, 12% arritmias e 4% necessitaram de oxigenação extracorpórea por membrana (ECMO). As taxas de mortalidade por SIM-P têm variado bastante entre os estudos (2% a 14%), uma vez que sofre influência da prevalência de comorbidades entre os pacientes avaliados.

Fisiopatologia das manifestações cardiovasculares

A SIM-P geralmente é diagnosticada cerca de quatro a seis semanas após a infecção pelo SARS-CoV-2, o que favorece um mecanismo hiperimune subjacente. De fato, em muitos pacientes com SIM-P o RT-PCR, se mostra negativo (53% a 80%). Nessa condição, a sorologia costuma ser positiva (75% a 90%).

Um dos mecanismos envolvidos na disfunção ventricular é a agressão direta do vírus ao miócito (miocardite) e ao endotélio vascular, como documentado em estudo de autópsia minimamente invasiva realizado em nosso serviço. Foram encontrados também infiltrados inflamatórios compostos por macrófagos, linfócitos CD4+ e linfócitos T, em áreas de necrose miocárdica (Figura 10.2).

A resposta inflamatória sistêmica amplificada exerce efeito deletério sobre múltiplos órgãos, inclusive o coração. O nível dos mediadores inflamatórios é sabidamente maior em pacientes que evoluem a óbito do que nos sobreviventes. Ao corroborar-se essa afirmação, níveis elevados de proteína C reativa e de ferritina foram detectados em pacientes que apresentam disfunção sistólica de ventrículo esquerdo, o que contribui para baixo débito sistêmico, hipoperfusão tecidual e falência de órgãos (Figura 10.2). Outro mecanismo relevante envolvido na disfunção ventricular é a injúria vascular, com microtromboses e consequente isquemia miocárdica. A lesão endotelial ativa a cascata de coagulação e resulta em níveis elevados de dímero-D. De fato, pacientes pediátricos com disfunção sistólica de ventrículo direito e esquerdo apresentaram níveis significativamente maiores de dímero-D do que os pacientes sem disfunção, em estudo conduzido em nosso serviço (Figura 10.2).

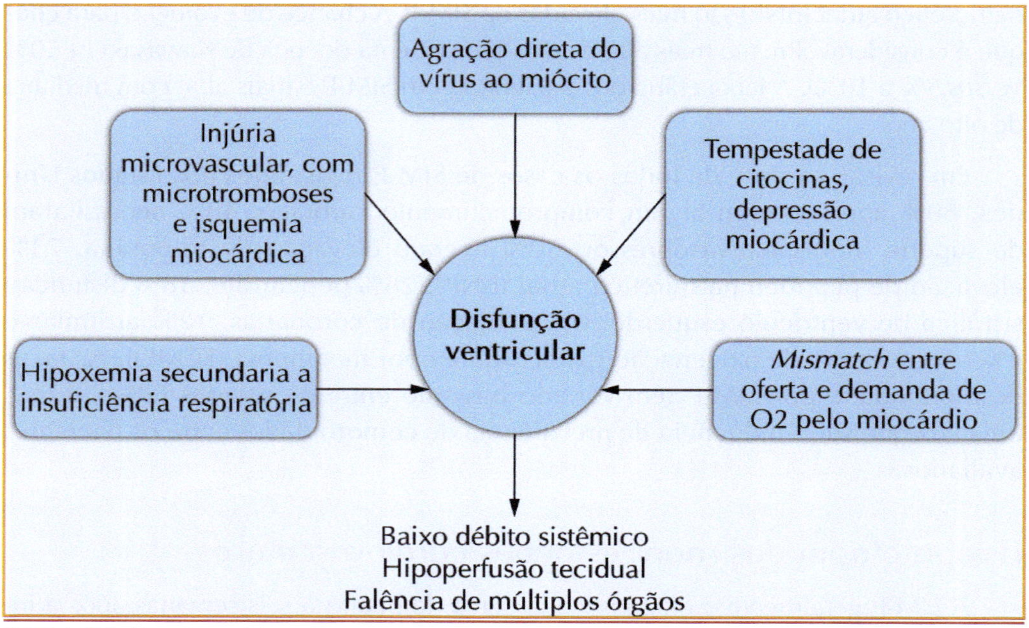

FIGURA 10.2. Mecanismos fisiopatológicos envolvidos na disfunção ventricular na COVID-19 pediátrica.
Fonte: Elaborado pelo autor.

A incidência de comprometimento coronariano na SIM-P varia de acordo com o critério diagnóstico utilizado em cada estudo. Alguns consideram apenas a dilatação coronariana, enquanto outros incluem o aumento do brilho perivascular (hiperrefringência), sabidamente um sinal de coronarite. A maioria dos pacientes apresenta hiperrefringência de coronárias e/ou dilatação discreta (escore-z entre +2.5 e +5), porém aneurismas gigantes também são descritos (escore-z ≥ 10) (Figura 10.3). Em nossa casuística, a incidência de comprometimento coronariano foi de 25%, lembrando que em 33% dos casos as alterações não estavam presentes ao ecocardiograma de entrada, uma vez que surgiu ao longo da internação. Isso fortalece a necessidade de avaliações ecocardiográficas seriadas nos pacientes com SIM-P.

A coronarite na SIM-P tem sido associada à tempestade de citocinas, especialmente de interleucina-6. Em nossa coorte de estudo, detectamos ainda associação entre a presença de alterações coronarianas e elevação do dímero-D. Existe crescente importância atribuída à imunotrombose como mecanismo fisiopatológico de condições pediátricas como sepse e doenças autoimunes. As propriedades, propriedades anti-inflamatórias da heparina têm sido destacadas na literatura, como inibição da quimiotaxia de neutrófilos, neutralização de fatores de complemento e sequestro de proteínas de fase aguda. Levanta-se, assim, a hipótese de que a inibição da cascata de coagulação poderia modular a resposta inflamatória e contribuir para a redução da incidência de coronarite na SIM-P. Estudos prospectivos serão necessários para testar tal hipótese.

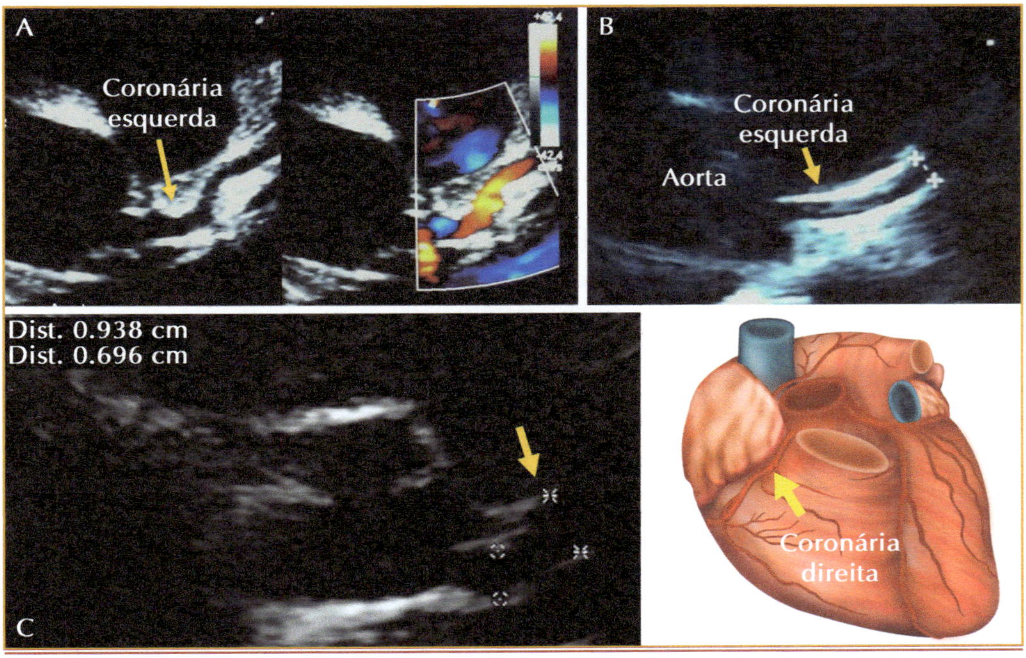

FIGURA 10.3. Alterações coronarianas na COVID-19 pediátrica: (A): coronária esquerda tortuosa e dilatada. (B): hiper-refringência de coronária esquerda, sem dilatação. (C): aneurisma de coronária esquerda. (D): coronária direita dilatada em angiotomografia.

Fonte: Elaborado pelo autor.

A incidência de arritmias em pacientes pediátricos com COVID-19 ainda não foi adequadamente determinada. Existem relatos de atrasos na condução atrioventricular, principalmente em associação com disfunção ventricular. O eletrocardiograma pode ainda demonstrar alteração no segmento ST, aumento do intervalo QT e anormalidade da onda T.

Até o momento, não se detectou maior incidência ou gravidade dos casos de COVID-19 em crianças com cardiopatia congênita, ao contrário do que foi documentado em adultos com doença cardíaca de base. Pacientes submetidos a transplante cardíaco apresentam maior risco de excreção prolongada do vírus, ainda que a incidência de SIM-P nesses casos seja incerta.

Tratamento

Os protocolos de tratamento propostos para a SIM-P são fruto da opinião de *experts*, pois não existem estudos controlados até o momento. Muitas condutas são extrapoladas da experiência acumulada no tratamento da doença de Kawasaki e da sepse. O objetivo principal é deter a tempestade de citocinas e limitar a lesão de órgãos e sistemas.

As medidas iniciais visam garantir ventilação adequada, reposição volêmica e suporte inotrópico, quando necessário.

Imunoglobulina na dose de 2 mg/kg deve ser administrada por via intravenosa (IV) aos pacientes com SIM-P que requerem internação hospitalar. Nos casos que evoluem para choque, está indicada metilprednisolona 1 a 2 mg/kg/dia IV. Pacientes com doença refratária, que mantêm febre e passam a apresentar comprometimento de múltiplos órgãos, podem se beneficiar de metilprednisolona em doses mais elevadas (10 a 30 mg/kg/dia) ou de agentes imunomoduladores: bloqueadores de interleucina-1 (anakinra), interleucina-6 (tocilizumabe) e de fator de necrose tumoral α (infliximabe). A terapêutica imunomoduladora deve ser mantida por duas a três semanas, com lenta titulação. Os antirretrovirais, como o remdesivir, ainda não foram adequadamente avaliados na população pediátrica até o momento.

A antiagregação plaquetária está indicada para pacientes que apresentam dilatação coronariana, à semelhança do que é preconizado para doença de Kawasaki. Anticoagulação terapêutica com heparina de baixo peso molecular deve ser instituída em pacientes com trombose documentada, com disfunção sistólica de ventrículo esquerdo importante (fração de ejeção < 35%) e para os casos com aneurismas gigantes de coronárias (escore-z ≥ +10). A anticoagulação deve ser mantida até pelo menos duas semanas após a alta hospitalar.

Seguimento

É essencial que os pacientes com diagnóstico de SIM-P sejam incluídos em um protocolo de acompanhamento laboratorial e de exames de imagem, com o intuito de melhorar os desfechos cardiovasculares em médio e longo prazos.

A dosagem de marcadores de lesão miocárdica, troponina e BNP, deve ser diária, até que ocorra a normalização de seus níveis.

Aconselha-se a realização de eletrocardiograma a cada 48 horas, ao longo da fase aguda de doença. Considerar a necessidade de Holter, se forem detectadas alterações da condução ou ectopia ao eletrocardiograma.

Todos os pacientes com diagnóstico de MIS-C devem ser submetidos a ecocardiograma no momento da admissão (Figura 10.4). Mesmo pacientes com ecocardiograma inicial normal merecem reavaliação com 1 a 2 semanas e depois com 4 a 6 semanas de doença, pela possibilidade de desenvolvimento de alterações coronarianas na fase de convalescença. Pacientes com disfunção ventricular ao primeiro ecocardiograma devem repetir o exame conforme a evolução clínica, com pelo menos mais uma avaliação entre 1 e 2 semanas e outra entre 4 e 6 semanas de evolução. Quando são detectadas alterações coronarianas no ecocardiograma de entrada, controles devem ser solicitados a cada 3 dias até estabilização das lesões. Nos casos de aneurismas gigantes (escore-z ≥ +10), sugere-se ecocardiograma semanal nos primeiros 45 dias e depois mensal, até que se completem três meses de doença. Esse rigor deve-se ao maior risco do desenvolvimento de trombos em coronárias nessa situação. Na fase de convalescença, a frequência de realização de ecocardiogramas e de outros exames de imagem segue as orientações da *American Heart Association* para a doença de Kawasaki, com base no risco cardiovascular estimado pelas dimensões e no número dos aneurismas de coronárias presentes (escore-z do diâmetro coronariano). O ecocardiograma com estudo da deformação miocárdica pela técnica de *speckle-tracking* tem surgido como ferramenta útil na detecção de áreas com miocardite e/ou isquemia miocárdica, apresentando boa correlação com achados de ressonância nuclear magnética (RNM) em várias doenças. No entanto, a experiência na COVID-19 pediátrica ainda é limitada (Figura 10.5).

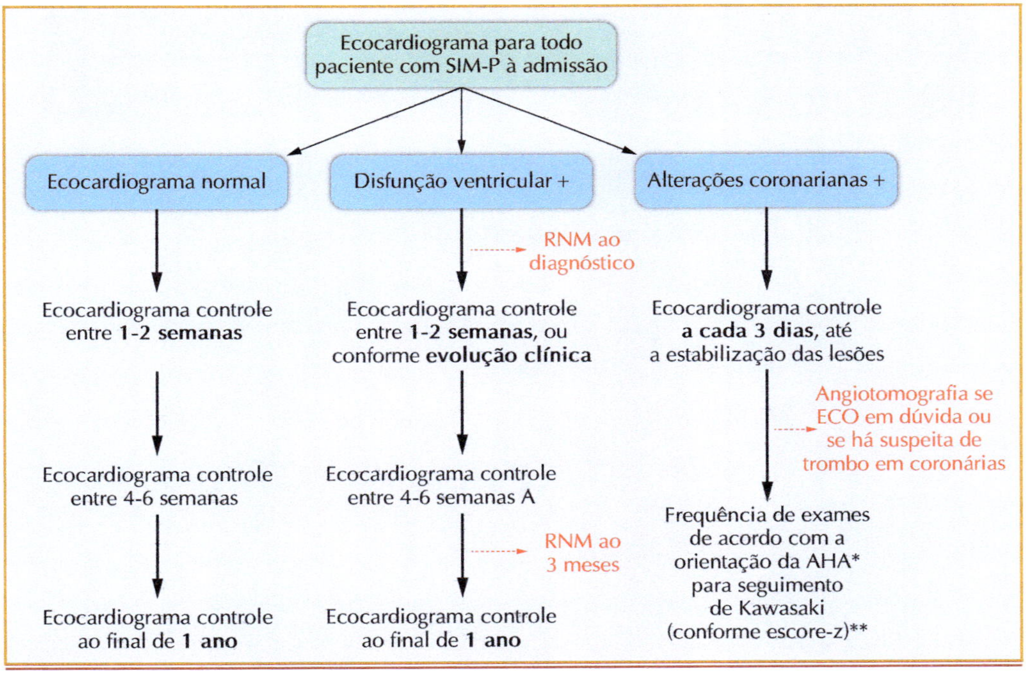

FIGURA 10.4. Follow-up de pacientes com SIM-P com base em exames.

AHA: American Heart Association; RNM: ressonância magnética. SIM-P: Sindrome Inflamatoria Multisistemica Pediatrica.

Fonte: *AHA: American Heart Association; ** McCrinle et al. Circulation. 2017;135(17):927-99.

A angiotomografia de coronárias está indicada sempre que houver dúvida diagnóstica ao ecocardiograma (ECO), ou suspeita de trombose. A RNM pode ser útil na avaliação da função v entricular e de características do miocárdio, inclusive edema e fibrose com base no realce tardio com gadolínio. Quando disponível, sugere-se a realização da RNM tanto na fase aguda como após três meses de evolução, em busca de sequelas tardias. Entretanto, os riscos anestésicos para realização do exame devem ser ponderados.

Finalmente, a realização de eletrocardiograma e de ecocardiograma após um ano de doença é recomendada a todos os pacientes com SIM-P, principalmente para aqueles que apresentaram alterações cardiovasculares na fase aguda.

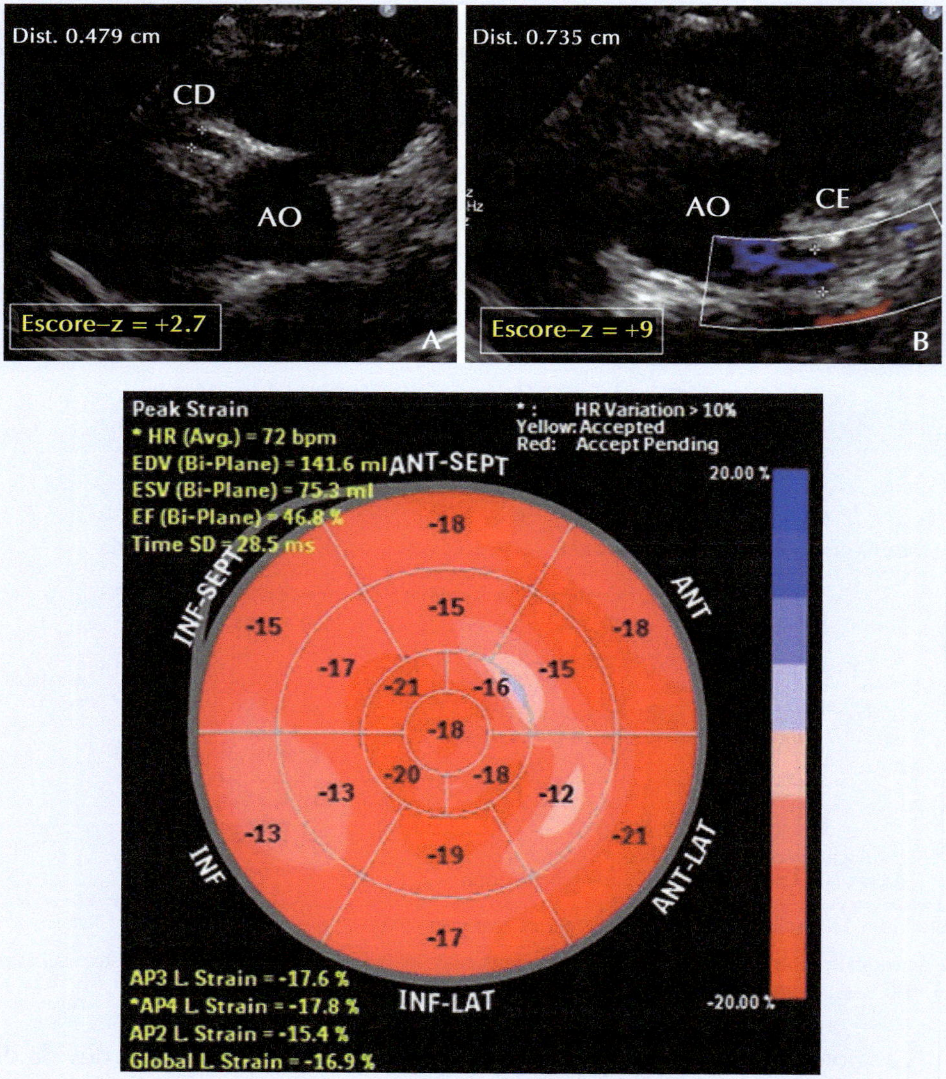

FIGURA 10.5. (A): dilatação discreta de coronária direita. **(B):** dilatação aneurismática de coronária esquerda. **(C):** estado da deformação miocárdica pela técnica de ***speckle-tracking*** bidimensional do mesmo paciente, evidenciando comprometimento do ***strain*** longitudinal (áreas mais claras) em parede anterior, anterolateral e inferior do **ventrículo esquerdo:** miocardite e/ou isquemia miocardia.

AO: aorta; CD: coronária direita; CE: coronária esquerda.

Fonte: Acervo do autor do capítulo.

Prognóstico

O prognóstico das alterações cardiovasculares decorrentes da COVID-19 em pediatria ainda não foi completamente determinado. A disfunção ventricular geralmente se resolve após a primeira semana de tratamento, e pode persistir ou se agravar em uma pequena parcela dos pacientes. Em adultos que tiveram COVID-19, foram identificados sinais tardios de miocardite e de fibrose miocárdica por RNM, mesmo nos casos pouco sintomáticos, o que alerta para a necessidade de acompanhamento rigoroso desses pacientes pediátricos ao longo de seu crescimento. As arritmias também parecem se resolver, mas a história natural das alterações coronarianas ainda não é conhecida. Novos estudos deverão ser conduzidos para definir o comprometimento da arquitetura coronariana na SIM-P, bem como a influência da terapêutica imunomoduladora em médio e longo prazos.

Conclusões

O comprometimento cardiovascular na SIM-P temporalmente relacionada à infecção por SARS-CoV-2 é frequente e potencialmente grave. Os protocolos de acompanhamento atuais refletem a opinião de *experts*, pois não existem, até o momento, estudos controlados que avaliem diferentes condutas. O acompanhamento rigoroso dessa nova coorte de pacientes pediátricos com diagnóstico prévio de SIM-P será essencial para definir o real impacto da doença sobre o sistema cardiovascular em desenvolvimento.

Pontos-chave

1. Ainda que o número de casos graves de COVID-19 seja menor em crianças do que em adultos, a partir de abril de 2020 uma nova e grave fisiopatologia clínica, a SIMP, temporalmente relacionada à infecção pelo SARS-CoV-2, passou a ser descrita em pacientes pediátricos.
2. O comprometimento cardiovascular na SIM-P ocorre em 80% dos casos, o que inclui pericardite, valvulite, disfunção ventricular, coronarite, arritmias e choque.
3. É frequente a necessidade de ventilação mecânica, suporte inotrópico e terapia imunomoduladora com o intuito de conter a hiperinflamação.
4. Apesar da gravidade do acometimento cardiovascular agudo na SIM-P, a recuperação se dá, na maioria dos casos, após suporte adequado. A mortalidade fica ao redor de 2% nos melhores centros.
5. Não são plenamente conhecidas as complicações cardiovasculares em longo prazo em pacientes pediátricos, sendo necessário acompanhamento rigoroso, tanto clínico como mediante exames laboratoriais/imagem.

Referências

1. Swann OV, Holden KA, Turtle L, Pollock L, Fairfield CJ, Drake TM, et al. ISARIC4C Investigators. Clinical characteristics of children and young people admitted to hospital with covid-19 in United Kingdom: prospective multicentre observational cohort study. BMJ. 2020;370:3249.

2. Parri N, Lenge M, Cantoni B, Arrighini A, Romanengo M, Urbino A, et al. Confidence Research Group. COVID-19 in 17 Italian Pediatric Emergency Departments. Pediatrics. 2020;146(6):e20201235.

3. https://www.aap.org/en/pages/2019-novel-coronavirus-covid-19-infections/children-and-covid--19-state-level-data-report/.

4. Ebrahimpour L, Marashi M, Zamanian H, Abedi M. Computed tomography findings in 3,557 COVID-19 infected children: a systematic review. Quant Imaging Med Surg. 2021 Nov;11(11):4644-4660.

5. Ghoneim M, Eid R, Hamdy N, Shokry D, Salem MA, El-Morsy A, Elmokadem AH. Diagnostic performance of chest computed tomography for COVID-19 in children: a systematic review and meta-analysis of clinical and computed tomography features in 987 patients. Pol J Radiol. 2022 Mar 2;87:e126-e140.

6. Yuanyuan Dong, Xi Mo, Yabin Hu, Xin Qi, Fan Jiang, Zhongyi Jiang, et al. Epidemiology of COVID-19 among children in China. Pediatrics. 2020;145(6):e20200702.

7. Lu X, Zhang L, Du H, et al.; Chinese Pediatric Novel Coronavirus Study Team. SARS-CoV-2 infection in children. N Engl J Med. 2020;382(17):1663-5.

8. Ladhani SN, Amin-Chowdhury Z, Davies HG, Aiano F, Hayden I, Lacy J, et al. COVID-19 in children: analysis of the first pandemic peak in England. Arch Dis Child. 2020 Dec;105(12):1180-5.

9. CDC COVID-19 Response Team. Coronavirus disease 2019 in children: United States, February 12-April 2, 2020. MMWR Morb Mortal Wkly Rep. 2020;69(14):422-6.

10. Almeida MRA, de Oliveira EP, Nascimento Saldiva PH, Dolhnikoff M, Duarte-Neto AN; BIAS – Brazilian Image Autopsy Study Group. Histological-ultrasonographical correlation of pulmonary involvement in severe COVID-19. Intensive Care Med. 2020;46(9):1766-8.

11. Lingappan K, Karmouty-Quintana XH, Davies JB, Akkanti, Harting MT. Understanding the age divide in COVID-19: why are children overwhelmingly spared? Am J Physiol Lung Cell Mol Physiol. 2020;319:L39-L44.

12. Zhao Y, Zhao Z, Wang Y, Zhou Y, Ma Y, Zuo W. Single-cell RNA expression profiling of ACE2, the receptor of SARS-CoV-2. Am J Respir Crit Care Med. 2020;202(5):756-9.

13. Yang XH, Deng W, Tong Z, Liu YX, Zhang LF, Zhu H, et al. Qin C (2007) mice transgenic from human angiotensin-converting enzyme 2 provide a model for SARS coronavirus infection. Comput Med. 2007;57(5):450-9.

14. Bunyavanich S, Do A, Vicencio A. Nasal gene expression of angiotensin-converting enzyme 2 in children and adults. JAMA. 2020;323:2427.

15. Saheb Sharif-Askari N, Saheb Sharif-Askari F, Alabed M, Temsah MH, Al Heialy S, Hamid Q, et al. Airways expression of SARS-CoV-2 receptor, ACE2, and TMPRSS2 Is lower in children than adults and increases with smoking and COPD. Mol Ther Methods Clin Dev. 2020;(22)18:1-6.

16. Li G, He X, Zhang L, Ran Q, Wang J, Xiong A, et al. Assessing ACE2 expression patterns in lung tissues in the pathogenesis of COVID-19. J Autoimmun. 2020;112:102463.

17. Jackson DJ, Sykes A, Mallia P, Johnston SL. Asthma exacerbations: origin, effect, and prevention. J Allergy Clin Immunol. 2011;128(6):1165-74.

18. Abrams EM, Sinha I, Fernandes RM, Hawcutt DB. Pediatric asthma and COVID-19: the known, the unknown, and the controversial. Pediatr Pulmonol. 2020;55(12):3573-8.

19. Holgate ST. Epithelium dysfunction in asthma. J Allergy Clin Immunol. 2007;120(6):1233-44, 45-6.

20. Chatziparasidis G, Kantar A. COVID-19 in children with asthma. Lung. 2021;199(1):7-12.

21. Costa LD, Costa PS, Camargos PA. Exacerbation of asthma and airway infection: is the virus the villain? J Pediatr (Rio J). 2014;90(6):542-55.

22. Papadopoulos NG, Christodoulou I, Rohde G, Agache I, Almqvist C, Bruno A, et al. Viruses and bacteria in acute asthma exacerbations: a GA LEN-DARE systematic review. Allergy. 2011;66(4):458-68.

23. Holt PG, Sly PD. Interaction between adaptive and innate immune pathways in the pathogenesis of atopic asthma: operation of a lung/bone marrow axis. Chest. 2011;139(5):1165-71.

24. Gavala ML, Bashir H, Gern JE. Virus/allergen interactions in asthma. Curr Allergy Asthma Rep. 2013;13(3):298-307.

25. Wilder JL, Parsons CR, Growdon AS, Toomey SL, Mansbach JM. Pediatric hospitalizations during the COVID-19 pandemic. Pediatrics. 2020;146(6).

26. Bover-Bauza C, Rosselló Gomila MA, Díaz Pérez D, Millán Pons AR, Gil Sánchez JA, Peña--Zarza JA, et al. The impact of the SARS-CoV-2 pandemic on the emergency department and management of the pediatric asthmatic patient. J Asthma Allergy. 2021;14:101-8.

27. Roland D, Teo KW, Bandi S, Lo D, Gaillard EA. COVID-19 is not a driver of clinically significant viral wheeze and asthma. Arch Dis Child. 2021;106(4):e22.

28. Chiang CY, Ellwood P, Ellwood E, García-Marcos L, Masekela R, Asher I, et al. Infection with SARS-CoV-2 among children with asthma: evidence from Global Asthma Network. Pediatr Allergy Immunol. 2022 Jan;33(1):e13709.

29. Rabha AC, Oliveira Junior FI, Oliveira TA, Cesar RG, Fongaro G, Mariano RF, et al. Clinical manifestations of children and adolescents with COVID-19: report of the first 115 cases from Sabará Hospital Infantil. Rev Paul Pediatr. 2020;39:e2020305.

30. Nascimento MS, Baggio DM, Fascina LP, do Prado C. Impact of social isolation due to COVID-19 on the seasonality of pediatric respiratory diseases. PLoS One. 2020;15(12):e0243694.

31. Castro-Rodriguez JA, Forno E. Asthma and COVID-19 in children: a systematic review and call for data. Pediatr Pulmonol. 2020;55(9):2412-8.

32. Williamson EJ, Walker AJ, Bhaskaran K, Bacon S, Bates C, Morton CE, et al. Factors associated with COVID-19-related death using OpenSAFELY. Nature. 2020;584(7821):430-6.

33. Colombo C, Burgel PR, Gartner S, van Koningsbruggen-Rietschel S, Naehrlich L, Sermet--Gaudelus I, et al. Impact of COVID-19 on people with cystic fibrosis. Lancet Respir Med. 2020;8(5):e35-e6.

34. Bain R, Cosgriff R, Zampoli M, Elbert A, Burgel PR, Carr SB, et al. Clinical characteristics of SARS-CoV-2 infection in children with cystic fibrosis: an international observational study. J Cyst Fibros. 2021;20(1):25-30.

35. Patel S, Thompson MD, Slaven JE, Sanders DB, Ren CL. Reduction of pulmonary exacerbations in young children with cystic fibrosis during the COVID-19 pandemic. Pediatr Pulmonol. 2021.

36. Moeller A, Thanikkel L, Duijts L, Gaillard EA, Garcia-Marcos L, Kantar A, et al. COVID-19 in children with underlying chronic respiratory diseases: survey results from 174 centres. ERJ Open Res. 2020;6(4).

37. Carr SB, McClenaghan E, Elbert A, Faro A, Cosgriff R, Abdrakhmanov O, et al. Factors associated with clinical progression to severe COVID-19 in people with cystic fibrosis: A global observational study. J Cyst Fibros. 2022 Jun 13:S1569-1993(22)00593-8.

38. Gupta A, Bush A, Nagakumar P. Asthma in children during the COVID-19 pandemic: lessons from lockdown and future directions for management. Lancet Respir Med. 2020;8(11):1070-1.

Leitura sugerida sobre alterações cardiocirculatórias na COVID-19

1. Alsaied T, Tremoulet AH, Burns JC, Saidi A, Dionne A, Lang SM, et al. Review of cardiac involvement in multisystem inflammatory syndrome in children. Circulation. 2021;5;143(1):78-88.

2. Henderson LA, Canna SW, Friedman KG, Gorelik M, Lapidus SK, Bassiri H, et al. American College of Rheumatology clinical guidance for multisystem inflammatory syndrome in children associated with SARS-CoV-2 and hyperinflammation in pediatric COVID-19: version 2. Arthritis Rheumatol. 2020;5.

3. Carlotti APCP, de Carvalho WB, Johnston C, Gilio AE, de Sousa Marques HH, Ferranti JF, et al. Update on the diagnosis and management of COVID-19 in pediatric patients. Clinics (Sao Paulo). 2020;30;75:2353.

4. Gustine JN, Jones D. Immunopathology of hyperinflammation in COVID-19. Am J Pathol. 2021;191(1):4-17.

5. Dolhnikoff M, Ferreira F J, de Almeida MRA, Duarte-Neto AN, Soares G-G M, Degaspare NFDA, et al. SARS-CoV-2 in cardiac tissue of a child with COVID-19-related multisystem inflammatory syndrome. Lancet Child Adolesc Health. 2020;4(10):790-4.

11

ENVOLVIMENTO NEUROLÓGICO EM QUADROS DE COVID-19 E SÍNDROME INFLAMATÓRIA MULTISSISTÊMICA PEDIÁTRICA

José Albino da Paz
Michele Luglio

COVID-19

Introdução

Os pacientes com a doença pelo coronavírus 2019 (COVID-19) podem desenvolver quadros tanto neurológicos centrais como periféricos, agudos ou em longo prazo, sendo esses quadros clínicos neurológicos decorrentes da COVID-19 (neuro-COVID),[1] o que inclui sintomas leves (anosmia/ageusia, cefaleia, vertigem, distúrbios do humor) e complicações graves (encefalite, mielite, acidente vascular encefálico isquêmico e hemorrágico [AVEI/AVEH], crises epilépticas, Síndrome de Guillain-Barré [SGB], Síndrome de Miller-Fisher). De forma interessante, atualmente se reconhece que pacientes em recuperação de infecções agudas pelo SARS-CoV-2 podem manifestar quadros cognitivos de longa duração, como uma parte da Síndrome persistente reconhecida como "COVID-19 longa".[2]

A prevalência da neuro-COVID-19 é variável em diferentes estudos, a depender da faixa etária analisada, ou influenciada por viés de seleção ao analisar apenas pacientes hospitalizados.[3] Embora as complicações neurológicas graves sejam raras, sobretudo em crianças, a escala global da pandemia pode quantificar muitos casos em longo prazo, e são esperados potenciais sequelas neuropsiquiátricas.

De acordo com as apresentações temporais relacionadas à COVID-19, podemos classificar os pacientes com manifestações neurológicas em três grupos (Tabela 11.1):

TABELA 11.1 Principais manifestações neurológicas relacionadas à COVID-19.

INFECÇÃO AGUDA PELO SARS-COV-2	• Cefaleia • Anosmia-hiposmia • Ageusia-hipogeusia • Mialgia • Fraqueza muscular • Convulsões/ Crises epilepsticas • Encefalopatia • Meningoencefalite • Miosite • Acidente Vascular Encefálico (AVE) • Encefalite autoimune
PÓS-INFECÇÃO AGUDA PELO SARS-COV-2 (SEMANAS A MESES)	• Síndrome de Guillain-Barré • Polineuropatia • ADEM • Alterações cognitivas (COVID-19 longa)

Fonte: Adaptada de Valderas, *et al.*

O entendimento da neuropatogênese e os mecanismos celulares envolvidos na neuro-COVID-19 é crucial no estabelecimento de condutas clínicas e terapêuticas. Três potenciais mecanismos para neuro-COVID-19 são propostos:

1. Complicações não específicas decorrentes da doença sistêmica, como hipóxia, sepsis ou febre.
2. Lesão de células do sistema nervoso (SN) direta pelo vírus decorrente de neurotropismo, o que inclui neurônios, microglia/macrófagos, astrócitos, células endoteliais e o epitélio coroidal.
3. Lesão indireta do SN decorrente de ativação do sistema imunológico pela reação hiperinflamatória na forma da síndrome de liberação de citocinas,[1] sendo o nível da interleucina-6 elevado um forte preditor de mortalidade nos pacientes com COVID-19.[4]

Estes mecanismos não são mutuamente excludentes e podem coexistir.

O coronavírus-2 associado à Síndrome Respiratória Aguda Grave (SARS-CoV-2) pode atingir o SN via transneuronal, por meio da interface mucosa-nervo olfatório, o que requer a expressão do receptor da enzima conversora da angiotensina 2 (ACE2) para entrar na célula do hospedeiro[5], disseminando-se por transporte axonal e atingindo o córtex olfatório, lobo temporal e centros bulbares associados ao controle cardiorrespiratório.

Outro possível mecanismo de invasão do Sistema Nervoso Central (SNC) ocorreria por via hematogênica pelo plexo coroide, cuja barreira hematoencefálica (BHE) é ausente[6], ou por invasão transendotelial pela BHE danificada por condição patológica de base ou também pelo mecanismo "cavalo de Troia", ao penetrar a barreira permeabilizada em células imunes infectadas.[7]

O ACE2 é expresso em múltiplas estruturas encefálicas, o que inclui tronco, córtex, striatum e hipotálamo. Nas autópsias cerebrais em pacientes gravemente afetados, ao avaliarem-se nervos cranianos bulbares, o vírus foi detectado em 53% dos casos. Observou-se ativação microglial e em 79% dos pacientes infiltração de células T CD8+ no encéfalo e meninges.[8]

O mecanismo de lesão indireta por ativação do sistema imunológico (tempestade de citocinas) pode justificar os casos de encefalopatia hemorrágica necrosante aguda, assim como os casos de SIM-P.

A SGB é descrita em pacientes com COVID-19, sendo que três mecanismos foram propostos para justificar esta associação: um mecanismo neuroinvasivo, um parainfeccioso e um pós-infeccioso desencadeado por mecanismo imunológico. Para a primeira hipótese, alguns pacientes apresentam fraqueza de rápida evolução, em poucos dias após ou ao mesmo tempo que os sintomas iniciais da COVID-19. Outros coronavírus, como o SARS-CoV ou o coronavírus associado à Síndrome Respiratória do Oriente Próximo[9] e o vírus Zika,[10] podem agir diretamente no SN, o que leva à lesão neuropática. Porém, o teste *real-time polymerase-chain-reaction* (RT-PCR) para o SARS-CoV-2 não foi detectado no LCR de nenhum paciente com a SGB, o que poderia sugerir outras hipóteses. Um mecanismo parainfeccioso pode ser justificado pela hiperativação do sistema imunológico com elevação de citocinas pró-inflamatórias, com disfunção da BHE[11] que afeta a integridade do nervo periférico, e nos casos em que a fraqueza é concorrente com sintomas sistêmicos da COVID-19. A SGB clássica ocorre via mecanismo imunomediado com um desencadeante precedente como a infecção pelo SARS-CoV-2 como mecanismo, e que parece ser mais consistente com a maioria dos casos descritos.

Os mecanismos fisiopatológicos envolvidos nos distúrbios cerebrovasculares associados à COVID-19 ainda são limitados. A ativação imunológica pode levar a hipercoagulabilidade ou trombofilia com aumento da tendência de formação de trombos sanguíneos. Alguns mecanismos foram propostos: hiperinflamação sistêmica inata imunomediada, disfunção do endotélio neurovascular, endotelite, desregulação do sistema renina-angiotensina-aldosterona no SNC, estresse oxidativo e agregação plaquetária elevada.[12]

A maioria dos estudos liquóricos na neuro-COVID-19 identificam contagem celular normal, com exceção nas apresentações encefalíticas, com proteinorraquia normal ou levemente elevada.[13] O RNA do SARS-CoV-2 é indetectável no líquor cefalorraqueano (LCR) em quase todos os pacientes (dois em 578 pacientes com quadro pulmonar e um em 37 pacientes com neuro-COVID,[14,15] que poderia decorrer de diferenças na sensibilidade dos testes RT-PCR em diferentes materiais ou o momento da infecção da coleta do LCR.

Heming e colaboradores[16] identificaram alterações imunes específicas no LCR, com ampla expansão clonal de células T, além de redução na resposta do interferon quando comparado às encefalites virais, o que indica hiperativação imune local, apesar da ausência de SARS-CoV-2 no LCR, o que poderia sugerir mecanismos imunomediados e resposta antiviral comprometida.

Manifestações clínicas

Dados iniciais da pandemia apontavam para um envolvimento neurológico, com sintomas centrais ou periféricos, em cerca de 36% dos pacientes admitidos aos serviços de emergência em Wuham, China.[17] Os quadros manifestados variavam desde sintomas leves a quadros que demandaram intervenções urgentes e seguimento especializado, potencialmente ameaçadores à vida.

Entre os sintomas mais comumente reportados nas diferentes casuísticas, podemos citar: anosmia/ageusia, cefaleia, ataxia, tontura e alterações de memória. Quadros mais graves incluíam: encefalites, encefalopatias, convulsões, mielite transversa, SGB, *Posterior Reversible Encephalopathy Syndrome (PRES)*, acidentes vasculares isquêmico e hemorrágico (AVEI e AVEH).[18-26]

Em crianças, séries de casos publicadas em 2020 apontam para uma incidência de sintomas neurológicos entre 6% e 58% nos pacientes com quadros consistentes com SIM-P.[18,27,28] Dados a respeito do acometimento neurológico em crianças hospitalizadas com COVID-19 agudo são menos claros, e variam de 3% a 22% em algumas casuísticas.[18]

Uma recente série de casos[18] reportou a presença de sintomas neurológicos em 22% dos pacientes incluídos na análise (365/1695). O estudo reportou que sintomas de envolvimento de sistema nervoso central ou periférico eram mais comuns em pacientes com doenças neurológicas de base (epilepsia, doenças neuromusculares, atraso de desenvolvimento neuropsicomotor e autismo), além de marcantes diferenças na incidência de diferentes sintomas com a idade (convulsões mais frequentes nos menores de cinco anos e anosmia/ageusia mais frequentes nos maiores de 13 anos).[18]

Nesse mesmo estudo, entre os pacientes com sintomas neurológicos, 43 pacientes (12%) apresentaram quadros ameaçadores à vida, sendo que a maioria desses pacientes (79%) foi considerada previamente hígida.[18] Esses quadros graves incluíam: encefalopatias graves, AVEI, AVEH, infecções do SNC, encefalomielite aguda disseminada (ADEM), edema cerebral fulminante e a SGB. Entre esses pacientes, 26% morreram e 40% tiveram alta com algum déficit neurológico, o que demonstra a alta morbimortalidade. Onze óbitos ocorreram por causas imediatas ligadas às manifestações neurológicas da COVID-19 (Tabela 11.2).

TABELA 11.2 Causas imediatas de óbito, diretamente relacionadas à COVID-19 em crianças.

CAUSAS IMEDIATAS DE ÓBITOS DIRETAMENTE RELACIONADAS À COVID-19 EM CRIANÇAS
Edema Cerebral Agudo Fulminante
Estado de mal epiléptico
AVE hemorrágico e isquêmico
Encefalopatia grave (restrição da difusão extensa à ressonância magnética)

Fonte: Adaptada de LaRovere KL, *et al.* 2017.

Abdel-Mannan e colaboradores[19] descreveram quatro casos de manifestações neurológicas em pacientes com menos de 18 anos, com quadros confirmados de infecção pelo SARS-CoV-2. Uma observação importante dessa série de casos foi que todos os pacientes apresentavam lesões agudas no esplênio do corpo caloso à ressonância nuclear magnética (RNM). Lesões como essas são raras, previamente reportadas em pacientes com quadros de encefalopatias, o que constitui edema focal intramielina secundário à inflamação. Lesões similares foram relatadas em pacientes com quadros de infecções virais (influenza A, adenovírus) e em pacientes com quadros consistentes com Síndrome de Kawasaki.[19]

A seguir, descreveremos brevemente os principais quadros neurológicos relacionados à COVID-19 em crianças.

Anosmia/ageusia

A principal manifestação relacionada ao SN periférico é a diminuição da gustação e olfato, respectivamente ageusia e anosmia. Acredita-se haver um mecanismo neural ligado a essas manifestações, uma vez que a perda de olfato é comumente um sintoma inicial, presente em quadros leves e mesmo na ausência de inflamação mucosa nasal importante e congestão.[29] Estudos com RNM mostram alterações locais nos bulbos olfatórios, aumento de tamanho, aumento da captação de contraste e hipersinal na fenda olfatória.[30]

Até o momento, temos dados limitados quanto à prevalência da perda de olfato e paladar em crianças, sendo uma manifestação que pode surgir inicialmente em quadros leves a moderados ou, até mesmo, constituir o único sintoma apresentado por alguns pacientes.[31]

As casuísticas dos sintomas neurológicos na COVID-19 pediátrica apontam para aumento na incidência de sintomas olfatórios e gustativos com a idade, em especial acima dos cinco anos de idade, e que pode atingir cerca de 40% dos pacientes entre 13 e 20 anos de idade.[18-31] Esta observação pode decorrer da necessidade de relato direto por parte do acometido.

Os sintomas tendem a ser autolimitados, porém com duração diversa e tendência à resolução mais rápida nos pacientes mais jovens.[33] Até o momento não existe tratamento específico para a ageusia/anosmia relacionadas à COVID-19.

Cefaleia

Em algumas casuísticas, a cefaleia é considerada como o principal sintoma neurológico nos pacientes com COVID-19, uma vez que acomete até 40% dos pacientes maiores de cinco anos de idade.[18,21,34] Características como início súbito, envolvimento holocraniano, com duração variável (em geral entre 5 e 10 minutos) são descritas. No entanto, dados descritivos da cefaleia nas crianças são escassos.

Uma série de mecanismos para a cefaleia no contexto da COVID-19 são descritos[35,36] como: invasão direta das terminações do nervo trigêmeo na cavidade nasal, com a expressão de receptores para a ACE2, o que pode ter um papel na ativação trigemino-vascular; aumento transitório da pressão intracraniana, como resposta à redução da drenagem liquórica em alguns casos.[34,36]

Dado o conhecimento do potencial neurotrópico do SARS-CoV-2, queixa de cefaleia de início recente não deve ser ignorada no contexto da pandemia. Mudanças do padrão nas cefaleias crônicas devem levar à testagem para a infecção pelo SARS-CoV-2.[34] A presença de sintomas neurológicos associados, como déficit motor e sensorial, além de alterações na marcha e linguagem, bem como quadro de dor intensa e sem resposta aos analgésicos comuns, devem suscitar ampliação na investigação clínico-laboratorial.

A realização de exames de imagem, como a tomografia computadorizada (TC) e a RNM, pode auxiliar na detecção de potenciais quadros associados à cefaleia, como edema cerebral, AVEI/AVEH e tromboses venosas centrais. Apesar de pouco alterado no contexto da COVID-19, a análise liquórica pode demonstrar pleocitose leve, além de que a mensuração da pressão liquórica pode, em alguns casos, denotar aumento da pressão para até 40 mmHg.[34]

Síndrome de Guillain-Barré

Paralisia flácida aguda ascendente pós-infecciosa, polirradiculoneurite aguda, mais conhecida como SGB, ocorre em geral após um desencadeante infeccioso que induz uma reação autoimune direcionada aos nervos periféricos, classicamente associada a alguns patógenos como o *Campylobacter jejuni* e vírus, como CMV, EBV, HIV e Zika. O diagnóstico da SGB baseia-se na presença de paralisia flácida ascendente e simétrica, com hipo/arreflexia associada à dissociação albuminocitológica.[37]

Foram descritos mais que 70 casos de SGB associada à COVID-19 em adultos[38], mas apenas quatro casos pediátricos foram relatados.[39-42] Fraqueza ascendente progressiva e simétrica foi descrita em três casos. O intervalo entre a infecção e o início dos sintomas foi entre uma a três semanas (referido em apenas três). Padrão desmielinizante foi observado em duas crianças, e padrão axonal em uma. Em nenhum caso o RT-PCR no LCR foi negativo para o SARS-CoV-2.

Dentro do contexto pandêmico, casos de SGB devem ser considerados como potencial origem em infecções recentes pelo novo coronavírus.

Encefalomielite aguda disseminada (ADEM) e encefalites

Doença aguda desmielinizante do SNC, monofásica, que na maioria das vezes sucede quadros infecciosos ou vacinação, a ADEM possui incidência estimada em cerca de 0,8 casos/100.000 pacientes-ano. Os sintomas tendem a surgir dentro de 7 a 14 dias após a infecção precipitante, com febre, cefaleia, déficits motores e/ou sensitivos, sendo necessária a presença de quadro de encefalopatia caracterizada por rebaixamento do nível de consciência, quadro confusional ou agitação/agressividade.[43]

Henriques-Souza e colaboradores[44] relataram um caso de ADEM em paciente de 12 anos de idade, manifestando-se com quadro de perda de força bilateral e simétrica cinco dias após início de febre e cefaleia, o que culminou com rebaixamento de nível de consciência, insuficiência respiratória e necessidade de ventilação mecânica invasiva. A paciente apresentava RT-PCR positivo para o SARS-CoV-2 na nasofaringe. A RNM demonstrou restrição extensa e bilateral da difusão na substância branca, além de hipersinal em T2 no esplênio do corpo caloso. Foram realizados dois ciclos de pulsoterapia com metilprednisolona, e a paciente apresentou melhora parcial da força, de modo a reaver o controle cervical após 68 dias do início do quadro. A RNM de controle, após 30 dias do início do quadro, mostrou resolução completa das alterações de restrição à difusão na substância branca.

Encefalite é definida como a presença de encefalopatia associada à evidência de inflamação de SNC (marcada por febre, convulsões ou achados neurológicos focais, pleiocitose liquórica, EEG alterado ou achados de neuroimagem característicos).[44]

McAbee GN e colaboradores[46] e Natarajan S e colaboradores[47] descreveram casos em pacientes de 11 e 13 anos, respectivamente, marcados por rebaixamento de nível de consciência e episódios convulsivos generalizados que ocorreram poucos dias após início da febre. Em ambos os casos, a RT-PCR da nasofaringe foi positivo para o SARS-CoV-2, numa paciente de 13 anos[47] que apresentou LCR com pleocitose (200 leucócitos, com predomínio linfocitário). Ambos os casos mostraram recuperação com terapia antiepiléptica em menos de uma semana, e os pacientes receberam alta sem déficits neurológicos residuais.

Estado de mal epiléptico

Crises epilépticas sintomáticas agudas e o estado de mal epiléptico (EME) são duas condições neurológicas importantes descritas associadas à infecção pelo SARS-CoV-2, tanto em adultos quando em crianças,[26] com importante implicação no diagnóstico (dada potencial menor disponibilidade de eletrencefalograma [EEG] em áreas restritas ao atendimento da COVID-19 nos hospitais) e o efeito dos supressores da respiração, o que dificulta a presença de crises convulsivas.

Uma casuística recente de quadros neurológicos associados à COVID-19 em crianças mostrou que a ocorrência de EME variou entre 40% nos pacientes menores de 5 anos e 20% nos maiores de 13 anos, do total das manifestações neurológicas encontradas na coorte.[18]

Vários padrões do EEG foram descritos associados à COVID-19, inclusive atividade epileptiforme com padrão periódico e rítmico,[26] sem um padrão típico de crise relacionada à infecção pelo SARS-CoV-2. Em termos de semiologia, a maioria dos pacientes apresentava quadros convulsivos, focais ou generalizados.

Uma série de condições pode desencadear quadros epilépticos em pacientes com COVID-19, desde o próprio quadro inflamatório sistêmico, febre, hipoxemia e distúrbios metabólicos. Os cursos clínicos apresentados em uma recente revisão sistemática[26] foram, na maioria, benignos, com 85,1% apresentando resolução do quadro (78,7% desses dentro de 48 horas do tratamento). No entanto, cerca de 21% dos pacientes incluídos no estudo faleceram por complicações relacionadas ao EME. Em quatro casos (9,5%), o SARS-CoV-2 foi isolado no LCR.

Segundo diferentes teorias, os quadros epilépticos poderiam ser induzidos tanto pela invasão direta de neurônios quanto pelo processo inflamatório sistêmico secundário à infecção pelo SARS-CoV-2, com muitos casos definidos como NORSE (*New-onset refractory status epilepticus*).[48]

Acidente Vascular Encefálico Isquêmico e Hemorrágico

A COVID-19 é reconhecida como uma entidade capaz de levar a um distúrbio de coagulação, com descrições de trombose e hemorragias, inclusive AVEI e AVEH em pacientes jovens (49 a 50). Uma casuística em pacientes pediátricos com quadros neurológicos ligados à COVID-19[18] mostrou 12 relatos de AVEI/AVEH, com mortalidade de 33% e déficit neurológico novo à alta em 58% dos casos. Quatro desses pacientes (33%) não apresentavam quaisquer fatores de risco para AVE.

Dois relatos de caso[51,52] em pacientes pediátricos (9 e 12 anos de idade) levantaram a hipótese de que os eventos estivessem relacionados a quadro vasculítico do SNC, com presença de vasculopatia unifocal ou multifocal nos exames de imagem. Um desses pacientes[51] apresentou-se com quadro característico de SIM-P, pelos critérios da Organização Mundial de Saúde (OMS), o que indica um papel da chamada "tempestade de citocinas" na geração de um processo inflamatório sistêmico, o que leva a acometimento vascular cerebral importante.

Envolvimento muscular

Uma série de sintomas relaciona COVID-19 e envolvimento muscular, inclusive mialgia, fadiga e fraqueza muscular. Aumentos de creatino-fosfoquinase (CPK) foram relatados em pacientes pediátricos, com um possível mecanismo fisiopatológico que correlaciona invasão viral direta de miócitos por meio de receptores ACE-2, produzindo miosite viral.[53] Além disso, em quadros críticos, os pacientes pediátricos com COVID-19 encontram-se em risco para desenvolver quadros consistentes com miotpatia do doente crítico, dentro do contexto de internações prolongadas e marcadas por disfunção de múltiplos órgãos.[54]

Quadros neurológicos da "COVID-19 longa"

COVID-19 longa se refere à persistência de sintomas após a COVID-19 aguda, inclusive quadros pós-agudos (4 a 12 semanas após infecção e sintomas iniciais) e quadros de Síndrome pós-COVID-19 (mais de 12 semanas)[55]. Os dados desses quadros em pacientes pediátricos ainda são limitados. Manifestações neurológicas podem incluir quadros de distúrbios de atenção e memória, cefaleia, disgeusia, anosmia turvamento visual, zumbido. Cerca de 13% a 52,7% dos pacientes que se recuperaram de COVID-19 relatam sintomas persistentes.[56] Esses quadros clínicos ainda não têm fisiopatologia bem descrita, mas resposta inflamatória prolongada, reinfecções e alterações das resposta imunes são propostas.

Referências

1. Ellul MA, Benjamin L, Bhagteshwar S, et al. Neurological associations of COVID-19. Lancet Neurol. 2020;19(9):767-783.

2. Valderas C, Mendez G, Echeverria A, *et al.* COVID-19 and neurologic manifestations: a synthesis from the child neurologist's corner. *W J Pediatrics, 2022.* 18:373-382.

3. Romero-Sanchez CM, Díaz-Maroto I, Fernández-Díaz E, et al. Neurologic manifestations in hospitalized patients with COVID-19: The ALBACOVID registry. Neurology. 2020 Aug 25;95(8):e1060-e1070.

4. Ruan Q, Yang K, Wang W, et al. Clinical predictors of mortality due to COVID-19 based on an analysis of data of 150 patients from Wuhan, China. Intensive Care Medicine 2020, doi:10.1007/s00134-020-05991-x.

5. Hoffmann M, Kleine-Weber H, Pöhlmann S. A multibasic cleavage site in the Spike Protein of SARS-CoV-2 is essential for infection of human lung cells. Mol Cell. 2020 May 21;78(4):779-784.e5.

6. Murta V, Villarreal A, Ramos AJ. Severe acute respiratory syndrome coronavirus 2 impact on the central nervous system: are astrocytes and microglia main players or merely bystanders? ASN Neuro. 2020;12:1759091420954960.

7. Alam SB, Willows S, Kulka M et al. Severe acute respiratory syndrome coronavirus 2 may be an underappreciated pathogen of the central nervous system. Eur J Neurol. 2020;27:2348-60).

8. Matschke J, Lütgehetmann M, Hagel C, et al. Neuropathology of patients with COVID-19 in Germany: a post-mortem case series Lancet Neurol 2020 Nov;19(11):919-929.

9. Li YC, Bai WZ, Hashikawa T. The neuroinvasive potential of SARS-CoV2 may play a role in the respiratory failure of COVID-19 patients. *J Med Virol* 2020 Jun;92(6):552-555.

10. Parra B, Lizarazo J, Jiménez-Arango JA, Zea-Vera AF, Gonzalez-Manrique G, Vargas J, et al. Guillain-Barré syndrome associated with Zika Virus infection in Colombia. *N Engl J Med* 2016 Oct 20;375(16):1513-1523.

11. Scheidl E, Canseco DD, Hadji-Naumov A, Bereznai B. Guillain-Barré syndrome during SARS-CoV-2 pandemic: A case report and review of recent literature. *J Peripher Nerv Syst* 2020 Jun;25(2):204-207.

12. Spence JD, de Freitas GR, Pettigrew LC, Ay H, Liebeskind DS, Kase CS, et al. Mechanisms of Stroke in COVID-19. *Cerebrovasc Dis.* (2020) 49:451–8.

13. Espindola OM, Siqueira M, Soares CN, et al. Patients with COVID-19 and neurological manifestations show undetectable SARS-CoV-2 RNA levels in the cerebrospinal fluid Int J Infect Dis. 2020 Jul;96:567-569.

14. Destras G, Bal A, Escuret V, et al. Systematic SARS-CoV-2 screening in cerebrospinal fluid during the COVID-19 pandemic. Lancet Microbe. 2020 Aug;1(4):e149.

15. Kremer S, Lersy F, Anheim M, et al. Neurologic and neuroimaging findings in patients with COVID-19: A retrospective multicenter study. Neurology 2020 29;95(13):e1868-e1882.

16. Heming M, X Li, Rauber S, et al. Neurological manifestations of COVID-19 feature T cell exhaustion and dedifferentiated monocytes in cerebrospinal fluid. Immunity, 2021. 54:164-175.

17. Mao L, Jin H, Wang M, *et al.* Neurologic manifestations of hospitalized patients with coronavirus disease 2019 in Wuhan, China. *JAMA Neurol,* 2020; 77(6):683-690.

18. LaRovere K, Riggs BJ, Poussaint TY, *et al.* Neurologic Involvement in Children and Adolescents Hospitalized in the United States for COVID-19 or Multisystem Inflammatory Syndrome. *JAMA Neurol,* 2021; [Publisehd online on March 5th, 2021]. [DOI: 10.1001/jamaneurol.2021.0504].

19. Abdel-Mannan O, Eyre M, Lobel U, *et al.* Neurologic and Radiographic findings associated with COVID-19 Infection in Children. *JAMA Neurol,* 2020; 77 (11):1440-1445

20. Lechien JR, Cheisa-Estomba CM, De Siati DR, *et al.* Olfatory and gustatory dysfunctions as a clinical presentation of mild-to-moderate forms of the coronavirus disease (COVID-19): a multicenter European study. *Eur Arch Otorhinolaryngol,* 2020. 277(8):2251-2261.

21. Bolay H, Gul A, Baykan B. COVID-19 is a real headache! *Headache, 2020.* 60(7):1415-1421.

22. Poyiadji N, Shahin G, Noujaim D, *et al.* COVID-19 associated acute hemorrhagic necrotizing encephalopathy: imaging features. *Radiology, 2020.*296(2):E119-E120.

23. Hepburn M, Mullaguri N, George P, *et al.* Acute symptomatix seizures in critically ill patients with COVID-19: is there an association? *Neurocrit Care, 2020.* [DOI: 10.1007/s12028-020-01006-1].

24. Al Ketbi R, Al Nuaimi D, Al Mulla M, *et al.* Acute myelitis as a neurological complication of COVID-19: a case-report and MRI findings. *Radiol Case Rep,* 2020. 15(9):1591-1595.

25. Uncini A, Vallat JM, Jacobs BC. Guillain-Barré Syndrome in SARS-CoV-2 infection: na instant systematic review of the first six months of the pandemic. *J Neurol Neurosurg Psychiatry,* 2020. 91(10):1105-1110.

26. Dono F, Nucera B, Lanzone J, *et al.* Status epilepticus and COVID-19: A Systematic Review. *Epilepsy & Behaviour,* 2021. 118(2021):107887.

27. Feldstein LR, Rose EB, Horwitz SM, *et al.* Overcoming COVID-19 Investigators; CDC COVID-19 Response Team. Multisystem inflammatory syndrome in U.S. children and adolescentes. *N Engl J Med,* 2020. 383(4):334-346.

28. Abrams JY, Godfred-Cato SE, Oster ME, *et al.* Multisystem inflammatory syndrome in children associated severe acute respiratory syndrome coronavirus 2: a systematic review. *J Pediatr,* 2020. S0022-3476(20)30985-9.

29. Cooper KW, Brann DH, Farruggia MC, *et al.* COVID-19 and the Chemical Senses: Supporting Players Take Center Stage. *Neuron,* 2020. 107:219-233.

30. Hatipoglu N, Yazici ZM, Palabiyik F, *et al.* Olfatory Bulb Magnetic Ressonance Imaging in SARS-CoV-2 anosmia in pediatric cases. *Int J Pediatr Otorhinolaryngol,* 2020. 139:110469.

31. Mak PQ, Chung KS, Wong JSC, *et al.* Anosmia and Ageusia: not na uncommon presentation of COVID-19 infection in children and adolescents. *Ped Infect Dis J,* 2020. 39(8):e199-e200.

32. Raj SL, Vasanthi T, Baineni R, *et al.* Neurological manifestations of COVID-19 in children. *Indian Pediatr,* 2020. 57(12):1185-1186.

33. Maniaci A, Iannella G, Vicini C, *et al.* A case of COVID-19 with Late-onset Rash and transient Loss of Taste and Smell in a 15-year-old Boy. *Am J Case Rep,* 2020. 21:e925813.

34. Seth V, Kushwaha S. Headache due to COVID-19: a disabling combination. *Headache,* 2020. 60:2618-2621.

35. Doobay MF, Talman LS, Obr TD, *et al.* Differential expression. Of neuronal ACE2 in transgenic mice with overexpression of the brain renin-angiotensin system. *Am J Physiol Regul Integr Comp Physiol,* 2007. 292:R373-381.

36. Wettervik TS, Kumlien E, Rostami E, *et al.* Intracranial pressure dynamics and cerebral vasomotor reactivity in coronavirus disease 2019 patient with acute encephalitis. *Crit Care Explor,* 2020. 2:e0197.

37. Willison HJ, Jacobs BC, van Doorn PA. Guillain-Barré syndrome. *Lancet* 2016 Aug 13; 388(10045):717-727.

38. De Sanctis P, Doneddu PE, Viganò L, et al. Guillain Barré syndrome associated with SARS--CoV-2 infection. A systematic review. *Eur J Neurol* 2020 Aug 5.

39. Khalifa M, Zakaria F, Ragab Y, *et al.* Guillain-Barré Syndrome associated with Severe Acute Respiratory Syndrome Coronavirus 2 Detection and Coronavirus Disease 2019 in a Child. *J Pediatric Infect Dis Soc,* 2020. 17;9(4):510-513.

40. Frank CHM, Almeida TVR, Marques EA, et al. Guillain-Barré syndrome associated with SARS--CoV-2 infection in a pediatric patient. *J Trop Pediatr.* 2020, 0, 1-6.

41. Paybast S, Gorji R, Mavandadi S. Guillain-Barré syndrome as a neurological complication of novel COVID-19 infection. A case report and review of the literature. *The Neurologist* 2020;25(4):101-103.

42. Curtis M, Bhumbra S, Felker MV, et al. Guillain-Barré syndrome in a child with COVID-19 infection. *Pediatrics* 2020 Oct 22: e2020015115.

43. Murthy SNK, Faden H, Cohen M, *et al.* Acute disseminated encephalomielitis in children. *Pediatrics,* 2002. 110(2):21-25.

44. Henriques-Souza ADM, Melo ACM, Madeiro BAC, *et al.* Acute disseminated encephalomyelitis in a COVID-19 pediatric patient. *Neuroradiology,* 2020. [DOI: 10.1007/s00234-020-02571-0].

45. Ellul M, Solomon T. Acute encephalitis – diagnosis and management. *Clinical Med,* 2018. 18(2):155-159.

46. McAbee GN, Brosgol Y, Pavlakis S, *et al.* Encephalitis associated with COVID-19 Infection in an 11-year-old child. *Pediatr Neurol,* 2020. 109(2020):94.

47. Natarajan Sm Ganesh Rm Palaniappan N, *et al. Indian Pediatrics,* 2020. 57:1186-1187.

48. Nikbakht F, Mohammadkhanizadeh A, Mohammadi E. How does the COVID-19 cause seizure and epilepsy in patients? The potential mechanisms. *Multipl Esclerosis and Rel Disord,* 2020. 46:102535.

49. Stafstrom CE, Jantzie LL. COVID-19: Neurologic considerations in neonates and Chidren. *Children,* 2020. 7:133.

50. Oxley TJ, Mocco J, Majidi S, *et al.* Large-vessel Stroke as Presenting Feature of COVID-19 in the Young. *N Engl J Med,* 2020. 382:e60.

51. Tiwari L, Shekhar S, Bansal A, *et al.* COVID-19 associated arterial ischaemic stroke and multisystem inflammatory syndrome in children: a case report. *Lancet Child Adolesc Health,* 2021. 5:88-90.

52. Mirzaee SMM, Gonçalves FG, Mohammadifard M, *et al.* Focal Cerebral Arteriopathy in a Pediatric Patient with COVID-19. *Radiology,* 2020. 297(2):E274-E275.

53. Saud A, Naveen R, Aggarwal R, *et al.* COVID-19 and myositis: what we know so far. *Curr Rheumatol Rep,* 2021. 23:63.

54. Bagnato S, Boccagni C, Marino G, *et al.* Critical illness myopathy after COVID-19. *Int J Infec Dis,* 2020. 99:276-278.

55. Yan Z, Yang M Lai CL, *et al.* COVID-19 syndrome: a comprehensive review of its effect on various organs and systems and recommendations on rehabilitation plans. *Biomedicines, 2021.* 9:996.

56. Buonsenso D, Munblit D, DeRose C, *et al.* Preliminary evidence of long COVID in children. *Acta Pediatrica,* 2021. 110:2208-2210.

12

MANIFESTAÇÕES RENAIS E ENDÓCRINAS NA COVID-19

Andreia Watanabe
Durval Damiani

Manifestações renais na COVID-19

Introdução

O rim é um órgão frequentemente acometido nas formas graves da infecção pelo SARS-CoV-2, ocasionando lesão renal aguda (LRA) e a necessidade de terapia de suporte renal em uma porcentagem expressiva desses casos.

Adultos com doença renal crônica em estágios avançados, principalmente aqueles que realizam terapias dialíticas ou transplantados renais, apresentam maior risco de evolução para as formas mais graves da COVID-19, que são associadas à grande morbimortalidade nessa população. Este fato causou grande preocupação relacionada a crianças e adolescentes com doenças renais crônicas em diálise ou em uso de imunossupressores.

Desde o início da pandemia, levantou-se a questão sobre o uso de iECA (inibidor de enzima conversora de angiotensina) e/ou do bloqueador do receptor 1 da angiotensina 2 (BRA) em pacientes hipertensos, diabéticos ou naqueles com doença renal crônica, uma vez que, sabidamente, o SARS-CoV-2 utiliza-se da ACE2 (*Angiotensin Conversion Enzyme* 2) para sua entrada nas células epiteliais que o expressam.

Diante do exposto, serão abordados o uso de medicações envolvidas no sistema renina angiotensina aldosterona, o acometimento renal agudo em pacientes pediátricos com a COVID-19, assim como as alterações glomerulares, o que engloba também a epidemiologia e a evolução naqueles com doenças renais crônicas previas.

ACE2 na fisiopatologia do acometimento renal e uso crônico de iECA e BRA

O rim é um dos órgãos que expressam a enzima 2 conversora da angiotensina (em inglês, ACE2), que é uma proteína de membrana, observada principalmente nas células epiteliais do túbulo proximal, mas também em podócitos, e menos intensamente no epitélio do túbulo distal.

O sistema renina-angiotensina-aldosterona (RAA) tem um importante papel na manutenção da pressão arterial e no balanço de sódio e água, cuja angiotensina II, originada da clivagem da angiotensina I pela ECA, desempenha diversas funções por meio de seus receptores 1 e 2, a saber: vasoconstrição, elevação de pressão arterial, promoção de inflamação, estresse oxidativo e apoptose celular. O ACE2, por sua vez, ao degradar a angiotensina II em angiotensina 1-7, desempenha um papel regulador por meio do receptor, mas com efeitos que se contrapõem aos da angiotensina II, de modo a levar à vasodilatação, assim como à redução de inflamação, do estresse oxidativo e da apoptose celular. Ao se ligar ao ACE2 para sua entrada na célula, o

SARS-CoV-2 é internalizado juntamente com o ACE2, levando à redução do mesmo, para proporcionar o aumento relativo dos efeitos da angiotensina II[1,2] (Figura 12.1).

Nesse contexto, a utilização da iECA e de BRA poderia levar à maior expressão de ACE2, o que aumentaria o risco de infecção pelo SARS-CoV-2 assim como o agravamento da COVID-19 por facilitar a entrada do vírus na célula? Estudos em laboratório e estudos clínicos têm sido realizados para entender melhor essa questão.

Em tecido renal de camundongos, foi observada redução da expressão de ACE2 tanto na ablação da ECA quanto na exposição do tecido renal a captopril, um iECA, ou temilsartan, que por sua vez tem a propriedade de um BRA. Não foi observada diferença na expressão de ACE2 que pudesse ser detectado em tecido pulmonar quando expostas ou não a essas medicações, porém, estas expressões não foram expostas ao SARS-CoV-2.[3]

Em pacientes hipertensos crônicos, o uso de iECA foi associado à redução de hiperinflamação relacionada à COVID-19 e ao aumento de resposta antiviral intracelular intrínseca, e o uso de BRA, por sua vez, foi relacionado a aumento da interação celular entre o epitélio pulmonar e células do sistema imune, o que sugere um possível efeito benéfico dessas medicações nessa população.[4]

Diversos estudos em adultos não observaram diferença na evolução de pacientes em uso crônico prévio de iECA ou BRA, e Lopes *et al.* confirmaram estes achados ao estudarem adultos brasileiros internados por acometimento leve ou moderado de COVID-19, comparando aqueles nos quais essas medicações foram suspensas com aqueles em quem foram mantidas.[5]

A utilização de iECA e BRA favoreceria o balanço do sistema renina-angiotensina-aldosterona, uma vez que reduziria os níveis de angiotensina II ou sua ação no receptor 1 respectivamente, que por sua vez está relacionado à vasoconstrição, ao estresse oxidativo, à apoptose celular e fibrose tecidual.

Assim, nesse momento não se recomenda a descontinuação de iECA e/ou BRA para os pacientes que fazem uso crônico dessas medicações, exceto em condições clínicas que classicamente as contraindiquem.

Acometimento renal agudo relacionada à COVID-19

Lesão renal aguda

Lesão renal aguda (LRA) é definida pela redução abrupta das funções renais, de modo a resultar em retenção de ureia e produtos nitrogenados e levar ao desequilíbrio hidroeletrolítico, frequentemente com retenção hidrossalina. Em metanálise de 14 estudos pediátricos, cada qual com mais de 10 pacientes, a IRA ocorreu em cerca de 30% das crianças hospitalizadas, das quais 0,56% necessitaram de terapêutica de suporte renal, e houve uma taxa de mortalidade de 2,55%. A IRA foi associada ao aumento do tempo em ventilação mecânica e do tempo de internação hospitalar.[6]

No início da primeira onda da COVID-19 no Reino Unido, a LRA ocorreu em 41,4% dos 116 pacientes pediátricos gravemente doentes com SIM-P nas primeiras 48 horas de internação, e quatro necessitaram de suporte renal contínuo, um deles em ECMO, e houve óbito de dois pacientes que apresentaram LRA. O nível elevado inicial de ferritina plasmática foi associado a injúria renal aguda grave.[7]

No mesmo momento, em Nova Iorque observou-se LRA em 11,8% dos 144 pacientes com COVID-19, sendo de 18,2% naqueles com SIM-P. Nesses casos, a disfunção cardíaca foi um dos fatores potencialmente relacionados a maior taxa de LRA.[8]

Até dezembro de 2021, em 11 estudos publicados, 20% de 4947 pacientes pediátricos que desenvolveram SIM-P apresentaram LRA, e 15% desses pacientes necessitaram de terapia de suporte renal. A mortalidade ocorreu em 4% dos pacientes com SIM-P, e a presença de LRA neste contexto associou-se ao risco de morte de 4.68 vezes quando comparados àqueles que não apresentaram LRA.[9,10]

Os biomarcadores urinários KIM-1, NGAL, IL-18 e relação da microalbuminuria com creatinina, por sua vez, elevados em pacientes com LRA, encontraram-se aumentados em 31% dos pacientes pediátricos internados por COVID-19 leve/moderada sem LRA, quando comparados a seus pares saudáveis.[11]

Mecanismos de lesão renal relacionados à LRA

Disfunção do túbulo proximal manifestado por proteinúria de baixo peso molecular, hiperuricosúria e redução de reabsorção tubular de fósforo tem sido identificado em pacientes adultos internados por COVID-19.[9]

Histologicamente, foram identificados sinais de acometimento do túbulo proximal, como a perda da borda em escova, presença de debris na luz tubular, como grânulos de hemossiderina e cilindros de pigmentos, degeneração vacuolar não isométrica, assim como redução da expressão da megalina na borda em escova. Partículas similares ao SARS-CoV-2 foram identificadas tanto no epitélio tubular como no epitélio podocitário em tecido renal *post mortem*.[12]

A redução da razão entre a atividade de ADAMTS-13 no nível do fator Von Willebrand foi associada à progressão para formas graves de COVID-19 e LRA grave em adultos, o que sugere um padrão de microangiopatia secundária.[13]

Aumento de C5b9 sérico foi observado em pacientes pediátricos com critério de microangiopatia trombótica com COVID-19 ou SIM-P, e foi associado à presença de disfunção renal.[14]

Dessa forma, fatores como hipóxia celular relacionada a hipovolemia real ou relativa, nefrotoxicidade de medicamentos, rabdomiólise, síndrome da tempestade de citocinas, desregulação do sistema complemento, assim como a ação direta do vírus no tecido tubular proximal renal parecem contribuir com a instalação da LRA em pacientes com COVID-19.

Manejo da LRA no contexto da COVID-19

Na presente data, o manejo da LRA é de suporte e inclui a monitoração e adequação cardiocirculatória, individualização dos alvos de balanço hídrico para evitar acúmulo hídrico, avaliação diária da prescrição e suspensão de nefrotoxinas sempre que possível, além da identificação e do tratamento dos distúrbios hidroeletrolíticos. De maneira geral, a indicação de terapia de suporte renal e sua modalidade seguem os mesmos critérios daqueles de pacientes pediátricos com LRA de outras causas.[15,16]

A rápida identificação e tratamento da SIM-P com protocolos estabelecidos poderia reduzir a progressão da LRA. Por fim, pode-se considerar o uso de bloqueador de C5 do sistema complemento no contexto de microangiopatia trombótica relacionada a ativação da via alternativa do complemento.[17]

Acometimento glomerular relacionado à COVID-19

Glomerulopatia colapsante (GC) tem sido observada em adultos com COVID-19, proteinúria e redução progressiva de função renal. Ela se caracteriza histologicamente por hipertrofia e hiperplasia do epitélio visceral do tufo glomerular colapsado focal ou globalmente, e frequentemente acompanhado de lesões microcísticas nas células epiteliais do túbulo proximal.

Nos tecidos renais de pacientes com GC e COVID-19 não foi encontrada até o momento evidência da presença do SARS-CoV-2. Entretanto, observou-se expressão aumentada de genes relacionados a lesão tubular, e também de diversas citocinas, mas não de interferon gama, em seis pacientes com genótipo de alto risco de *APOL1*, o qual se relaciona à suscetibilidade de doença renal. Nesse contexto, a infecção pelo SARS-CoV-2 pode ter sido o segundo golpe que desencadeou o desenvolvimento de GC, à semelhança do que ocorre com a HIVAN (HIV-*associated nephropathy*).[18,19]

Na faixa etária pediátrica, até o momento, GC foi descrita na forma *de novo* em um adolescente negro de 16 anos transplantado renal após infecção por SARS-CoV-2, no qual não foram estudadas variantes de *APOL1*.[20]

Em adolescentes com genótipo de alto risco de *APOL1*, é possível que a COVID-19 possa ser o segundo golpe no desenvolvimento da GC, à semelhança do que tem sido descrito em adultos, e que esses casos venham a aparecer ao longo do persistir da pandemia.

Síndrome nefrótica (SN) tem sido descrita em criança após COVID-19, assim também como recidiva de proteinúria em criança com SN em remissão, sendo essa infecção um possível fator desencadeante nesses casos.[21,22]

A taxa de recidiva de SN em pediatria tendeu a ser menor em 2020 em um centro francês, quando comparada àquela observada em 2019, sem evidência de diferença na gravidade da recidiva. Esse efeito pode estar relacionado ao distanciamento social praticado pelas famílias, o que inclui o afastamento presencial das salas de aula.[23]

Outra observação importante foi a de que pacientes pediátricos que receberam rituximabe como parte do tratamento de glomerulopatias não apresentaram quadros graves de COVID-19, o que sugere a manutenção de medicações em uso pelo paciente que podem fazer a diferença em sua condição de remissão da proteinúria.[24]

No serviço de Nefrologia Pediátrica do Instituto da Criança e do Adolescente da FMUSP, apenas uma criança seguida por SN, nesse caso refratária a todos os imunossupressores recebidos, e com doença renal crônica em estágio 4, apresentou SIM-P e progrediu posteriormente para DRC estágio 5 com necessidade de diálise crônica.[25]

Evolução de pacientes pediátricos com doenças renais crônicas

Felizmente, a incidência de crianças com doença renal crônica que apresentam sintomas e teste positivo para SARS-CoV-2 tem sido baixa, e sua evolução benigna na maioria dos casos.[26]

A pandemia da COVID-19, entretanto, trouxe impacto em diversas esferas no manejo e tratamento desses pacientes.

Houve, por exemplo, redução de número de transplantes renais de doadores vivos e falecidos em receptores pediátricos nos Estados Unidos, embora de maneira não sustentada, o que possibilitou a saída da diálise ou acrescentou sua necessidade àqueles que poderiam receber um transplante renal preventivo.[27]

Nos pacientes pediátricos transplantados renais em um centro francês, foi observado aumento de anormalidades de artérias de enxertos renais em crianças, possivelmente relacionado à COVID-19. Em uma análise retrospectiva dos casos, observou-se que cinco dos sete pacientes haviam apresentado Síndrome do Desconforto Respiratório Agudo prévio e que, após estes achados vasculares, foi realizada investigação que confirmou sorologia positiva para SARS-CoV-2. Os outros dois pacientes receberam enxerto de doador adolescente assintomático com sorologia positiva para SARS-CoV-2 realizada no momento da doação, o que sugere um risco potencial de desenvolvimento de vasculite no enxerto em crianças/doadores que tiveram infecção recente pelo SARS-CoV-2.[28]

Pacientes pediátricos transplantados renais estão sob risco de contrair COVID-19 devido ao seu estado de imunossupressão secundária, porém a incidência da doença tem sido baixa, e seu curso clínico naqueles que a contraem tem se demonstrado leve em semelhança a seus pares saudáveis.[29] Assim como nos pacientes pediátricos transplantados renais, o uso de medicações imunossupressoras naqueles com síndrome nefrótica ou ainda nos portadores de nefropatia lúpica não leva a maior gravidade da COVID-19.[30,31]

Alshami *et al.* encontraram que a soroprevalência de SARS-CoV-2 IgG contra a proteína *spike* e contra a proteína do nucleocapsídeo em pacientes transplantados renais pediátricos foi de 11,1% (8/72), sendo que apenas quatro deles apresentaram previamente PCR para SARS-CoV-2 positivo e foram assintomáticos ou apresentaram sintomas leves. Estes achados mostram a possibilidade de formação de anticorpos em pacientes em regime de imunossupressão.[32]

Prevenção de infecção em centros de diálise e de transplante renal

A transmissão do SARS-CoV-2 de pessoa para pessoa entre trabalhadores da saúde e pacientes foi descrita em uma unidade de hemodiálise pediátrica a partir de um caso índice, o que demonstra a importância de medidas apropriadas para o controle dessa infecção, uma vez que a maioria desses pacientes necessita estar constantemente em centros de hemodiálise para realizar o procedimento dialítico.[33]

Assim, medidas específicas de controle de infecção têm sido recomendadas pelas sociedades médicas, inclusive a Sociedade Brasileira de Nefrologia, relacionadas aos cuidados desde o transporte do paciente e acompanhante, avaliação à chegada da unidade, orientações e condutas específicas diante de sintomas de quadro gripal em unidades pediátricas de hemodiálise crônica, a fim de mitigar esse risco. Medidas específicas para aqueles que realizam diálise peritoneal no domicílio ou são transplantados renais e necessitam de visitas hospitalares para realização de avaliações clínicas e laboratoriais são sugeridas, a fim de proteger os pacientes, familiares, profissionais de saúde e a transmissão da doença em ambiente hospitalar.[34]

Vacinas e anticorpos monoclonais

Pacientes transplantados renais adultos e pediátricos apresentam menor taxa de soroconversão do que a observada na população saudável, uma vez que fica entre 30% e 56%. A taxa de conversão aumenta com as doses consecutivas de vacina, e chega a 75 a 85% após a terceira dose. Este efeito parece estar potencialmente relacionado à perturbação na população de linfócito B, que tem sido associada à utilização de micofenolato mofetila e não de azatioprina.[35,36]

Pacientes adultos em hemodiálise apresentam menor imunogenicidade a vacina contra COVID-19, entretanto não há dados para a população pediátrica em dialise.

Como qualquer outro estimulo imunológico, há descrições, embora raras, de recidiva de síndrome nefrótica idiopática, principalmente após a primeira dose da vacina contra COVID-19, mas também após a segunda e terceira doses. Pfizer-BioNTech (BNT162b2), Oxford-AstraZeneca (AXD1222), Moderna (Messenger RNA (mRNA)-1273).[37]

Também há descrições de recidiva e primeira manifestação de nefropatia membranosa, nefropatia por IgA e ANCA após a vacina contra COVID-19.[38,39]

A utilização de profilaxia pré-exposição ao vírus SARS-CoV-2 tixagevimab e cilgavimab (Evusheld[R]) em pacientes imunocomprometidos, justamente naqueles em que a imunogenicidade da vacina é menor, parecem proteger das formas mais graves de COVID-19. Tixagevimab e cilgavimab são anticorpos monoclonais que se ligam a epítopos distintos do domínio de ligação da proteína *spike* do vírus SARS-CoV-2, potencialmente neutralizando-o. Essa combinação de anticorpos monoclonais é aprovada pela Anvisa desde fevereiro de 2022 para pacientes maiores de 12 anos, com mais de 40 kg e que sejam imunocomprometidos ou que estejam em uso de imunossupressores, ou naqueles com contraindicação às vacinas.[40,41]

Conclusões

- Recomenda-se que os pacientes que utilizam iECA e/ou BRA mantenham as medicações, a menos que as contraindicações clássicas imponham-se.
- A incidência de LRA é alta em pacientes pediátricos com a forma grave de COVID-19 e principalmente naqueles que desenvolvem a SIM-P, o que aumenta a necessidade de terapia de suporte renal contínuo e associado ao risco aumentado de morte.
- Diversos mecanismos relacionados ao vírus, às alterações/desequilíbrios imunes e ao próprio tratamento da condição clínica têm sido descritos, o que leva a alterações tubulares e glomerulares e às suas consequências.
- Até o momento, pacientes pediátricos com doenças renais crônicas, inclusive aqueles que utilizam imunossupressores, não parecem ter risco aumentado de desenvolver as formas graves da COVID-19, quando comparados a seus pares.
- Protocolos específicos de prevenção da doença são recomendados para as unidades de transplante renal e diálise pediátricos.
- Pacientes transplantados renais apresentam menor imunogenicidade a vacina contra a COVID-19.

Referências

1. Wang M, Xiong H, Chen H. Renal injury by SARS-CoV-2 infection: a systematic revies. Kidney Dis. 2021;7:100-10.

2. Simoes e Silva AC, Lanza K, Palmeira VA, et al. 2020 update on renin-angiotensin-aldosterone system in pediatric kidney disease and its interactions with coronavirus. Ped Nephrol. 2021. 36(6):1407-26.

3. Wysocki J. Kidney and lung ACE2 expression after an ACE inhibitor or an ang II receptor blocker. J Am Soc Nephrol. 2020;31:1941-43.

4. Trump S. Hypertension delays viral clearance and exacerbates airway hyperinflammation in patients with COVID-19. Nat Biotechnol. 2020 Dec 24. doi:10.1038/s41587-020-00796-1.

5. Lopes RD, Macedo AVS, Barros e Silva PGM, et al. Effect of discontinuing vs continuing angiotensin-converting enzyme inhibitors and angiotensin II receptor blockers on days alive and out of the hospital in patients admitted with COVID-19. JAMA. 2021;325(3):254-64.

6. Raina R, Chakraborty R, Mawby I, et al. Critical analysis of acute kidney injury in pediatric COVID-19 patients in the intensive care unit. Ped Nephrol. 2021;1-12.

7. Deep A, Upadhyay G, du Pre P, et al. Acute kidney injury in pediatric inflammatory multisystem syndrome temporally associated with severe acute respiratory syndrome coronavirus-2 pandemic: experience from PICUs across United Kingdom. Ped Crit Care. 2020;48(12):1810-8.

8. Basalely A, Gurusinghe S, Schneider J, et al. Acute kidney injury in pediatric patients hospitalized with acute COVID-19 and multisystem inflammatory syndrome in children associated with COVID-19. Kidney Int 2021. Disponível em: https://doi.org/10.1016/j.kint.2021;02.026 (acesso em: maio 2021).

9. Werion A, Belkhir L, Perrot M, et al. SARS-CoV-2 causes a specific dysfunction of the kidney proximal tubule. Kidney Int. 2020;98:1296-307.

10 Tripathi AK, Pilania RK, Bhatt GC, Atlani M, Kumar A, Malik S. Acute kidney injury following multisystem inflammatory syndrome associated with SARS-CoV-2 infection in children: a systematic review and meta-analysis. Pediatr Nephrol. 2022 Aug 9:1–14.

11 Saygili S, Canpolat N, Cicek RY, Agbas A, Yilmaz EK, Sakalli AAK, et al. Clinical and subclinical acute kidney injury in children with mild-to-moderate COVID-19. Pediatr Res. 2022 Jun 9:1–7.

12. Su H, Yang M, Wan C, et al. Renal histopathological analysis of 26 post mortem findings of patients with COVID-19 in China. Kidney Int. 2020;98:219-27.

13. Henry BM, Benoit SW, Oliveira MHS, et al. ADAMTS13 activity to von Willebrand fator antigen ratio predicts acute kidney injury in patients with COVID-19: evidence of SARS-CoV-2 induced secondary thrombotic microangiopathy. Int J Lab Hematol. 2020;(3):10.1111-13415.

14. Diorio C, McNerney KO, Lambert M, et al. Evidence of thrombotic microangiopathy in children with SARS-CoV-2 across the spectrum of clinical presentations. Blood Adv. 2020;4(23):6051-63.

15. Deep A, Bansal M, Ricci Z. Acute kidney injury and special considerations during renal replacement therapy in children with coronavirus disease-19: perspective from the critical care nephrology section of the European Society of Paediatric and Neonatal Intensive Care. Blood Purif. 2021;50:150-60.

16. Alabbas A, Kirpalani A, Morgan C, et al. Canadian Association of Paediatric Nephrologist COVID-19 rapid response: guidelines for management of acute kidney injury in children. Can J Kid Health Dis 2021. Disponível em: https://doi.org/10.1177/2054358121990135 (acesso em: maio 2021).

17. Mahajan R, Lipton M, Broglie L. Eculizumab treatment for renal failure in a pediatric patient with COVID-19. J Nephrol. 2020;33:1373-76.

18. Wu H, Larsen CP, Hernandez-Arroyo CF. AKI and collapsing glomerulopathy associated with COVID-19 and *APOL1* High-Risk Genotype. J Am Soc Nephrol. 2020;31:1688-95.

19. Velez JCO, Caza T, Larsen CP. COVAN is the new HIVAN: glomerulopathy with COVID-19. Nat Rev Nephrol. 2020;16:565-67.

20. Levenson E, Shepherd TN, Aviles D, et al. De novo collapsing glomerulopathy in a pediatric kidney transplant recipient with COVID-19 infection. Ped Transplant. 2021;e14013.

21. Enya T, Sugimoto K. SARS-CoV-2 infection associated with the recurrence of nephrotic syndrome in a Japanese boy. Pediatr Nephrol. 2021;36(1):209.

22. Alvarado A, Franceschi G, Resplandor E, et al. Pediatr Nephrol. 2021;36(1);205-7.

23. Harambat J, Allard L, Godron-Dubrasquet A. Relapse rate of nephrotic syndrome in the time of COVID-19. Pediatr Nephrol. 2020;30:1-2.

24. Angeletti A, Drovandi S, Sanguineri F, et al. COVID-19 in children with nephrotic syndrome on anti-CD20 chronic immunossupression. Clin J Am Soc Nephol. 2020;15(10):1494-5.

25. Pereira MFB, Litivinov N, Farhat SCL, et al. Severe clinical spectrum with high mortality in pediatric patients with COVID-19 and multisystem inflammatory syndrome. Clinics. 2020;75:e2209.

26. Plumb L, Benoy-Deeney F, Casula A, et al. Arch Dis Child. 2021:106:e16.

27. Charnaya O, Chiang TPY, Wang R et al. Effects of COVID-19 pandemic on pediatric kidney transplant in the United States. Ped Nephrol. 2021;36:143-51.

28. Berteloot L, Terthaud R, Temmam S, et al. Arterial abnormalities identified in kidneys transplanted into children during the COVID-19 pandemic. Am J Transplant. 2021;21(5):1937-43.

29. Varnell Jr C, Harshman LA, Smith L, et al. COVID-19 in pediatric kidney transplantation: the improving renal outcomes collaborative. Am J Transplant. 2021;00:1-9.

30. Marlais M, Wlodkowski T, Al-Akash S, et al. COVID-19 in children treated with immunosuppressive medication for kidney diseases. Arch Dis Child. 2020;0:1-4.

31. Mastrangelo A, Morello W, Vidal E, et al. Impact of COVID-19 pandemic in children with CKD or immunoruppression. Clin J Am Soc Nephrol. 2021;16:449-51.

32. Alshami A, Attas RA, Azzam A, et al. Detection os SARS-CoV-2 antibodies in pediatric kidney transplant patients. BCM Nephrol. 2021;22(123):1-7.

33. Schwierzeck V, Konig JC, Kuhn J, et al. First reported nosocomial outbreak of severe acute respiratory syndrome coronavirus in a pediatric dialysis unit. Clin Infec Dis. 2021;72(2):265-70.

34. Tavares MS, Penido MGMG, Andrade OVB, et al . Braz J Nephrol. 2020;42(2,1):32-35.

35. Crane C, Loop L, Anterasian C, Geng B, Ingulli E. Balancing B cell responses to the allograft: implications for vaccination. Front Immunol. 2022 Jul 27;13:948379.

36. Kermond RF, Ozimek-Kulik JE, Kim S, Alexander SI, Hahn D, Kesson A, et al. Immunologic response to SARS-CoV-2 mRNA vaccination in pediatric kidney transplant recipients. Pediatr Nephrol. 2022 Jul 14:1–8.

37. Hummel A, Oniszczuk J, Kervella D, Charbit M, Guerrot D, Testa A, et al. Idiopathic nephrotic syndrome relapse following COVID-19 vaccination: a series of 25 cases. Clin Kidney J. 2022 May 6;15(8):1574-1582.

38. Tang X, Liu F, Li Q, Fu H, Wang J, Mao J. De novo vasculitis after COVID-19 vaccination. Curr Rheumatol Rev. 2022 Aug 17.

39. Hall VG, Al-Alahmadi G, Solera JT, Marinelli T, Cardinal H, Prasad GVR, et al. Outcomes of SARS-CoV-2 Infection in Unvaccinated Compared With Vaccinated Solid Organ Transplant Recipients: A Propensity Matched Cohort Study. Transplantation. 2022 Aug 1;106(8):1622-1628.

40. Levin MJ, Ustianowski A, De Wit S, Launay O, Avila M, Templeton A, et al. Provent Study Group. Intramuscular AZD7442 (Tixagevimab-Cilgavimab) for Prevention of Covid-19. N Engl J Med. 2022 Jun 9;386(23):2188-2200.

41. Anvisa. Disponível em: https://www.gov.br/anvisa/pt-br/assuntos/paf/coronavirus/medicamentos/evusheld-r-fe0f-cilgavimabe-tixagevimabe/(Acesso em: 29 ago. 2022),.

Manifestações renais e endócrinas na COVID-19

No final de 2019, inicia-se na China uma disseminação de um vírus chamado SARS-CoV-2. A Organização Mundial de Saúde é notificada em 31 de dezembro de 2019 e, em 11 de março de 2020, declara a infecção por Coronavírus (COVID-19) uma pandemia mundial. Este vírus RNA espalhou-se pelo mundo a partir da cidade chinesa de Wuhan, e assume uma proporção de milhões de infectados e de mais de um milhão de mortos após um ano do início da pandemia. Trata-se de um betacoronavírus que penetra no ambiente intracelular e liga-se à proteína *spike* (S) no domínio de ligação do receptor para a enzima conversora de angiotensinogênio (ACE2), presente na superfície epitelial das células humanas. ACE2 é uma monocarboxipeptidase tipo I, transmembrana, dependente de zinco, com homologia a ACE, um ator importante no sistema renina-angiotensina-aldosterona (RAAS) e um alvo para o tratamento de hipertensão arterial, pois ela cliva angiotensina II em angiotensina, que se liga a receptores MAS para regular negativamente RAAS.[1]

A distribuição tecidual do SARS-CoV-2, no entanto, não é tão concordante com a presença de ACE2, o que significa que cofatores são necessários para a entrada do vírus nas células. Entre esses fatores, estão uma protease de serina transmembrana (TMPRSS2) e a neurofilina -1 (NRP1).

Após a ligação ao ACE2, o SARS-CoV-2 recruta TMPRSS2, que facilita a entrada no citoplasma. Após entrar no citoplasma, o vírus vai ao núcleo onde faz a célula iniciar a sua própria replicação.[2]

A expressão de TMPRSS2 é aumentada pela testosterona, e este processo explica a maior incidência de COVID-19 em homens e a sua relativa raridade e menor gravidade (mortalidade < 0,1%) em crianças pré-púberes.[3] ACE2 é clivado pela protease ADAMTS17.

Com o uso de mutagênese sítio dirigida e anticorpos monoclonais mostrou-se que NRP1 poderia ser um fator potencializador para ACE2, o que facilitaria a entrada do vírus. Esta observação é corroborada pela *up-regulation* de NRP1 em amostras biológicas infectadas pelo SARS-CoV-2 em comparação a tecidos não infectados. A maior infectividade do SARS-CoV-2 em relação a outros membros da família é provavelmente explicado pela elevação da produção de NRP1.[4]

Grassi *et al.* sugerem que a COVID-19 poderia ser considerada um distúrbio endócrino, que está de acordo com uma resposta não específica do sistema imune e que é bem diferente do que ocorre nas infecções pelo vírus da influenza.[5]

Do ponto de vista endócrino, duas questões surgem:

1. Como ficam os que têm uma condição de endocrinopatia em presença de uma infeção pelo SARS-CoV-2?
2. O vírus é capaz de causar alguma endocrinopatia?

Existem evidências cada vez maiores de que portadores de doenças, como obesidade, diabetes *mellitus* (DM), hipertensão arterial e doenças cardiovasculares, estão sob risco aumentado de infeção pelo coronavírus. Dados do Reino Unido e dos Estados Unidos apontam uma maior prevalência de obesidade e DM nos pacientes que foram a óbito pela COVID-19.

Nos Estados Unidos, as comorbidades associadas ao COVID-19 são hipertensão arterial (49,7%), obesidade (48,3%), DM (28,3%) e doença cardiovascular (27,8%).

Diabetes *mellitus*

Há várias maneiras pelas quais os pacientes diabéticos podem ter facilitada a entrada do SARS-CoV-2 nas suas células:

1. A hiperinsulinemia reduz a atividade da ADAMTS17, uma protease que cliva ACE2 e, portanto, aumenta sua expressão, o que permite mais ligação do vírus à superfície celular. Em humanos, maior expressão da proteína ACE2 está associada à hiperglicemia e diabetes *mellitus* causadas pelo SARS-coronavírus (SARS-CoV), um outro coronavírus que usa também ACE2 como receptor de entrada na célula, de modo a sugerir que o SARS-CoV-2 possa atuar de modo semelhante.
2. Moduladores de ACE2, como os inibidores de ACE (ACEi), bloqueadores de receptor de angiotensina e tiazolidinedionas que são usadas comumente em DM, podem fazer uma *up-regulation* da expressão dos receptores ACE2.
3. DM é associada a defeitos de complemento e a reduzida estimulação antigênica de IL-6, IL-8 e TNF- . Altera as células T reguladoras (Treg) e as células apresentadoras de antígenos, o que pode exacerbar a imunodeficiência.
4. A coexistência de hipertensão arterial e obesidade, que atua por meio da via HIF-1 e os receptors *toll-like* pode contribuir a uma inflamação crônica preexistente, o que leva a um *clearance* do SARS-CoV-2 prejudicado.
5. A glicoproteína de superfície dipeptil-peptidase 4 (DPP-4), que degrada GLP-1 (*glucagon-like peptide*, uma incretina) está elevada no DM e na obesidade, e também funciona como um receptor de superfície para o coronavírus. A inibição de DPP-4 é um alvo terapêutico potencial para a infecção

por coronavírus, pois também reduz a lesão orgânica mediada por citocinas. Todas essas evidências fazem que o paciente com DM esteja predisposto a uma tempestade de citocinas que resulta em lesão orgânica e óbito.[6]

Mecanismos de resistência à insulina

Entre os mecanismos que conduzem à resistência à insulina, a ativação de serina-treonina quinases encontra-se entre os principais. A ativação de PKR (proteíno quinase R e PERK) participam da chamada "resposta integrada ao estresse" que culmina numa fosforilação do IRS-1 (substrato do receptor de insulina) em serina, o que reduz a ação da insulina e leva à resistência. Podemos dizer que sempre que tivermos essa resposta integrada ao estresse, teremos resistência à insulina.

Partículas do RNA viral do SARS-CoV-2 podem ativar diretamente PKR e levar à resistência à insulina.[7]

Na infecção pelo SARS-CoV-2, ocorre uma falha na produção de interferon I e III, o que dificulta o clareamento viral e a redução de receptores ACE2, e, induzida pelo vírus, dificulta a conversão de angiotensina II (AII) em angiotensina (1-7), que tem papel anti-inflamatório e evita um acúmulo excessivo de AII. A "tempestade de citocinas" associada ao aumento de AII e de cortisol (pelo estresse) ativa as serina-treonina quinases e vai contribuir para a resistência à insulina.

A insulina atua por meio de IRS e estimula a mTORC2 que inibe MCP1 (*monocyte concentrating protein*), e essa inibição evita a formação de macrófagos M1. Ora, se temos resistência à insulina, essa inibição de MCP1 não ocorre e, no tecido adiposo, ocorre uma grande infiltração de macrófagos e um aumento da resposta inflamatória. Desta forma, quando dizemos que a obesidade leva à resistência à insulina devido ao estado de inflamação crônica, o oposto é verdadeiro, ou seja a hiperinsulinemia, resultante da resistência à insulina, leva a um processo inflamatório mais acentuado.

Um outro dado muito curioso é o papel do hiperinsulinismo sobre a resistência da via aérea, tanto em relação aos brônquios quanto aos bronquíolos. Por meio de um efeito central, a hiperinsulinemia atua através do nervo vago (núcleo dorsal motor e núcleo ambíguo), de modo a promover modificações na reatividade brônquica. Desta forma, na obesidade, não é somente o fator anatômico que leva à resistência da via aérea, mas também o hiperinsulinismo, por ação direta sobre as vias aéreas.[7]

Manuseio do paciente diabético com COVID-19

Do ponto de vista clínico, é importante discutir os objetivos glicêmicos e o que fazer nos "dias de doença", os ajustes nas doses de insulina, uma hidratação adequada e a disponibilidade de tabletes de glicose, caso haja hipoglicemia.

Além disso, manter uma dieta saudável e praticar atividades físicas (150 minutos por semana) que incluam caminhadas, mantendo um distanciamento físico, uso de máscaras e medidas de higiene deve ser discutido e enfatizado.

Vacinação é importante (influenza, pneumocócica, por exemplo) e não deve ser negligenciada, pois tem havido coinfecção viral em pacientes com COVID-19.

Para o manuseio da hiperglicemia no paciente internado, o alvo recomendado pela Associação Americana de Diabetes (ADA) é 140 a 180mg/dL para pacientes criticamente doentes e critérios mais restritos (110 a 140mg/dL) em pacientes selecionados. Todavia, a ADA não fez ainda recomendações para pacientes com COVID-19. Em pacientes que apresentem graves comorbidades ou que sejam doentes terminais, o controle glicêmico é mais liberal (>180mg/dL), especialmente se uma cuidadosa monitoração não for disponível.[6] Nesses pacientes, um enfoque menos agressivo, para minimizar glicosúria, de forma a monitorar o estado de hidratação e detectar precocemente distúrbios hidroeletrolíticos, é mais apropriado. Avaliar constantemente o *status* clínico do paciente, a trajetória da glicemia, a gravidade da doença, o estado nutricional e as medicações concomitantes que possam interferir no controle glicêmico é altamente desejável.

Para pacientes com DM tipo 2 em uso de inibidores do transporte sódio/glicose (SGLT2i) devem descontinuar esse tipo de droga, pois o seu uso tem sido associado à depleção de volume intravascular e tem aumentado o risco de cetose euglicêmica. A descontinuação de sulfonilureias também é recomendada, particularmente em doentes graves, cujo *clearance* da droga pode estar comprometido. Cloroquina e hidroxicloroquina podem causar hipoglicemia. Medicações antivirais, como ritonavir e lopinavir, associam-se à hiperglicemia e devem requerer ajustes de doses de insulina, se tiverem que ser utilizadas.

Com a necessidade deste manuseio mais flexível do paciente com DM, a insulina torna-se a medicação de escolha para o controle glicêmico, além de seu efeito anti-inflamatório. Os inibidores de DPP-4 e os análogos do receptor de GLP-1 não somente atenuam o estado inflamatório crônico, mas também apresentam efeitos imunomodulatórios independentes e protetores do pulmão, e podem ser benéficos.

Há ainda muitas áreas de incerteza que requerem investigação com relação ao DM e COVID-19, como as diferenças entre DM1 e DM2, controle glicêmico ótimo *versus* pobre, e o efeito da idade e de condições coexistentes na evolução desses pacientes.

Hipertensão arterial (HA)

Tem sido vista alta prevalência de hipertensão arterial em pacientes com COVID-19, o que pode predispor a uma doença mais grave. O risco de óbito aumenta três vezes e o risco de doença grave, duas vezes em pacientes com COVID-19 e HA.

A HA predispõe a uma desregulação imune, com IL-17 elevada, função anormal de células *natural killer* e de linfócitos T, parcialmente reversíveis com antagonistas do receptor de mineralocorticoide. Um tônus simpático mais ativo, desregulação do NFκB e elevação de angiotensina II, um peptídeo pró-inflamatório também são notados.

É importante que se note que a prevalência de HA é aumentada em pessoas de mais idade e, entre os pacientes com COVID-19, a maioria dos que apresentam doença mais grave é representada por idosos, ou seja, pode não haver causalidade nesta relação.

Obesidade

A obesidade é a terceira comorbidade que afeta pacientes que vão a óbito por COVID-19 (28%), e fica atrás de DM e de doença renal crônica.[8]

Existe uma disfunção imune na obesidade que advém da resistência e exaustão da célula T à insulina. Há a suspeita de que o tecido adipose represente o alvo e reservatório do SARS-CoV-2.[9]

As alterações das respostas mieloide e linfoide dentro do tecido adiposo levaria a uma alteração no perfil das adipocinas. Excessiva liberação de IL-6 pelo tecido adiposo contribui para o agravamento do estado inflamatório, o que interfere no prognóstico da COVID-19.

Uma resposta atenuada do receptor de angiotensina no sistema renina-angiotensina-aldosterona pode agravar uma desregulação imune preexistente. Ao lado disso, uma alta concentração de DPP-4 e a hipersinsulinemia, vistas na obesidade, podem alterar o sistema imune. Embora eventuais benefícios de uma inibição de DPP-4 não são comprovados, há um claro efeito anti-inflamatório e protetor do pulmão dos análogos do receptor de GLP-1 e esta poderia ser uma alternativa terapêutica em casos graves.[10]

A apneia obstrutiva do sono, a hipoventilação e o aumentado risco de trombose, frequentes no obeso, podem comprometer ainda mais os pulmões e o estado geral de pacientes com COVID-19.

Outras endocrinopatias

Eixo hipotálamo-hipófise-suprarrenal

Durante a fase inicial da infecção viral, os glicocorticoides sensibilizam a resposta imune para atacar os antígenos estranhos. No decurso da infecção, pode advir um bloqueio do eixo hipotálamo-hipófise-suprarrenal, o que leva à insuficiência adrenal nas fases críticas da doença.

Pacientes com insuficiência adrenal estão sob risco aumentado de infecção, e os que têm insuficiência adrenal primária apresentam diminuição da citotoxicidade por células *natural killer*, o que compromete o reconhecimento e a eliminação das células infectadas pelo vírus e reduz as defesas imunes antivirais.

Durante o período de infecção por coronavírus, os pacientes com insuficiência adrenal devem seguir o mesmo protocolo proposto para outras infecções ou situações de estresse: dobrar a dose nos dias iniciais da doença e, em casos mais graves ou na impossibilidade de usar a via oral, hidrocortisona por via parenteral deverá ser utilizada. Lembrar que pacientes em uso de glicocorticoides, em vigência de COVID-19, estão sob risco aumentado de tromboembolismo e devem fazer profilaxia com heparina.

Eixo hipotálamo-hipófise-tireoide

O tecido tireoididano expressa receptor ACE2, cuja hiperexpressão tem sido implicada em progressão de câncer de tireoide. Em pacientes com COVID-19, doença do eutireoidiano doente e tireoidite têm sido vistas em 3,6% dos casos.[11] Os distúrbios tireoidianos estão ligados à maior mortalidade por COVID-19.[12]

Em geral, crianças com doença tireoidiana, mesmo se mal controladas, não apresentam risco aumentado de COVID-19. Todavia, pacientes mal controlados com tireotoxicose, podem ter risco aumentado de infecção. É bem estabelecido que doença tirieoidiana autoimune não causa imunossupressão. Medicamentos utilizados em doenças tireoidianas, inclusive tiroxina, carbimazole, metimazole e propiltiouracil, não afetam o sistema imune e não colocam risco aumentado para COVID-19.

Recomendação da Sociedade Britânica de Tireoide sobre adultos e crianças com doença ocular tireoidiana, em altas doses de esteroides micofenolato ou rituximab, e que são considerados como imunocomprometidos, indica que eles devem seguir medidas de confinamento e proteção à saúde bastante estritas. A depender da gravidade do problema, as altas doses de esteroides ou imunossupressores devem ser suspensos.

Quanto ao tratamento de hipotireoidismo, tanto adultos quanto crianças devem manter as mesmas doses de tiroxina. Se houver distúrbios gastrointestinais graves, a dose pode ser repetida, quando factível. Quanto aos pacientes com hipertireoidismo em uso de medicações antitireoidianas, essas drogas devem ser suspensas e os pacientes devem ser avaliados quando a uma possível agranulocitose, pois os sintomas desta última (dor de garganta, ulcerações na boca, febre e sintomas semelhantes a gripe) podem se sobrepor aos da COVID-19.[13]

Diabetes *insipidus*

A concomitância de DI e COVID-19 coloca alguns desafios extras no tratamento, recomendando-se o atraso da próxima dose de DDAVP até que a diurese se restabeleça, para provocar, assim, uma aquarese mais intensa que denota o final da dose anterior da medicação e, com isso, evitar a intoxicação hídrica. Os pacientes são vulneráveis a hiponatremia tanto por excesso de DDAVP como pela produção elevada de vasopressina provocada por pneumonia no contexto da síndrome de secreção inapropriada de hormônio antidiurético. Monitoração contínua do sódio sérico deve ser feita para se controlar melhor o balanço hidroeletrolítico desses pacientes. Um desafio especial são os pacientes com DI adípsicos, pois eles não sentem sede e não controlam seu volume de ingestão hídrica.

Desde que a hidrocortisona é essencial para o *clearance* do excesso de água livre, ele deve ser administrado em doses que evitem acúmulo de fluido, lembrando-se que, quando se administra glicocorticoide, especialmente em quem tem hipocortisolismo, aumenta-se a necessidade de DDAVP, e as doses devem ser ajustadas.

Hipoglicemia (hipoglicemia hiperinsulinêmica ou hipoglicemia cetótica)

Crianças com tendência a apresentar hipoglicemia durante infecções, especialmente hipoglicemia cetótica e hiperinsulinismo, devem ser cuidadosamente monitoradas . Elas não são consideradas vulneráveis à COVID-19, exceto se estiverem em uso de sirolimus, um inibidor da mTOR *(mammalian target of rapamycin)*, com ações imunossupressoras. Estritas medidas de higiene e confinamento são indicadas, com administração de fluidos açucarados em intervalos frequentes. Entretanto, se o paciente estiver em uso de diazóxido, atenção à retenção hídrica e à hipertensão pulmonar. Se em uso de análogos de somatostatina, atenção a arritmias cardíacas e ao distúrbio de condução.[14]

Síndrome de Cushing

Representa um estado de imunodepressão celular e humoral que pode aumentar a suscetibilidade a infecções. Quanto maior a concentração de cortisol, mais grave é a infecção, e a adesão a medidas de proteção contra a infecção por SARS-CoV-2 é essencial.

Hipoparatireoidismo

Não leva a risco aumentado de infecção, exceto no contexto da síndrome de deleção 22q11.2 (Di George) que, na maioria (64% a 77%) dos pacientes, inclui imunodeficiência de gravidade variável. A hipoplasia/aplasia tímica condiciona um comprometimento de linfócitos T, com infecções recorrentes do sistema respiratório. Isto aumenta a suscetibilidade à COVID-19. A hipocalcemia pode comprometer a capacidade respiratória pelo enfraquecimento da musculatura torácica.[15]

Síndrome dos ovários policísticos

O hiperandrogenismo, associado a obesidade, hipertensão arterial sistêmica, deficiência de vitamina D, resistência à insulina (ou mesmo diabetes *mellitus* tipo 2), e um quadro inflamatório sistêmico, de comuns na síndrome dos ovários policísticos (SOP), tornam esses pacientes mais vulneráveis à infecção do SARS-CoV-2.

Muitas pacientes com SOP recebem metformina, e há recomendação de suspensão de seu uso quando a COVID-19 se torna instável, já que a droga pode promover acidose lática, especialmente se o paciente desidratar. Como há acometimento renal na COVID-19, essa possibilidade torna-se mais real. Quanto a outras medicações hipoglicemiantes, um cuidado especial com os inibidores do transportador de sódio e glicose tipo 2 (SGLT2i), que podem levar a quadros de cetoacidose com glicemia normal ou baixa, e a recomendação é que sejam descontinuados. Por outro lado, a insulina torna-se a medicação de escolha nestas situações.

O uso de inibidores da dipeptil-peptidase 4 (DPP4) parecem ser bem tolerados e podem ser continuados (a dose de alguns inibidores de DPP4 deve ser ajustada de acordo com a função renal). Devido ao risco aumentado de hipoglicemia na COVID-19, evitar ou otimizar o uso de sulfonilureias.

Em caso de uso de glicocorticoides, deve-se lembrar de que muitas pacientes com SOP apresentam resistência à insulina talvez ainda desconhecida, e os glicocorticoides podem induzir um estado de hiperglicemia.

Como hipertensão arterial é comum na SOP, o uso de certas medicações anti-hipertensivas tem sido questionado. As cinco principais classes de anti-hipertensivos (inibidores de enzima de conversão de angiotensinogênio, bloqueadores do receptor de angiotensina, diuréticos tiazídicos, bloqueadores de canal de cálcio e betabloqueadores) não se mostraram prejudiciais em pacientes com COVID-19 e sua utilização não deve ser descontinuada.

A COVID-19 predispõe a trombose, e extrema vigilância sobre fenômenos tromboembólicos deve ser exercida em pacientes com SOP pois apresentam risco aumentado de trombose pela obesidade, uso de contraceptivos orais, entre outros.[16]

O coronavírus é capaz de causar alguma endocrinopatia?

O vírus SARS-CoV-2 tem predileção pelo envolvimento de múltiplos órgãos, devido à presença de receptores ACE-2 em um grande número de tecidos, como SNC, coração, sistema gastrointestinal e cascata de coagulação. No entanto, há poucos relatos de envolvimento do sistema endócrino.[17]

Com base em experiências prévias com infecções com o SARS, vemos que esse vírus tem causado hipocortisolismo e hipotireoidismo central nos sobreviventes. Tem se notado elevação de LH, FSH e PRL, e tem havido redução de estrógeno e TSH.

Parece haver três mecanismos de interação entre o sistema endócrino e SARS--CoV-2: infecção direta da glândula, ativação do eixo hipotálamo-hipofisário via mediadores inflamatórios e lesão glandular imune, mediada por células B (anticorpos) ou linfócitos T.

Eixo hipotálamo-hipofisário

Pouco tem sido documentado sobre os efeitos hipotálamo-hipofisários da COVID-19, mas, de acordo com recentes achados de autópsia, o hipotálamo parece ser um alvo altamente provável do SARS-CoV-2, devido à rica expressão de ACE2 e TMPRSS2, especialmente no núcleo paraventricular.[18]

Tem se levantado a hipótese de que o vírus possa entrar no cérebro por meio do epitélio nasofaríngeo, via nervo olfatório, e passa a barreira hêmato-liquórica ou entra diretamente pela eminência média (que não tem barreira). O estado pró-trombótico e a doença endotelial sistêmica da COVID-19 poderiam ser fatores de risco para apoplexia hipofisária, especialmente em pacientes com adenomas hipofisários, naqueles em terapia anticoagulante, portadores de macroprolactinomas ou em uso de agentes dopaminérgicos.[19]

Os efeitos da infecção viral por SARS-CoV-2 no eixo hipotálamo-hipofisário podem ser por invasão direta do vírus, pois existem receptores ACE-2 nessas células, ou pela ação de citocinas (IL-1, IL-6, TNF-alfa) que estimulam o eixo e elevam as concentrações de cortisol. Por outro lado, a inflamação, por si só, pode levar a hipofisite.[20]

Apesar de não se saber o papel do GH e do IGF-1 na COVID-19, sabe-se que, em camundongos, eles modulam a lesão pulmonar causada pelo vírus influenza A.[21]

A "tempestade de citocinas" documentada na COVID-19, mediada por IL-6 suprime IGF-1, tem sido especulada como um fator para autismo em filhos de mães grávidas com COVID-19.[22]

Suprarrenais

Causas virais de insuficiência adrenal por invasão direta do vírus são bem conhecidas. A estimulação do eixo hipotálamo-hipófise-suprarrenal por citocinas inflamatórias resulta numa aumentada perfusão adrenal, o que aumenta o risco de hemorragia. O aumento da esteroidogênese resulta numa resposta de imunomodulação, o que favorece as células T helper Th-2, de modo a retardar o clareamento viral.[23]

Curiosamente, o SARS-CoV-2 produz partículas virais que são estruturalmente semelhantes ao ACTH, o que leva a uma reação imune cruzada, com produção de anticorpos contra ACTH, de forma a levar a insuficiência adrenal. Além disso, há receptores ACE-2 na glândula adrenal. Em decorrência dessas alterações, o uso de glicocorticoides na COVID-19 foi proposto: além de se provarem benéficos na síndrome da "tempestade de citocinas", os glicocorticoides podem ter alguma ação local na membrana do alvéolo pulmonar, quer por efeito estabilizador de membrana, quer por outro mecanismo que previna a formação de membrana hialina nos pulmões.[24]

Apesar de, numa fase inicial, ter havido contraindicação de uso de glicocorticoides em COVID-19 pela Organização Mundial da Saúde, um estudo recente (RECOVERY) sugere benefícios significantes em pacientes criticamente doentes. A dexametasona reduziu o risco de mortalidade em 17% em pacientes ventilados.[25]

Os pacientes com COVID-19 grave montam uma robusta resposta adrenal e a concentração basal de cortisol pode ser um preditor confiável de mortalidade: um ponto de corte de 27mcg/dL (744nmol/L) prediz a mortalidade em 15 dias: os pacientes com concentrações superiores a esse limiar têm mais risco de morte que os que se mantêm abaixo dessa concentração.[26]

No entanto, não podemos nos precipitar na conclusão de que seria contraindicado o uso de glicocorticoides em paciente com COVID-19 grave, mas devemos enfatizar que, provavelmente, os benefícios dos glicocorticoides para pacientes gravemente doentes com COVID-19 não devem ser devido à insuficiência adrenal e podem relacionar-se a um efeito pulmonar local dos esteroides. Desta forma, o *timing* do uso dos glicocorticoides nesses pacientes é importante para se escolher o melhor momento de se iniciar a terapia. Mais estudos ainda são necessários para melhor esclarecer esses efeitos.

Pâncreas

Têm sido relatados vários casos de diabetes *mellitus* em pacientes com COVID-19. É possível que muitos desses pacientes tivessem previamente um DM um DM tipo 1 em desenvolvimento e a reserva de células beta estivesse no limite quando surgiu a infecção viral. No entanto, é possível que o vírus cause diretamente uma agressão às células alfa e beta pancreáticas e desencadeie um DM não imunológico (DM TIPO 1B), inclusive com cetoacidose, o que reflete uma perda aguda da capacidade de produção de insulina.

Um estudo de Wuhan com pacientes hospitalizados, especialmente idosos com COVID-19, mostrou que 21,6% tinham história de diabetes e, com base na glicemia à admissão, 20,8% tinham seu primeiro diagnóstico de DM (com glicemia de jejum >126mg/dL ou hemoglobina glicada maior que 6,5%) ou disglicemia (glicemia entre

100 e 126mg/dL ou hemoglobina glicada entre 5,7% e 6,5%).[27] Um estudo alemão apresentou 532 crianças com diagnóstico de DM1 e encontrou um aumento significativo de cetoacidose diabética e cetoacidose grave durante o período pandêmico.[28]

Não está claro, no momento, se o DM presente em pacientes com COVID-19 seja do tipo 1, 2 ou algum outro subtipo complexo de diabetes. Embora no DM1 o processo resulte de destruição autoimune de ilhotas, na COVID-19, resultaria de uma destruição maciça e aguda de ilhotas pancreáticas.[29]

Existem receptores ACE-2 nas ilhotas pancreáticas e, tanto o pâncreas exócrino quanto o endócrino podem estar acometidos pelo vírus. Há relatos de desencadeamento de DM1 com cetoacidose e hiperosmolalidade em pacientes com COVID-19, o que sugere citotoxicidade à célula beta ou uma reação autoimune. Dentre 658 pacientes com COVID-19, 6,4% apresentaram cetose à admissão, sem nenhuma outra causa.[1,30]

Hiperglicemia é vista frequentemente em pacientes com COVID-19, resultante da agressão direta do vírus sobre as células beta, agravada pelo uso de glicocorticoides e pela resistência à insulina induzida pelo estado inflamatório.[31]

Tireoide

Há evidências cada vez maiores de que a COVID-19 possa ter um impacto maior no eixo hipotálamo-hipófise-tireoide do que se pensava inicialmente. RNA mensageiro de ACE2 nas células foliculares tireoidianas foi confirmado em análises de culturas primárias de células tireoidianas e a sua expressão é semelhante à encontrada em outros tecidos.[1]

Mais que isso, os níveis de expressão de ACE2 e TMPRSS2 são mais altos na tireoide do que no pulmão. Um grupo importante de proteínas estruturais da membrana plasmática que poderia estar implicada na invasão celular do SARS-CoV-2 é representado pelas integrinas. ACE2 liga-se a integrinas para modular a transdução de sinal. O T4 regula a expressão de genes para a proteína monomérica que forma integrinas, e o hormônio tireoidiano promove a internalização de integrinas. Portanto, o hormônio tireoidiano pode influenciar positivamente a captação viral que envolve integrinas.[32]

No entanto, não se pode excluir que a lesão tireoidiana seja secundária a um insulto viral na região hipotalâmica hipofisária. Sequências de genoma SARS foram detectadas no citoplasma de numerosos neurônios hipotalâmicos e a avaliação imuno-histoquímica da adeno-hipófise de cinco pacientes com SARS revelaram que tanto o número quando a intensidade imunorreativa de células positivas para TSH estavam marcadamente reduzidas.[32]

O acometimento da tireoide pode se fazer tanto por invasão direta do vírus quanto pela agressão imonológica ou pela "tempestade de citocinas". Tem havido relatos de disfunção tireoidiana com T3 e T4 baixos em pacientes com COVID-19. Há mesmo uma relação entre a gravidade da doença e as concentrações de T3.

Leow *et al.* publicaram quatro casos de pacientes com SARS que, três meses após a recuperação, apresentavam hipotireoidismo bioquímico, três centrais e um primário, devido à tireoidite linfocitária crônica. Os que tinham hipotireoidismo central remitiram espontaneamente após tres a nove meses, o caso com hipotireoidismo primário não teve remissão e exigiu reposição hormonal permanente.[32]

Tireoidite subaguda foi relatada na Itália, após COVID-19.[33] É bem sabido que as tireoidites sub-agudas (de Quervain) costumam seguir-se a infecções virais e o SARS-CoV-2 não foge a esta regra. Por outro lado, alterações tireoidianas em vigência de quadros graves de COVID-19 caracterizam a síndrome do eutireoidiano doente, em que ocorre baixa de TSH, T3 e, nos casos mais graves, de T4livre.

Tireoidite autoimune pode se desenvolver na "tempestade de citocinas" induzida pelo SARS-CoV-2, o que poderia levar a um hipotireoidismo primário. Desta forma, as manifestações tireoidianas da COVID-19 podem incluir tireotoxicose, orbitopatia de graves e hipotireoidismo.

Gônadas

Existe um maior acometimento por COVID-19 em homens e uma das explicações é a maneira como o vírus entra na célula: após escorar-se no receptor ACE-2, uma protease de serina transmembrana (TMPRSS2) fixa esse vírus no interior da célula. Essa protease é dependente de testosterona e, portanto, a produção testicular deste hormônio acaba por favorecer a entrada do vírus nas células. Os testículos expressam abundantemente ACE-2 e NRP1, especialmente nas espermatogônias, células de Sertoli e Leydig , de tal forma que tem se postulado que os testículos possam ser um reservatório viral.

Estudos de autópsia de pacientes com infecções pelos vírus SARS têm mostrado destruição de células germinativas e infiltrado linfocítico nos testículos.[34] Ao menos um caso de orquite foi documentado em um jovem com COVID-19. Exame *post-morten* de homens mortos com COVID-19 revelaram, em 11 de 12 casos, lesão de túbulos seminíferos, vacuolização de células de Sertoli, número reduzido de células de Leydig e infiltrado linfocitário.[35]

A análise de sêmen de pacientes com COVID-19 mostra a presença do vírus, mas as implicações clínicas quanto à fertilidade são ainda desconhecidas. Baixas concentrações de testosterona, com LH elevado, indicam destruição tecidual local em pacientes masculinos com COVID-19.[36]

Estrógeno e 17 beta estradiol podem atuar em subgrupos celulares do sistema imune por mecanismo epigenético, resultando na modulação de linfócitos. Isto pode explicar por que mulheres clareiam o vírus mais cedo comparado aos homens. Há estudos clínicos que têm tentado uso de estrógenos e privação de andrógenos para reduzir a gravidade da COVID-19.[37,38]

Conclusões

A pandemia de COVID-19 representa o maior desafio em saúde pública desde a gripe espanhola de 1918. Neste contexto, as endocrinopatias não poderiam deixar de existir neste âmbito global de patologia.

Duas situações básicas devem ser analisadas: os pacientes portadores de endocrinopatias e os pacientes que se tornam endocrinopatas após a infecção pelo SARS-CoV-2.

Na primeira situação, um cuidado especial a pacientes diabéticos, com uma vigilância cuidadosa nos seus controles, de modo a permitir que eles atravessem uma situação de infecção com um bom controle metabólico. Pacientes em uso de medicamentos que possam interferir na sua competência imunológica (glicocorticoides, metimazole, propiltiouracil, sirolimus, entre outros fármacos) também devem ser estritamente monitorados e, em alguns casos, a medicação deve ser suspensa.

Mais inquietante é o fato de o SARS-CoV-2 poder desencadear várias endocrinopatias, e um alerta especial é para a indução de diabetes *mellitus* tipo 1, com destruição maciça e aguda de ilhotas pancreáticas e a apresentação com cetoacidose diabética. A detecção precoce, que implica o conhecimento de que esta complicação é possível na COVID-19, modifica o prognóstico e permite a instalação de um tratamento adequado, para que se evitem sequelas.

Ainda temos muito a aprender com o SARS-CoV-2 e toda atenção em relação aos nossos pacientes é de crucial importância para fazermos diagnósticos e para propormos terapias adequadas e em tempo hábil.

Referências

1. Kothandaraman N, Rengaraj A, Xue B, Yew WS, Velan SS, Karnani N, et al. COVID-19 endocrinopathy with hindsight from SARS. Am J Physiol Endocrinol Metab. 2021 Jan 1;320(1):E139-E150.

2. Hoffmann M, Kleine-Weber H, Schroeder S, Krüger N, Herrler T, Erichsen S, et al. SARS-CoV-2 Cell Entry Depends on ACE2 and TMPRSS2 and Is Blocked by a Clinically Proven Protease Inhibitor. Cell. 2020;181(2):271-280.e8.

3. Kostopoulou E, Güemes M, Shah P. COVID-19 in Children and Adolescents with Endocrine Conditions. Horm Metab Res. 2020 Nov;52(11):769-774.

4. Teesalu T, Sugahara KN, Kotamraju VR, Ruoslahti E. C-end rule peptides mediate neuropilin-1-dependent cell, vascular, and tissue penetration. Proc Natl Acad Sci U S A. 2009;106(38):16157-62.

5. Grassi T, Varotto E, Galassi FM. COVID-19, a viral endocrinological disease? Eur J Intern Med. 2020l;77:156-157.

6. Shekhar S, Wurth R, Kamilaris CDC, Eisenhofer G, Barrera FJ, Hajdenberg M, et al. Endocrine Conditions and COVID-19. Horm Metab Res. 2020l;52(7):471-484.

7. Santos A, Magro DO, Evangelista-Poderoso R, Saad MJA. Diabetes, obesity, and insulin resistance in COVID-19: molecular interrelationship and therapeutic implications. Diabetol Metab Syndr. 2021 ;13(1):23.

8. HealthLDo.LouisianaDepartmentofHealthUpdatesfor3/27/2020 Online: ldh.la.gov; 2020 cited Louisiana Department of Health. Available from: http://ldh.la.gov/index.cfm/newsroom/detail/5517)

9. Ryan PM, Caplice NM. Is Adipose Tissue a Reservoir for Viral Spread, Immune Activation, and Cytokine Amplification in Coronavirus Disease 2019? Obesity (Silver Spring). 2020;28(7):1191-1194.

10. Zhou F, Zhang Y, Chen J, Hu X, Xu Y. Liraglutide attenuates lipopolysaccharide-induced acute lung injury in mice. Eur J Pharmacol. 2016;791:735-740.

11. Cardiology ESf. Position Statement of the ESC Council on Hyperten- sion on ACE-Inhibitors and Angiotensin Receptor Blockers (Online). 2020 (updated March 13, 2020; cited 2020 March 15). Available from https://www.escardio.org/Councils/Council-on-Hypertension-(CHT)/News/position-statement-of-the-esc-council-on-hypertension-on- ace-inhibitors-and-ang).

12. Zhang JJ, Dong X, Cao YY, Yuan YD, Yang YB, Yan YQ, et al. Clinical characteristics of 140 patients infected with SARS-CoV-2 in Wuhan, China. Allergy. 2020;75(7):1730-1741.

13. British Thyroid Foundation. Thyroid disease and coronavirus (COVID-19). Internet, cited 25 March 2020; Available from: https:// www.btf-thyroid.org/news/thyroid-disease-and-coronavirus-covid-19).

14. Senniappan S, Alexandrescu S, Tatevian N, Shah P, Arya V, Flanagan S, et al. . Sirolimus therapy in infants with severe hyperinsulinemic hypoglycemia. N Engl J Med. 2014;370(12):1131-7.

15. Kostopoulou E, Güemes M, Shah P. COVID-19 in Children and Adolescents with Endocrine Conditions. Horm Metab Res. 2020;52(11):769-774.

16. Kyrou I, Karteris E, Robbins T, Chatha K, Drenos F, Randeva HS. Polycystic ovary syndrome (PCOS) and COVID-19: an overlooked female patient population at potentially higher risk during the COVID-19 pandemic. BMC Med. 2020;18(1):220.

17. Garg MK, Gopalakrishnan M, Yadav P, Misra S. Endocrine Involvement in COVID-19: Mechanisms, Clinical Features, and Implications for Care. Indian J Endocrinol Metab. 2020;24(5):381-386.

18. Chigr F, Merzouki M, Najimi M. Autonomic Brain Centers and Pathophysiology of COVID-19. ACS Chem Neurosci. 2020;11(11):1520-1522.

19. Frara S, Loli P, Allora A, Santini C, di Filippo L, Mortini P, Fleseriu M, Giustina A. COVID-19 and hypopituitarism. Rev Endocr Metab Disord. 2022;23(2):215-231.

20. Leow MK, Kwek DS, Ng AW, Ong KC, Kaw GJ, Lee LS. Hypocortisolism in survivors of severe acute respiratory syndrome (SARS). Clin Endocrinol (Oxf). 2005;63(2):197-202.

21. Li G, Zhou L, Zhang C, Shi Y, Dong D, Bai M, Wang R, Zhang C. Insulin-Like Growth Factor 1 Regulates Acute Inflammatory Lung Injury Mediated by Influenza Virus Infection. Front Microbiol. 2019;10:2541.

22. Steinman G. COVID-19 and autism. Med Hypotheses. 2020;142:109797.

23. Paolo WF, Jr, Nosanchuk JD. Adrenal infections. Int J Infect Dis. 2006;10:343-53.

24. Hough CL. Should we ever give steroids to ARDS patients? Clin Chest Med. 2014;35:781-95.

25. RECOVERY Collaborative Group, Horby P, Lim WS, Emberson JR, Mafham M, Bell JL, et al. Dexamethasone in Hospitalized Patients with Covid-19. N Engl J Med. 2021;384(8):693-70

26. Tan T, Khoo B, Mills EG, Phylactou M, Patel B, Eng PC, et al. Association between high serum total cortisol concentrations and mortality from COVID-19. Lancet Diabetes Endocrinol. 2020;8(8):659-660.

27. Li H, Tian S, Chen T, Cui Z, Shi N, Zhong X, et al. Newly diagnosed diabetes is associated with a higher risk of mortality than known diabetes in hospitalized patients with COVID-19. Diabetes Obes Metab. 2020;22(10):1897-1906.

28. Kamrath C, Mönkemöller K, Biester T, Rohrer TR, Warncke K, Hammersen J, Holl RW. Ketoacidosis in Children and Adolescents With Newly Diagnosed Type 1 Diabetes During the COVID-19 Pandemic in Germany. JAMA. 2020;324(8):801-804.

29. Khunti K, Del Prato S, Chantal Mathieu C, Kahn SE, Gabbay RA, Buse JB. COVID-19, hyperglycemia, and New-Onset Diabetes. Diabetes Care 2021;44:264-2655 l

30. Li J, Wang X, Chen J, Zuo X, Zhang H, Deng A. COVID-19 infection may cause ketosis and ketoacidosis. Diabetes Obes Metab. 2020 Oct;22(10):1935-1941. doi: 10.1111/dom.14057. Epub 2020 May 18. PMID: 32314455; PMCID: PMC7264681.

31. Yang L, Han Y, Nilsson-Payant BE, Gupta V, Wang P, Duan X, et al. A human pluripotent stem cell-based platform to study SARS-CoV-2 tropism and mod(el virus infection in human cells and organoids. Cell Stem Cell. 2020;27:125-36e7.

32. Scappaticcio L, Pitoia F, Esposito K, Piccardo A, Trimboli P. Impact of COVID-19 on the thyroid gland: an update. Rev Endocr Metab Disord 2021;22(4):803-15.

33. Brancatella A, Ricci D, Viola N, Sgrò D, Santini F, Latrofa F. Subacute thyroiditis after Sars-COV- 2 infection. J Clin Endocrinol Metab. 2020;105.

34. Xu J, Qi L, Chi X, Yang J, Wei X, Gong E, et al. Orchitis: A complication of severe acute respiratory syndrome (SARS) Biol Reprod. 2006;74:410-6.

35. Ming YSC, Bo H, Jing-Min Z, Hua S, Ya-Jun C, Cao Q, et al. Pathological findings in the testes of COVID-19 patients: clinical implications. Eur Urol Focus 2020;6: 1124-1129.

36. Ma L, Xie W, Li D, Shi L, Mao Y, Xiong Y, et al. Effect of SARS-CoV-2 infection upon male gonadal function: A single center-based study medRxiv. 2020.

37. Nachman S. Estrogen patch for COVID-19 symptoms. (Last assessed on 2020 Sep 29). Available from: https://clinicaltrialsgov/ct2/show/NCT04359329

38. Patel VG, Zhong X, Liaw B, Tremblay D, Tsao CK, Galsky MD, et al. Does androgen deprivation therapy protect against severe complications from COVID-19.? Ann Oncol. 2020;31:1419-20.

13

MANIFESTAÇÕES HEMATOLÓGICAS NA COVID-19

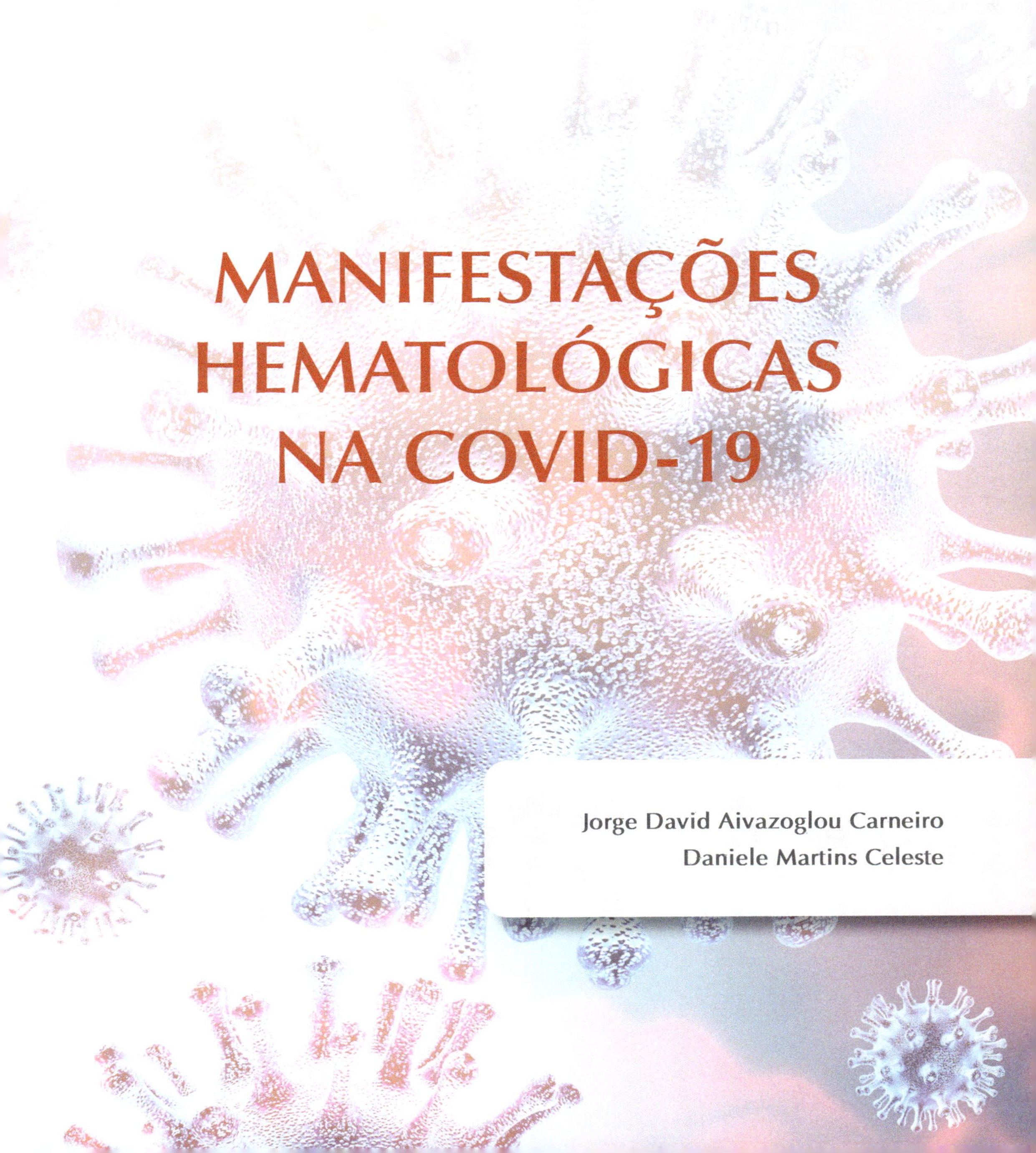

Jorge David Aivazoglou Carneiro
Daniele Martins Celeste

Introdução

Em dezembro de 2019, o surto de uma nova doença inicialmente denominada pneumonia de causa desconhecida ocorreu em Wuhan, província de Hubei, na China. Logo em seguida, o agente etiológico foi identificado como um novo coronavírus. Em função do quadro clínico respiratório grave, a doença recebeu a denominação de Síndrome Respiratória Aguda Grave – Coronavírus (SARS-CoV-2) e, posteriormente, doença coronavírus – 2019 (COVID-19). Em março de 2020, a Organização Mundial da Saúde (OMS) reconheceu a doença como uma pandemia global.[4]

A maioria dos indivíduos infectados é assintomática ou apresenta sintomas leves. Estudos observacionais têm reportado que adultos idosos e aqueles com doenças de base (respiratória, cardiovascular, diabetes, obesidade) possuem risco aumentado de evoluírem para insuficiência respiratória. No entanto, a doença grave também pode acometer os adultos jovens sem doenças preexistentes. Embora a maioria das crianças sejam assintomáticas ou tenham sintomas leves, publicações recentes indicam que as crianças e os adolescentes podem desenvolver um processo inflamatório grave denominado Síndrome Inflamatória Multissistêmica Pediátrica (SIM-P), com choque, disfunção miocárdica e alterações hematológicas.[5]

Dados do *Centers for Disease Control and Prevention* (CDC – US) atualizados até agosto de 2022 mostram o total de 14.282.482 crianças registradas com COVID-19 desde o início da pandemia. Entre essas crianças, houve 8.798 (0,06%) casos de SIM-P com 71 mortes decorrentes dela.[27,28]

Com relação à epidemiologia da COVID-19 em crianças e adolescentes no Brasil em 2020, observou-se que esta população representou 2,46% do total de hospitalizações (14.638 / 594.587) e 0,62% de todas as mortes (1203/ 191.552).[6]

As manifestações hematológicas da COVID-19 foram descritas, inicialmente, em séries de casos e estudos descritivos em pacientes adultos na China. Embora a patogênese ainda não esteja totalmente elucidada, as manifestações hematológicas da COVID-19 são amplamente reconhecidas e possuem impacto prognóstico significativo. Entre as alterações hematológicas frequentemente descritas na COVID-19, temos as alterações de coagulação e o tromboembolismo, a linfopenia, a neutropenia e as alterações de biomarcadores. O tromboembolismo venoso e suas complicações são reportados com frequência nos pacientes adultos com COVID-19 grave, e contribuem de modo significativo para a alta mortalidade desses pacientes, mesmo com tromboprofilaxia.[7] Estudo recente multicêntrico avaliou a frequência de trombose e hemorragia em crianças hospitalizadas com COVID-19 e SIM-P. Foram incluídos registros de 915 crianças , dez (1%) apresentaram trombose ,16 (1,7%) hemorragia e duas (0,2%) ambos. Conclui-se que, diferentemente dos adultos, tromboses e hemorragias são eventos pouco comuns nas crianças com infecção causada pelo vírus SARS-Cov-2.[29]

O grau de linfopenia, trombocitopenia e de anormalidades nos testes de coagulação é intensificado entre os pacientes com COVID-19 que morreram. Este contexto destaca a importância do reconhecimento precoce das alterações hematológicas e pronta intervenção para melhorar a evolução desses pacientes.

Embora as alterações laboratoriais nos adultos com COVID-19 sejam conhecidas e consistentes, pouco se conhece em relação aos achados laboratoriais nas crianças e os poucos dados disponíveis sugerem que as crianças com COVID-19 possuem perfis laboratoriais diferentes dos adultos. Abordaremos neste capítulo as manifestações hematológicas da COVID-19, de modo a considerar o conhecimento acumulado em relação aos adultos e compará-los aos dados disponíveis para as crianças.[8]

Alterações da hemostasia: trombose, coagulação intravascular disseminada e trombocitopenia

As alterações de hemostasia associadas à COVID-19 foram descritas desde os primeiros casos em adultos. Pacientes graves possuem alto risco de fenômenos tromboembólicos como consequência de fatores de risco, como: imobilização, inflamação intensa, desidratação, lesão endotelial e estase. Os eventos tromboembólicos mais reportados são a trombose venosa profunda, a embolia pulmonar, a trombose associada ao uso de cateter, o acidente vascular cerebral isquêmico e a isquemia coronariana. Os sangramentos são menos comuns do que as tromboses na COVID-19. Tipicamente, os sangramentos predominam na coagulação intravascular disseminada (CID) aguda e caracterizam-se por diminuição do fibrinogênio e da contagem plaquetária.[9,10]

Com relação à fisiopatologia da hemostasia na COVID-19, a presença do processo inflamatório que envolve o endotélio vascular alveolar, mesmo nos estágios iniciais, pode desencadear a formação de coágulos pulmonares e estimular as NETS (*neutrophil extracelular traps*) na tentativa de limitar a invasão viral. Estes microtrombos poderão não ser detectados facilmente nas imagens de tomografia computadorizada, devido ao seu pequeno tamanho e à sua limitação à microvasculatura periférica. Quando não tratada, a inflamação intensa ou tempestade de citocinas pode causar a extensão dos microtrombos pulmonares, tornando-os maiores, os quais manifestam-se clinicamente como piora da insuficiência respiratória e radiologicamente como defeitos de perfusão.[11,12]

O melhor teste laboratorial para avaliação das alterações hemostáticas associadas ao COVID-19 parece ser o Dímero-D. Várias publicações associam concentração elevada do Dímero-D com mau prognóstico. A contagem plaquetária usualmente é normal até os estágios avançados, quando observa-se plaquetopenia leve a moderada. O tempo de protrombina também é normal nos pacientes não graves, e observa-se prolongamento nos pacientes graves. O fibrinogênio é elevado, exceto nos pacientes terminais nos quais ocorre queda acentuada.[13]

Com relação à população pediátrica, não encontramos até fevereiro de 2021, publicações com abordagem dos distúrbios da coagulação específicos em crianças e adolescentes que apresentam infecção pela COVID-19. Há relatos de casos com trombose associada ao uso de cateteres e no contexto da síndrome inflamatória multissistêmica pediátrica. O uso de profilaxia antitrombótica também é variado e específico de cada hospital terciário, e fundamentado nas recomendações para adultos e de consensos de especialistas.[14,15]

Linfopenia

A infecção pelo vírus SARS-CoV-2 está associada com linfopenia CD4 e CD8. Sabe-se que o vírus SARS-CoV-2 invade as células humanas quando se liga ao receptor da enzima conversora de angiotensina 2 (ACE2). Além dos pulmões, coração, endotélio e células do sistema gastrointestinal, os linfócitos também expressam esses receptores. Consequentemente, o SARS-CoV-2 pode ligar-se diretamente aos linfócitos e causar lise celular. A linfopenia é consequência de dois eventos principais: lise celular induzida pelo vírus e atrofia dos órgãos linfoides, secundária à grande liberação de citocinas causada pela infecção.[16,17]

Estudos de citometria de fluxo não mostraram inversão da relação de linfócitos CD4/CD8. Contudo, estudos funcionais sugerem que o vírus SARS-CoV-2 deve prejudicar a função das células CD4 helper e das células T regulatórias, o que promove hiperativação inicial que é seguida por rápida exaustão das células T citotóxicas CD8. Uma metanálise que incluiu 18 estudos e aproximadamente 3000 pacientes adultos com COVID-19 mostrou tendência decrescente dos linfócitos entre os pacientes com doença não grave *versus* doença grave, e sobreviventes comparativamente aos sobreviventes. Associada a outros marcadores séricos, a contagem linfocitária e a relação neutrófilos/ linfócitos têm sido propostas como fatores prognósticos para a gravidade da doença, evolução e mortalidade.[18,19]

Neutrofilia

A infecção pelo vírus SARS-CoV-2 causa desequilíbrio imune com produção de neutrófilos e apoptose dos linfócitos. Assim, a neutrofilia coincide com a linfopenia previamente descrita. A neutrofilia pode ser secundária à infecção bacteriana sobreposta, mais frequente nos pacientes com doença grave. A formação excessiva das armadilhas neutrofílicas extracelulares (NETs) contribui para a cascata inflamatória, o que causa destruição dos tecidos vizinhos à sua ativação, microtromboses e lesão orgânica permanente que envolvem os pulmões, o sistema cardiovascular e os rins. A neutrofilia por si está associada à progressão da COVID-19, ao aumento do risco de falência respiratória aguda e à morte.[20] A relação neutrófilos/ linfócitos (NLR) é um fator preditivo precoce para determinar pacientes que possuem maior chance de desenvolver doença grave. Pacientes com idade ≥ 50 anos e com NRL ≥ 3,13 possuem alto risco de desenvolver doença grave e, portanto, devem ter rápido acesso à Unidade de Terapia Intensiva.[21]

Biomarcadores

A pandemia causada pelo vírus SARS-CoV-2 teve como implicação a necessidade de identificação de marcadores sorológicos de gravidade da doença. Entre os biomarcadores úteis como indicadores de prognóstico e até de mortalidade destacam-se a proteína C reativa (PCR), a desidrogenase láctica (DHL), o Dímero-D e a ferritina. A PCR é um reagente de fase aguda induzida pela IL-6, produzida no fígado e muito sensível em condições inflamatórias, como infecção e lesão tecidual. Estudo realizado em Wuhan mostrou aumento na progressão da COVID-19 em pacientes com PCR ≥ 41,8µ/ml. Em outro estudo que comparou níveis de PCR com o escore de gravidade das lesões pulmonares observadas na tomografia computadorizada (CT), os autores propuseram que a PCR tem valor preditivo maior que a CT nos estágios iniciais da doença, quando os escores de CT podem não mostrar diferença significativa.[22]

A desidrogenase láctica (DHL) é uma enzima expressa em praticamente todas as células humanas e utilizada como marcador de lesão tecidual. Elevação da DHL é comum na COVID-19 grave e um indicador de mau prognóstico.[23]

O Dímero-D é um dos produtos de degradação da fibrina e indica ativação da coagulação e da fibrinólise. O Dímero-D também se mostrou importante biomarcador e fator prognóstico de gravidade na COVID-19. Vários estudos mostraram forte associação entre níveis elevados de Dímero-D e mortalidade.[24]

Com relação à ferritina, sabe-se que é um reagente de fase aguda cuja produção é estimulada por inflamação e pode atuar como molécula imunomoduladora com funções pró-inflamatórias e imunossupressoras. Estudo retrospectivo mostrou que os níveis séricos de ferritina ≥500µg/L na admissão, bem como a PCR e a contagem dos linfócitos, foram fatores de risco independentes para gravidade da COVID-19. Outro biomarcador emergente para o comportamento da COVID-19 é a interleucina-6 (IL-6). Estudo realizado por Chen e colaboradores mostrou que 52% dos pacientes internados possuíam IL-6 aumentada à admissão e níveis elevados da IL-6 foram associados ao maior risco de morte [25].

Alterações laboratoriais nas crianças com COVID-19

Em consequência da epidemiologia da COVID-19 nas crianças e adolescentes, as informações relativas às alterações hematológicas e laboratoriais nessa população são limitadas e resultantes de metanálise de relatos e de séries de casos reportados em sua maioria na China. As limitadas informações disponíveis sugerem que as crianças com COVID-19 possuem perfil laboratorial diferente dos adultos. A publicação de uma metanálise de estudos que totalizou 610 pacientes pediátricos com COVID-19 leve mostrou neutropenia em 38% dos casos, aumento de PCR em 18% e de DHL em 28%. Lactentes menores de um ano de idade tiveram leucocitose com linfocitose e plaquetose. Por outro lado, na avaliação de uma série de 14 pacientes pediátricos com COVID-19 grave, as alterações leucocitárias foram observadas com frequência abaixo da expectativa com apenas 25% que apresentaram leucocitose. Interessante observar que linfocitose e linfopenia foram observadas com a mesma frequência (18,7%), enquanto o aumento da PCR e do DHL foram observados em 61,5% e 72,7% dos casos, respectivamente. Observou-se uma tendência ao aumento do Dímero-D e do tempo de protrombina nos pacientes graves.[26]

Conclusões

Embora as alterações hematológicas e laboratoriais nos adultos com COVID-19 leve e grave sejam mais reportadas e pareçam ser mais consistentes, pouco se conhece em relação às crianças com COVID-19 e ao perfil laboratorial dessa população. Deste modo, os índices leucocitários nas crianças não parecem ser marcadores confiáveis de gravidade da doença, e deve-se associar o monitoramento dos níveis de PCR e DHL nas crianças hospitalizadas para determinar o curso da doença, bem como o Dímero-D e o tempo de protrombina. Nos pacientes hospitalizados e no contexto da SIM-P é importante, também, o monitoramento dos biomarcadores cardíacos (CK-MB e troponina).

Pontos-chave

1. Em comparação aos adultos, a incidência de casos moderados e graves de COVID-19 na população pediátrica é menor. Como consequência, os dados relativos ao achados hematológicos laboratoriais nas crianças são limitados.
2. Entre as alterações hematológicas frequentemente descritas na COVID-19, temos as alterações de coagulação e o tromboembolismo, a linfopenia e a neutropenia.
3. As limitadas informações disponíveis sugerem que as crianças com COVID-19 possuem perfil laboratorial diferente dos adultos, de acordo com a ontogênese da hematopoese na infância.
4. Os índices leucocitários nas crianças não parecem ser marcadores confiáveis de gravidade da doença, variam com a idade, e deve-se associar o monitoramento dos níveis de PCR e DHL nas crianças hospitalizadas para determinar o curso da doença, bem como o Dímero-D e o tempo de protrombina.

5. Com relação ao risco e incidência de tromboses, bem como aos cuidados relativos à profilaxia e ao tratamento de tromboembolismo, nas crianças hospitalizadas com COVID-19 não identificamos estudos específicos (até março de 2021) e apenas um em 2022.[29] As recomendações disponíveis são limitadas e resultantes de opiniões de especialistas.

Referências

1. Wuhan Municipal Health Commission Report of Clustering Pneumonia of Unknown Etiology in Wuhan City. http://wjw.wuhan.gov.cn/front/web/showDetail/2019123108989.

2. World Health Organization. Coronavirus disease 2019 (COVID-19): Situation report – 64.2020.

3. Zhou P, Yang XL, Wang XG, et al. A pneumonia outbreak associated with a new coronavirus of probable bat origin. Nature 2020;579:270-273.

4. WHO Director-General opening remarks at the media briefing on COVID-19 – 11 March 2020. https://www.who.int/dg/speeches/detail/who-director-general-s-opening-remarks-at--the-media-briefing-on-covid-19-11-march-2020.

5. Consiglio CR, Cotugno N, Sardt F, et al. The Immunology of Multisystem Inflammatory Syndrome in Children with COVID-19, Cell. 2020 Sep6: S0092-8674(20)31157-0 https://doi.org/10.1016/j.cell.2020.09.16.

6. Safadi MA, Kfouri RA. Dados Epidemiológicos da COVID-19 em Pediatria – Nota Técnica – Sociedade Brasileira de Pediatria. sbp.com.br/fileadmin/user_upload/22972b-NT__Dados_Epidem_COVID-19_em_Pediatria.pdf.

7. Beun R, Kusadasi N, Sikma M, Westerink, Huisman A (2020). Thromboembolic events and apparent heparina resistence in patients infected with SARS-Cov-2. Int J Lab Hematol 42(Suppl1):19-20 https://doi.org/10.1111/ijlh.13230.

8. Henry BM, Lippig G, Plebani M. Laboratory abnormalities in children with novel coronavirus disease 2019. Clin Chem Lab Med. (2020). https://doi.org/10.1515/cclm-2020-0272.

9. Iba T, Levy JH, Raj H, Warkentin TE (2019). Advance in management of sepsis-induced coagulopathy and disseminated intravascular coagulation. J Clin Med. 2019:8(5). https://doi.org/10.3390/jcm8050728.

10. Klok FA, Kruip M, van der Meer NJM, Arbous MS, Gommers D, Klant KM, et al. Incidence of thrombotic complications in critically ill ICU patients with COVID-19. Thromb Res. 191:145-147 https://doi.org/10.1016/j.thromres.2020.04.013.

11. Connors JM, Levy JH. Thromboinflammation and the hypercoagulability of COVID-19. J Thromb Haemost 2020 Apr 17. Doi:10.1111/jth.14849.

12. Schönrich G, Raftery MJ. Neutrophil Extracellular Traps Go Viral. Frontiers in Immunology. September 2016;vol 7: Article366.

13. Tang N, Li D, Wang X, Sun Z. Abnormal coagulation parameters are associated with poor prognosis in patients with novel coronavirus pneumonia. J Thromb Haemost. 2020;18:844-847.

14. Carneiro JDA, Ramos GF, de Carvalho WB, Johnston C, Delgado AF. Proposed recommendations for antithrombotic prophylaxis for children and adolescents with severe infection and/or multisystem inflammatory syndrome caused by SARS-CoV-2. Clinics (Sao Paulo). 2020 Dec 9;75:e2252. doi: 10.6061/clinics/2020/e2252.

15. Goldenberg NA, Sachet A, Albisetti M, Biss T, Bonduel M, Jaffray J, et al. Consensus-based clinical recommendations and research priorities for anticoagulant thromboprophylaxis in children hospitalized for COVID-19-related illness. J Thromb Haemost. 2020;18:3099-3105.

16. Terpos E, Ntanasis-Stathopoulos, Elalamy I, Kastritis E, Sergentanis TN, Politou M, et al (2020). Hematological findings and complications of COVID-19. Am J Hematol. 95(7);834-847. https://doi.org/10.1002/ajh.25829.

17. Chan JF, Zhang AJ, Yuan S, Poon VKM, Chan CCS, Lee ACY, et al. Simulation of the clinical and pathological manifestations of coronavirus disease 2019 (COVID-19) in a golden Syrian hamster model: implications for disease pathogenesis and transmissibility. Clin Infec Dis. 2020. https://doi.org/10.1093/cid/ciaa325.

18. Zheng HY, Zhang M, Yang CX, et al. Elevated exhaustion levels and reduced functional diversity of T cells in peripheral blood may predict severe progression in COVID-19 patients. Cell Mol Immunol. 2020;17:541-543.

19. Henry BM, Oliveira MHS, Benoit S, Plebani M, Lippi G. Hematologic, biochemical and immune biomarker abnormalities associated with severe illness and mortality in coronavirus disease 2019 (COVID-19): a eta-analysis. Clin Chem Lab Med 2020;58(7):1021-1028.

20. Barnes BJ, Adrover JM, Baxter-Stolzfus A, Borczuk A, Cools-Latigue J, Crawford JM, et al (2020). Targeting potential drivers of COVID-19: neutrophil extracellular traps. J Exp Med. 217(6):e20200652 https://doi.org/10.1084/jem.20200652.

21. LuJ, Liu Y, Xiang P, Pu L, Xiong H, Li C, et al (2020). Neutrophil-to-lymphocyte ratio predicts critical illness patients with 2019 coronavirus disease in the early stage. J Transl Med. 18(1):206. https://doi.org/10.1186/s12967-020-02374-0.

22. Tan C, Huang Y, Shi F, Tan K, Ma Q, Chen Y, et al (2020). C-reactive protein correlates with computed tomographic findings and predicts severe COVID-19 early. J Med Virol 92(7):856-862. https://doi.org/10.1002/jmv.25871.

23. Frater JL, Zini G, d'Onofrio G, Rogers HJ (2020). COVID-19 and clinical hematology laboratory. Int J Lab Hematol. 42(S1):11-18. https://doi.org/10.1111/ijlh.13229.

24. Zhang L, Yan X, Fen X, Liu H, Liu X, Liu Z, et al (2020). D-dimer levels on admission to predict in-hospital mortality in patients with COVID-19. J Thromb Haemost. 18(6):1324-1329. https://doi.org/10.1111/jth.14859.

25. Lin Z, Long F, Yang Y, Chen X, Xu L, Yang M (2020). Serum ferritin as an independent risk factor for severity in COVID-19 patients. J Infect. S0163-4453(0120)30434-30435. https://doi.org/10.1016/j.jinf.2020.06.053.

26. Brandon MH, Benoit SW, Oliveira MHS, Hsieh WC, Benoit J, Ballout RA, et al. Laboratory abnormalities in children with mild and severe coronavirus disease 2019 (COVID-19): a pooled analysis and review. Clin Biochem 81 (2020). https://doi.org/10.1016/j.clinbiochem.2020.05.012.

27. https://www.aap.org/en/pages/2019-novel-coronavirus-covid-19-infections/children-and-covid-19-state-level-data-report.

28. https://covid.cdc.gov/covid-data-tracker/#mis-national-surveillance.

29. Tehsen S, Williams S, Robinson J, Morris SK, Bitnun A, Gill P , et al.Thrombosis and hemorrhage experienced by hospitalized children with SARS-Cov-2 infection or MIS-C: Results of the PICNIC registry. Ped Blood Cancer. 2022;69:e29793 https://doi.org/10.1002/pbc.29793.

14

PACIENTES COM DOENÇAS PEDIÁTRICAS ONCOLÓGICAS E COVID-19

Silvana Forsait
Vicente Odone Filho

Introdução

Com a melhora da saúde pública nos últimos 50 anos, houve a redução de mortalidade infantil por causas infecciosas e nutricionais. Com isso, as doenças oncológicas representam a principal causa de mortalidade nessa faixa etária, excluindo-se as causas externas. A cada ano, 400 mil crianças e adolescentes entre 0 e 19 anos são diagnosticados com câncer, e a mortalidade ainda é muito discrepante entre países desenvolvidos e emergentes.

Com o aperfeiçoamento do tratamento oncológico no decorrer do tempo, as infecções continuam a ser importante causa de complicações e de óbito nessa população. A pandemia causada pelo novo coronavírus (SARS-CoV-2) trouxe à tona esta questão, de modo a suscitar dúvidas como se a imunossupressão secundária ao tratamento seria protetora ou deletéria, se seria possível a manutenção dos protocolos quimioterápicos e radioterápicos desses pacientes – especialmente as quimioterapias de alta intensidade –, bem como a necessidade de reformulações de rotinas no serviço ambulatorial e de internação, e a dificuldade de os pacientes novos terem seus diagnósticos realizados e de encaminhamento ao serviço de referência. A manutenção do apoio psicossocial e de cuidados paliativos nessa população não pode ser colocada em segundo plano.

Apresar de a infecção por COVID-19 em pacientes pediátricos ser habitualmente leve e com baixa morbimortalidade, é razoável imaginar que a mesma infecção, em pacientes com graves comorbidades, como a doença oncológica, curse com maior risco de complicações – tanto pela infecção viral em si quanto pelas modificações do tratamento oncológico que ela acarreta. No início da pandemia, foi aventada a hipótese de que a imunossupressão fosse protetora desses pacientes, uma vez que grande parte das complicações é decorrente da reação inflamatória do hospedeiro.[1] Entretanto, até o presente momento, esta hipótese foi refutada, visto que pacientes oncológicos adultos apresentam também complicações, e crianças oncológicas apresentam maiores taxas de internação em UTI e complicações do que a população pediátrica em geral.

Infecção pelo SARS-CoV-2 na população oncológica pediátrica: quadro clínico e tratamento

O quadro clínico da infecção pelo SARS-CoV-2 nos pacientes oncológicos pediátricos costuma ser semelhante ao das crianças em geral: a maioria é assintomática ou oligossintomática, e o diagnóstico é realizado por meio de exames de triagem e rastreio diante do contato com infectados ou rotina pré-internação na unidade oncológica para quimioterapia, cirurgia ou outros procedimentos eletivos. Naqueles em que há sintomas, em geral, são quadros leves, que se apresentam com febre – nessa população, comumente a neutropenia febril –, tosse, coriza, cefaleia, mal-estar e mialgia. Nos adolescentes, é frequente haver ageusia e anosmia. A ocorrência de Síndrome Respiratória Aguda Grave não é frequente.[2] Alguns pacientes desenvolvem Síndrome de Kawasaki, miocardite, encefalite ou Síndrome Inflamatória Multissistêmica, mas em proporção semelhante à da população pediátrica em geral e com desfecho favorável. Em geral, a ocorrência desta última complicação está mais relacionada à apresentação da COVID-19 com queixas abdominais e febre prolongada. Os quadros clínicos de maior gravidade, em geral, estão relacionados ao grau de imunossupressão do paciente e doença oncológica pulmonar, mediastinal (pela própria anatomia) ou hematológica (porque costuma cursar com maior imunossupressão). Pacientes submetidos a transplante de medula óssea e aqueles que estão no início do tratamento oncológico também apresentam pior prognóstico, pela intensidade do tratamento quimioterápico.[3]

É amplamente recomendado que, diante de qualquer sintoma compatível com essa infecção, seja realizado teste diagnóstico do paciente – até o presente momento com PCR ou teste antigênico, nasal ou por meio da saliva. O diagnóstico é fundamental tanto para o tratamento e seguimento do paciente quanto para o rastreio de contactantes e prevenção de disseminação da doença dentro da unidade de oncologia. Os pacientes imunossuprimidos costumam apresentar excreção viral prolongada, por vezes maior do que 28 dias, especialmente aqueles que estão em transplante de medula óssea.[3] Essa excreção prolongada acarreta maior atraso no seguimento do tratamento oncológico e maior restrição de circulação do paciente, pelo risco de disseminação a seus pares.

Não há tratamento específico da COVID-19 nessa população – os protocolos são os mesmos da pediatria geral. Vale salientar, entretanto, algumas especificidades desse grupo:

- É frequente a apresentação da doença infecciosa como neutropenia febril. Neste caso, em geral, o paciente recebe antibiótico de amplo espectro, tanto pela definição etiológica quanto pelo risco de coinfecção bacteriana. Esses pacientes, além de imunossuprimidos, são comumente invadidos, com cateteres e sondas. A quimioterapia e a radioterapia provocam lesão em mucosa, com o risco de translocação bacteriana. É fundamental que haja especial atenção a sinais de sepse e choque nesses pacientes.
- É bastante frequente o uso crônico de corticoide durante o tratamento quimioterápico. Nesse caso, é importante a administração desse medicamento durante o quadro infeccioso, para que seja evitada a insuficiência adrenal aguda (Síndrome de Addison).
- Pelo efeito da quimioterapia, deve ser oferecido suporte hemoterápico/transfusional a esses pacientes, conforme necessidade e protocolo institucional de cada serviço.

É discutível a administração de imunoglobulina para os pacientes com IgG menor que 400, diante de uma infecção viral grave. Não há consenso quanto a essa medida, mas vale ser considerada naqueles pacientes com evolução desfavorável – a despeito da Síndrome de Kawasaki ou da Síndrome Inflamatória Multissistêmica.

Outra discussão é a respeito da administração de fator de fator estimulador de colônias granulocitárias (G-CSF) nos pacientes neutropênicos, com o objetivo de reduzir o tempo de neutropenia em face de um quadro infeccioso. Apesar de amplamente utilizado, não há recomendação oficial de seu benefício quanto à gravidade e ao tempo de internação e de resolução dos sintomas.

Até o presente momento não há consenso sobre a anticoagulação, seja ela terapêutica ou profilática, nos pacientes pediátricos oncológicos com COVID-19. Deve ser discutida caso a caso, de forma individual, embasada nas diretrizes da instituição.

Nos casos de necessidade de internação, é fundamental a prevenção da transmissão intrahospitalar. É necessário que sejam reforçadas as orientações de paramentação e distanciamento social, a internação em leitos de isolamento, de preferência com pressão negativa, e a restrição da equipe de cuidado ao paciente. Outra possibilidade é a transferência dos pacientes infectados pelo SARS-CoV-2 para unidades de internação específicas para essa doença. É ideal que, caso seja essa a conduta do serviço, haja profissionais da equipe oncológica pediátrica nessa unidade de internação. Na rotina do serviço, importante também que sejam minimizadas ao máximo as visitas e as trocas de acompanhantes.

Infecção pelo SARS-CoV-2 na população oncológica pediátrica: prognóstico

A Sociedade Internacional de Oncologia Pediátrica (SIOP), com colaboração com o St. Jude Children's Research Hospital, realizou um amplo registro das crianças e adolescentes oncológicos infectados pelo SARS-CoV-2, de forma a entender melhor o impacto nessa população; foi registrada mortalidade de 5% até o trigésimo dia de infecção, taxa essa maior do que na população pediátrica em geral.[4] Não há dados de mortalidade no Brasil e América Latina até o presente momento, mas possivelmente esses números sejam ainda maiores em nossa realidade, visto a heterogeneidade de atendimento e suporte em nosso país.

Essa população necessitou de mais tratamento em UTI do que os pacientes pediátricos previamente hígidos. Entretanto, nao só pelo contexto infeccioso, mas também pela própria doença de base, necessidade de suporte e controle de dor, entre outros. Entretanto, a maior parte dos óbitos deveu-se ao atraso no tratamento oncológico, muitas vezes em pacientes com doença oncológica de base avançada ou refratária, e não diretamente à infecção propriamente dita.[5]

Quando comparados à população oncológica adulta infectada pelo SARS-CoV-2, os pacientes pediátricos apresentam prognóstico bastante favorável. Algumas explicações para esse fato são a menor ocorrência de comorbidades nas crianças (hipertensão, obesidade, cardiopatia, entre outros) e, hipótese amplamente difundida, mas ainda não comprovada, o fato de as crianças terem menores quantidade do receptor de angiotensina II nas células epiteliais – que seria um dos sítios de ligação para entrada do vírus no organismo humano.[6] Na população adulta, está bem determinado pior prognóstico infeccioso nos pacientes em quimioterapia ou pós-cirúrgicos, e menor risco naqueles em radioterapia.[7] A tendência é que isso se reflita também na população pediátrica, mas ainda não há estudos específicos nessa população.

Impacto do tratamento oncológico durante a pandemia da COVID-19

Uma pesquisa realizada pela OMS, em junho de 2020, mostrou o impacto da pandemia da COVID-19 nos serviços de saúde de crianças com câncer, o que inclui cancelamento de tratamentos eletivos, como cirurgia e radioterapia, atraso no tratamento quimioterápico e atraso diagnóstico, a falta de leitos para internação e o cancelamento de tratamentos e procedimentos ambulatoriais. Os médicos, enfermeiros, farmacêuticos e demais profissionais foram deslocados para a assistência de pacientes COVID-19 não oncológicos, com redução da equipe assistencial. Não é possível também deixar de considerar a insegurança da equipe multiprofissional e dos cuidadores em face dessa nova condição exposta.[4]

O tratamento do câncer é multimodal, por vezes com quimioterapia, radioterapia, cirurgias e internações, tanto devido a administração de quimioterapias específicas quanto pelas intercorrências inerentes ao tratamento. É amplamente reconhecido que o seguimento estrito de protocolos de tratamento multicêntricos, sem modificações de drogas ou doses, sem atraso de ciclos quimioterápicos, a administração da quimioterapia em sua máxima tolerância (ou seja, menores intervalos possíveis entre ciclos) e a realização de cirurgia e radioterapia no momento adequado do protocolo reduzem de forma drástica o risco de recidiva e, consequentemente, de morte evitável desse paciente. Dessa forma, a orientação é que o tratamento oncológico não seja modificado durante a pandemia – exceto no âmbito individual, caso o paciente seja infectado.

Em abril 2020, quatro meses após o relato do primeiro caso de COVID-19, em Wuhan – três meses após o início da pandemia nos Estados Unidos e na Europa, e um mês após o início no Brasil –, as Sociedades de Oncologia Pediátrica reuniram-se e divulgaram um consenso internacional, com diretrizes de manejo dos pacientes oncológicos infectados e a manutenção do tratamento da doença de base.[3]

Houve um trabalho global sobre a conscientização do diagnóstico precoce do câncer infantil e do seu impacto no prognóstico dos pacientes, de modo a encorajar os profissionais da saúde e os cuidadores a procurar os recursos, com a evidência de segurança diante dos protocolos sanitários vigentes em cada local. A OMS publicou uma lista de medicamentos essenciais ao tratamento da criança com câncer, com o objetivo de evitar o desabastecimento de quimioterápicos fundamentais ao objetivo de cura do paciente. Vale ressaltar também a importância de garantir a disponibilidade de analgésicos, sedativos e anestésicos, tanto para a realização de procedimentos como mielograma e quimioterapia intratecal desses pacientes, como ao adequado suporte de cuidados de final de vida. A escassez de hemocomponentes também é um obstáculo à manutenção do tratamento oncológico desses pacientes. É fundamental que sejam realizadas ações de conscientização quanto à necessidade de doação de sangue e demais hemocomponentes pelos hemocentros.[4]

Nos países em desenvolvimento, é fundamental considerar os desafios sociais e econômicos: muitas famílias perderam recursos para transporte e alimentação, o que também deve ser cuidado pela equipe multiprofissional.[4]

Vale salientar, ainda, a possibilidade de ampliação dos teleatendimentos e de coleta domiciliar de exames, com o objetivo de reduzir o deslocamento do paciente e cuidadores, bem como diminuir a circulação na unidade de tratamento ambulatorial.[8]

Por último, mas com imensa relevância, houve uma drástica desaceleração dos estudos clínicos de tratamento oncológico, tanto em crianças quanto em adultos. Isso ocorreu por inúmeros motivos: mudança do foco de atenção da equipe para o estudo da infecção pelo SARS-CoV-2, sobrecarga dos profissionais e deslocamento de pesquisadores para a área assistencial, falta de subsídio financeiro e restrição de deslocamento dos pacientes para os centros de estudos. Essa pode ser vista como mais uma perda secundária da pandemia, com impacto indireto sobre o prognóstico dos pacientes.[9]

Conclusões

A pandemia da COVID-19 provocou inúmeras mudanças nos serviços de saúde. A população oncológica pediátrica apresenta maior risco de aquisição dessa infecção, pela imunossupressão. A evolução da infecção viral, por sua vez, costuma ser mais favorável que a dos adultos oncológicos, porém mais grave que a das crianças previamente hígidas. Apesar disso, costumam ter bom prognóstico. Em geral, a mortalidade está relacionada diretamente à progressão da doença de base, por atraso no tratamento decorrente do quadro infeccioso, e não pela infecção propriamente dita.

Simultaneamente, o atraso diagnóstico da doença oncológica, as mudanças de protocolos quimioterápicos, o retardo de radioterapia e cirurgia, os remanejamentos da equipe e as condições psicossociais dos pacientes e seus cuidadores têm impacto negativo na morbimortalidade pela doença de base.

É amplamente reconhecida a orientação de manter o tratamento da doença oncológica sem modificações. Medidas comportamentais dos colaboradores e pacientes, como distanciamento social, uso de máscara e higiene das mãos, bem como internação em isolamento, restrição de visitas e trocas de acompanhantes, restrição da equipe de atendimento direto ao paciente e o emprego da teleconsulta, também são eficientes para mitigar os agravos da pandemia aos nossos pacientes.

Referências

1. Minotti C, Tirelli F, Barbieri E, Giaquinto C, Donà D. How is immunosuppressive status affecting children and adults in SARS-CoV-2 infection? A systematic review. J Infect [Internet]. 2020;81(1):e61-6.
2. Hrusak O, Kalina T, Wolf J, Balduzzi A, Provenzi M, Rizzari C, et al. Flash survey on severe acute respiratory syndrome coronavirus-2 infections in paediatric patients on anticancer treatment. Eur J Cancer. 2020;132:11-6.
3. Sullivan M, Bouffet E, Rodriguez-Galindo C, Luna-Fineman S, Khan MS, Kearns P, et al. The COVID-19 pandemic: a rapid global response for children with cancer from SIOP, COG, SIOP--E, SIOP-PODC, IPSO, PROS, CCI, and St Jude Global. Pediatr Blood Cancer. 2020;67(7):1-12.
4. Pritchard-Jones K, de Abib SCV, Esiashvili N, Kaspers GJL, Rosser J, van Doorninck JA, et al. The threat of the COVID-19 pandemic on reversing global life-saving gains in the survival of childhood cancer: a call for collaborative action from SIOP, IPSO, PROS, WCC, CCI, st jude global, UICC and WHPCA. Ecancermedicalscience. 2021;15:1-10.
5. Kaspers GJL. COVID-19: how will this impact children with cancer, now and in the future? Expert Rev Anticancer Ther [Internet]. 2020;00(00):1-3.
6. Bunyavanich S, Do A, Vicencio A. Nasal gene expression of angiotensin-converting enzyme 2 in children and adults. JAMA. 2020;1-2.4
7. Dai M, Liu D, Liu M, Zhou F, Li G, Chen Z, et al. Patients with cancer appear more vulnerable to SARS-CoV-2: a multicenter study during the COVID-19 outbreak. Cancer Discov. 2020;10(6):783.
8. Amicucci M, Mastronuzzi A, Ciaralli I, Piccioni F, Schiopu AC, Tiozzo E, et al. The management of children with cancer during the COVID-19 pandemic: a rapid review. J Clin Med. 2020;9(11):3756.
9. Rubio-San-Simón A, Verdú-Amorós J, Hladun R, Juan-Ribelles A, Molero M, Guerra-García P, et al. Challenges in early phase clinical trials for childhood cancer during the COVID-19 pandemic: a report from the new agents group of the Spanish Society of Paediatric Haematology and Oncology (SEHOP). Clin Transl Oncol. 2021;23(1):183-9.

15

PACIENTES COM DOENÇAS PEDIÁTRICAS AUTOIMUNES E COVID-19

Lúcia Maria de Arruda Campos
Magda Carneiro-Sampaio

COVID-19

Destaques

- Neste capítulo, o leitor terá acesso às informações disponíveis a respeito da relação entre a COVID-19 e o desencadeamento de doenças autoimunes.
- Será analisado também se os pacientes com doenças autoimunes prévias podem ser mais suscetíveis a se infectarem pelo SARS-CoV-2 ou se a doença pode ser mais grave.
- Serão apresentadas as evidências disponíveis quanto à interferência do uso de medicamentos imunossupressores na gravidade da COVID-19.
- Aspectos relativos ao tempo de excreção viral pelos pacientes com doenças autoimunes infectados pelo SARS-CoV-2 serão discutidos.

Introdução

As crianças e adolescentes são raramente acometidos pela COVID-19 (incidência de 1,2% a 2%), sendo que, nessa faixa etária, a doença é frequentemente assintomática. Quando sintomática, manifesta-se habitualmente de forma leve, com sintomas muitas vezes inespecíficos, como coriza, congestão nasal, odinofagia e sintomas do trato gastrointestinal, de curta duração e com boa resposta ao tratamento. Estima-se que a taxa de ocorrência de formas graves da doença entre adolescentes seja em torno de 3% a 4%.[1]

No entanto, existem poucas evidências quando ao comportamento dessa infecção em pacientes com doenças autoimunes e/ou em uso de medicamentos imunossupressores, especialmente nas faixas etárias de crianças e adolescentes.

Esse grupo de pacientes, deve ser visto com especial atenção. Metanálise publicada em fevereiro de 2021 aponta para o fato de que a ocorrência de formas graves da COVID-19 entre crianças e adolescentes com comorbidades é de 5,1% (n = 481), em comparação a 0,2% das crianças e adolescentes saudáveis (risco relativo de 1,79). A presença de obesidade (n = 64) foi o principal fator de risco para as formas graves da doença (risco relativo de 2,87), mas o grupo de comorbidades também incluía 26 pacientes com doenças autoimunes. A metanálise também identificou que 1,5% dos casos do grupo com comorbidades evoluiu a óbito, e apenas 0,03% do grupo saudável teve o mesmo desfecho (risco relativo 2,81).[2] Williams *et al.*, 2021, também observaram que, na faixa etária pediátrica, 75% das formas de maior gravidade e 75% dos óbitos ocorriam em crianças e adolescentes com comorbidades, em especial as cardiopatias.[3]

Nessa mesma linha, de acordo com o boletim de agosto de 2022 do Centro de Vigilância Epidemiológica da Secretaria da Saúde do Estado de São Paulo, o risco de evoluir para óbito por SARS-CoV-2 mais do que duplica quando as crianças e adolescentes têm alguma comorbidade, inclusive a presença de situações que envolvam imunodepressão.[4]

Por sua vez, há também relatos cada vez mais consistentes de que a COVID-19 pediátrica possa induzir autoimunidade, como a Síndrome de Guillain-Barré, anemia hemolítica autoimune, púrpura trombocitopênica idiopática, hipotireoidismo e diabetes *mellitus* tipo I, ou situações autoinflamatórias, como a Síndrome Inflamatória Multissistêmica Pediátrica (SIM-P).[5]

COVID-19 como desencadeante de doença autoimune

Diversas infecções foram consideradas fatores desencadeantes de doenças autoimunes, e o SARS-CoV-2 começa a ser incluído entre esses agentes, especialmente pela relação temporal observada entre a ocorrência da COVID-19 e o aparecimento dessas doenças.

O mecanismo pelo qual isso ocorre ainda precisa ser elucidado, mas algumas hipóteses foram aventadas. Pode-se citar a teoria do mimetismo molecular, segundo a qual a similaridade entre antígenos virais e antígenos próprios do indivíduo levaria à agressão dos tecidos pelos anticorpos produzidos durante a infecção. Foi demonstrado que anticorpos monoclonais contra o SARS-CoV-2 podem reagir com proteínas de vários tecidos humanos, como mitocôndrias, tireoglobulina, mielina, entre outros. Outra hipótese considera que a inflamação e a desregulação imunológica decorrente da infecção pelo SARS-CoV-2 e sua consequente lesão tecidual com exposição de autoantígenos poderia contribuir para a formação de autoanticorpos e o desencadeamento de doenças autoimunes em indivíduos geneticamente predispostos.[5,6]

Em relação à autoimunidade órgão-específica, estudos sugerem uma possível ligação bidirecional entre o diabetes e o SARS-CoV-2. Numa primeira linha, o vírus poderia invadir as ilhotas pancreáticas por meio dos receptores da enzima conversora de angiotensina (ECA-2), altamente expressos nesse tecido, e causar dano tecidual, com aumento dos níveis séricos de amilase, lipase, assim como hiperglicemia. Em infecções prévias por SARS-CoV-1, essas alterações foram reversíveis e transitórias. Por outro lado, a COVID-19 também poderia desencadear diabetes tipo I em indivíduos geneticamente predispostos, pela resposta inflamatória causada pela infecção, com ativação de células T autorreativas.[7] Um estudo multicêntrico do Reino Unido descreveu um aparente aumento do número de casos de diabetes tipo I em crianças, algumas das quais haviam sido expostas ao SARS-CoV-2.[8] Porém, até o momento, não está claro se há uma relação causal direta entre os dois eventos. Há um registro internacional em andamento para elucidar essas questões (covidien.e-dendrite.com).

Da mesma forma, há descrição de que a COVID-19 cause redução da produção hormonal tiroidiana, com diminuição dos níveis séricos de T3 e T4 em adultos com essa infecção, por destruição direta das células foliculares e parafoliculares da glândula pelo vírus. Acredita-se que, da mesma maneira, exista a possibilidade de o SARS-CoV-2 vir a induzir tireoidite autoimune.[6,9]

Outra alteração autoimune atribuída ao SARS-CoV-2 e refere às citopenias descritas em relatos e séries de casos, como anemia hemolítica autoimune, púrpura trombocitopênica idiopática, Síndrome de Evans e púrpura trombocitopênica trombótica.[6,10] Supõe-se que o vírus possa desencadear a ativação policlonal de linfócitos B autorreativos, com produção de autoanticorpos. Apesar de haver uma associação temporal entre essas manifestações hematológicas e a COVID-19, a relação causal entre os eventos ainda não pode ser demonstrada.

Por fim, pode-se citar um largo espectro de alterações autoimunes neurológicas atribuídas à infecção pelo SARS-CoV-2, como encefalite, encefalomielite disseminada aguda, mielite transversa, neurite ótica, esclerose múltipla e miastenia *gravis*, descritas também em relatos e séries de casos, tanto em adultos como em crianças, que podem se manifestar simultaneamente ou algumas semanas após a infecção. No entanto, mais uma vez é difícil estabelecer se o quadro é decorrente da ação direta do vírus ou se se trata de uma alteração imunomediada.[6,11,12] A Síndrome de Guillain-Barré (SGB), especialmente em sua forma clássica sensomotora e na forma de polineuropatia desmielinizante inflamatória aguda, foi descrita em 73 pacientes após a COVID-19, inclusive após casos assintomáticos da doença. A média de idade foi de 55 anos, mas variou de 11 a 94 anos. Cerca de 70% dos casos responderam bem à terapia convencional.[13] Outra publicação revisou a ocorrência da SGB especificamente na faixa etária pediátrica, tendo encontrado oito casos descritos na literatura.[14] As características clínico-laboratoriais, assim como os mecanismos patogênicos, não parecem diferir da SGB desencadeada por outros vírus.

O SARS-CoV-2 também tem sido implicado no desenvolvimento de doenças autoimunes sistêmicas. Apesar de várias publicações reportarem casos de artralgia e artrite aguda em pacientes com COVID-19, o pouco tempo de seguimento desses casos não permite afirmar se os sintomas teriam evoluído para cronicidade. Existem também relatos de casos de vasculites de grande, médio e pequeno calibre em pacientes com COVID-19, a maior parte em indivíduos adultos, sendo questionável se o mecanismo envolvido estaria relacionado à ação direta do vírus sobre o endotélio ou se seria imunomediado.[6] Até março de 2021, foram publicados apenas três relatos de casos de mulheres (18, 23 e 84 anos, respectivamente) em que o diagnóstico de lúpus eritematoso sistêmico foi estabelecido na vigência da infecção por SARS-CoV-2.[6]

Um aspecto muito peculiar da autoimunidade na COVID-19 e associado à evolução mais grave em adultos tem sido a presença de autoanticorpos reativos com interferons do tipo I, elementos relevantes na imunidade inata antiviral. Bastard *et al.*, 2020, encontraram autoanticorpos IgG neutralizantes desses interferons em 101 de

987 pacientes (aproximadamente 10%) com quadros graves, enquanto nenhum dos 663 pacientes com quadros leves ou assintomáticos apresentava autoanticorpos com reatividade equivalente, o que sugere que esses autoanticorpos, ao bloquearem os interferons do tipo I, poderiam contribuir para a maior severidade da infecção.[15] Mais recentemente, o mesmo grupo publicou um estudo que mostrava que a COVID-19 é particularmente grave em portadores da APS-1 (*autoimmune polyendocrine syndrome*), decorrente de mutações bialélicas do gene *AIRE*, que caracteristicamente apresentam anticorpos anti-interferons do tipo I.[16] Entre 22 pacientes infectados com SARS-CoV-2, com idades entre oito e 48 anos, 19 precisaram ser hospitalizados, dos quais 15 necessitaram de UTI e 4 (18%) evoluíram para o óbito, observação que reforça o conceito de que a presença prévia de autoanticorpos bloqueadores de interferons do tipo I é um fator associado à evolução desfavorável da COVID-19.

Suscetibilidade e gravidade da COVID-19 em pacientes com doenças autoimunes preexistentes

Pacientes com doenças autoimunes podem ser potencialmente mais suscetíveis a infecções e/ou apresentar formas mais graves desses patógenos, tanto pelas alterações imunológicas inerentes à doença de base como ao uso de medicamentos imunossupressores utilizados no tratamento. Esta preocupação se faz presente na atual pandemia pelo SARS-CoV-2.

Em um estudo de metanálise, evidenciou-se que algumas doenças crônicas, como o lúpus eritematoso sistêmico (LES), podem mudar o programa epigenético do indivíduo, que passa a apresentar maior expressão do gene ECA-2, o que facilita a invasão do SARS-CoV-2 nas células pulmonares.[17,18]

Os pacientes graves com COVID-19, particularmente com SIM-P, podem ter um aumento exacerbado da produção de citocinas pró-inflamatórias, como o fator de necrose tumoral alfa (TNF alfa), interleucina (IL)-1, IL-6 e IL7, entre outras.[19,20] Esta resposta parece ser ainda mais acentuada nos pacientes com doenças crônicas, como o LES, de modo a piorar ainda mais a tempestade de citocinas, com consequente impacto prognóstico.[18,21]

Pacientes portadores de diabetes dos tipos 1 e 2 frequentemente cursam com descompensação de seus níveis glicêmicos durante a infecção pelo SARS-CoV-2, o que agrava o estado pró-inflamatório e pró-coagulante, com piora do prognóstico da COVID-19 nesses casos.[7]

Um estudo publicado pelo Hospital das Clínicas da Faculdade de Medicina da Universidade de São Paulo (HC-FMUSP) incluiu 66 crianças e adolescentes com COVID-19 confirmada, sendo que mais de 80% desses pacientes apresentavam ao menos uma condição crônica, com comprometimento imunológico de diversas naturezas. Dez por cento dos casos evoluíram com SIM-P. A taxa de óbitos na população estudada foi de 9%, sendo os óbitos estatisticamente mais frequentes no grupo que desenvolveu SIM-P, o que demonstrou a gravidade dessa complicação, especialmente em pacientes imunocomprometidos.[22]

Em pacientes com artrite idiopática juvenil (AIJ), os estudos apontam que essa população estaria mais propensa a adquirir infecções virais e bacterianas, e essa maior predisposição foi associada ao uso de doses de prednisona 10 mg/dia.[23] O uso de imunobiológicos, especificamente os medicamentos anti-TNF, apresentam resultados controversos sobre o assunto. Por sua vez, o registro alemão de doenças reumáticas pediátricas constatou que a atividade da doença medida pelo JADAS (*Juvenile Arthritis Disease Activity Score*) se revelou um fator de risco independente para processos infecciosos na análise multivariada.[24] Assim, diversas sociedades científicas nacionais e internacionais recomendam que a terapia imunossupressora dos pacientes com doenças reumáticas seja mantida durante a pandemia, uma vez que a suspensão do tratamento poderia levar a recidiva da doença inflamatória e aumentar o risco de contaminação e gravidade.[23,25]

Apesar dessas ponderações, os estudos iniciais sobre a COVID-19 em pacientes reumáticos, tanto em adultos como em crianças e adolescentes, não apontaram para maior gravidade da doença nessa população.[25-27] Ao avaliarem dados provenientes do Centro de Pesquisa em Doenças Reumáticas de Milão, Favalli *et al.* contataram 530 pacientes, a maioria em uso de imunossupressores e/ou medicamentos biológicos, sendo 10% dos casos em crianças com AIJ. Apenas três pacientes adultos foram diagnosticados com COVID-19, todos em uso de imunobiológicos, sendo que apenas um deles necessitou de internação. Outros 10 casos que relataram contato com pessoas infectadas não apresentaram sintomas sugestivos da doença. Adicionalmente, cerca de 15% dos adultos e das crianças apresentaram sintomas leves sugestivos de infecção viral, que potencialmente poderiam corresponder a casos subclínicos de infecção por SARS-CoV-2.[28]

Ao confirmar essa impressão, um estudo alemão com 414 crianças e adolescentes com doenças reumáticas em uso de imunossupressores e/ou medicamentos biológicos detectou nove casos de pacientes que procuraram o pronto-socorro por sintomas infecciosos, sendo a COVID-19 constatada em apenas um caso de AIJ em uso de leflunomide, que evoluiu sem gravidade.[29]

Estudo realizado pela Unidade de Reumatologia Pediátrica do Instituto da Criança e do Adolescente do HC-FMUSP entre março e outubro de 2020, que incluiu pacientes com doenças reumáticas autoimunes e autoinflamatórias, identificou 61 casos de pacientes com sintomas de alerta para COVID-19. A infecção foi confirmada em 14 deles, o que corresponde a 2,2% do total de casos em seguimento na

Unidade. Doze casos estavam em uso de imunossupressores e/ou biológicos e apenas um foi internado em enfermaria geral, sem necessidade de oxigênio. Quando se compararam os pacientes confirmados com os 47 casos negativos para SARS-CoV-2, não houve diferença entre os grupos em termos de uso de hidroxicloroquina, imunossupressores ou corticosteroides.[30]

Um possível viés dos estudos que demonstraram baixa frequência e gravidade da COVID-19 nessas populações é justamente o fato de serem crianças e adolescentes com doenças autoimunes em uso de medicamentos imunossupressores. A preocupação dos pais e pacientes com a possibilidade de se infectarem e terem um quadro mais grave da doença pode estar relacionada a maior busca por informação e maior aderência às medidas de prevenção, como distanciamento social, uso de máscaras e higiene das mãos. As equipes de saúde buscaram novas formas de suporte e atendimento durante a pandemia, visando que um menor número de pacientes comparecesse às consultas presenciais, de modo a implementar a telesaúde e telemedicina sempre que possível.[1]

Um estudo mais recente, publicado em 2022 e com base em um registro com dados de mais de 600 pacientes com doenças reumáticas pediátricas (62% com AIJ), oriundos de 25 países, observou que 43 casos (7%) foram hospitalizados e três pacientes (0,49%) evoluíram a óbito. Os principais fatores de risco para hospitalização foi a presença de LES, doença mista do tecido conjuntivo e vasculites (risco relativo 4,3), presença de doenças autoinflamatórias (risco relativo 3,0) e obesidade (risco relativo 4,0).[31]

Independente da gravidade na fase aguda da doença, um estudo realizado no Instituto da Criança, que acompanhou 53 pacientes com comodidades que se recuperaram da infecção aguda pelo SARS-CoV-2, demonstrou que 43% deles persistiam com pelo menos uma manifestação relacionada à infecção após 12 semanas do quadro agudo, sendo as mais frequentes: cefaleia (19%), cefaleia recorrente grave (9%), fadiga (9%), dispneia (8%) e dificuldade de concentração (4%).[32] Outro dado interessante é que, ao avaliar a saúde mental de crianças e adolescentes imunocomprometidos durante a pandemia, as pacientes do sexo feminino e aqueles que referiam maior temor em apresentar complicações da infecção devido à sua doença de base, eram os pacientes com piores escores de saúde mental, enquanto aqueles com maior assiduidade às tarefas escolares e com maior prática de atividades físicas foram os que mantiveram melhores índices de saúde mental.[33]

COVID-19 e risco de recidiva das doenças autoimunes

As doenças autoimunes habitualmente evoluem de modo a intercalar períodos de atividade e de remissão. Recidivas costumam ter desencadeantes multifatoriais, sendo que quadros infecciosos estão frequentemente relacionados à ativação dessas doenças. Dessa maneira, é legítima a preocupação sobre a possibilidade da COVID-19 ser um desencadeante da atividade da doença, assim como o estresse emocional decorrente da pandemia.[1]

Poucos estudos analisaram o risco de recorrência nos pacientes com doenças autoimunes em face da infecção pelo SARS-CoV-2. De modo geral, pacientes com doenças reumáticas prévias podem recidivar na vigência da COVID-19, especialmente os pacientes lúpicos. No entanto, deve ser salientado que a semelhança entre os sintomas do SARS-CoV-2 e do LES pode tornar difícil a distinção entre as duas situações.[6]

Um estudo de um centro de reumatologia pediátrica da Alemanha identificou infecção pelo SARS-CoV-2 em 13/178 pacientes com AIJ. Entre esses pacientes, sete apresentaram recidiva da doença em um período entre uma e quatro semanas após o quadro clínico infeccioso, sendo que três deles estavam com a doença inativa em uso de tratamento imunobiológico, dois estavam em remissão da doença sem uso de medicação e dois casos tinham suspenso a medicação imunossupressora devido ao diagnóstico de COVID-19.[34]

Persistência do vírus SARS-CoV-2 nas secreções dos pacientes com doenças autoimunes

Muito se tem discutido a respeito da persistência e viabilidade do SARS-CoV-2 em diversas secreções. Observou-se, por exemplo, que a mediana de detecção do vírus por RT-PCR nas secreções respiratórias é de mais de 30 dias. Vários fatores têm sido implicados na persistência mais prolongada do vírus nessas secreções, como gênero masculino, presença de febre, necessidade de intubação orotraqueal e gravidade do quadro, porém os resultados ainda são controversos. Estudos que avaliaram a detecção do vírus nas fezes demonstrou que a presença dos SARS-CoV-2 é significantemente mais longa nas fezes do que nas secreções respiratórias. O mesmo padrão é observado em crianças após COVID-19. No entanto, o potencial infeccioso do vírus nessas secreções permanece incerto, uma vez que a detecção por RT-PCR não significa necessariamente que o vírus esteja viável para replicação.[35]

A partir dessas observações, o Centers for Disease Control and Prevention (CDC) alterou suas recomendações sobre o isolamento de pacientes convalescentes da COVID-19, o que deixou de ser definida pela positividade dos testes de RT-PCR em secreção respiratória e passou a se basear na sintomatologia do caso. Assim, o CDC considera que casos leves a moderados podem suspender as medidas de precaução após 10 dias do início dos sintomas e casos graves, assim como, em casos de pacientes imunocomprometidos, deve-se esperar até 20 dias para essa liberação.[35]

No entanto, existe uma crescente preocupação no que se refere aos pacientes imunocomprometidos quanto à possibilidade de maior persistência do SARS-CoV-2 nesses indivíduos e consequente maior risco de surgimento de novas cepas. Estudos sugerem que o vírus pode permanecer por longos períodos nas secreções respiratórias de pacientes imunodeprimidos, com replicação comprovada. Publicação de Truong *et al.* avaliou essa questão em duas crianças e um adulto jovem com leucemia linfoblástica aguda em tratamento quimioterápico, e evidenciou que uma das crianças apresentou a forma leve da COVID-19, com produção satisfatória de anticorpos neutralizantes.[36] O clareamento do vírus levou 46 dias, mas a capacidade de replicação extinguiu-se desde os primeiros dias da infecção. Os outros dois casos tiveram formas graves da doença, com baixa ou ausência de produção de anticorpos e presença de replicação do SARS-CoV-2 por até 144 e 162 dias, respectivamente.[36] Durante esse período, apesar de não ter sido evidenciado o surgimento de novas variantes, puderam ser observadas mutações em várias regiões do gene *spike,* identificadas por meio do sequenciamento genômico do vírus,[36] o que havia sido evidenciado em pacientes adultos imunocomprometidos.[37,38] Os estudos alertam para o fato de que esse grupo de indivíduos pode permanecer com o vírus viável por longos períodos, o que favorece o aparecimento de novas variantes. Portanto, esses casos devem ser mais bem monitorados, de modo a reforçar a necessidade de medidas específicas de isolamento para essa população.[36]

Utilidade dos medicamentos imunomoduladores, imunossupressores e biológicos no tratamento da COVID-19

A fase de resposta imune da COVID-19 caracteriza-se por um estado hiperinflamatório sistêmico, marcado pela tempestade de citocinas. Diante do melhor entendimento da patogênese da infecção, diversos medicamentos imunomoduladores e imunossupressores, habitualmente utilizados no controle de doenças autoimunes, passaram a ser testados no tratamento da COVID-19.

De acordo com uma recente revisão sobre o tema publicada por Nissen *et al.*,[37] o uso da dexametasona reduziu a mortalidade dos casos moderados a graves de COVID-19. O uso de inibidores da IL-6, uma das principais citocinas que se encontram elevadas nas infecções pelo SARS-CoV-2, esteve associado a um menor comprometimento cardiovascular e respiratório. Os inibidores seletivos da Janus quinase (JAK)1 e JAK2 parecem reduzir a necessidade de oxigenação dos casos internados.[39]

Outras opções de medicamentos, como inibidores de IL1, bloqueadores de TNF e imunoglobulina intravenosa, parecem ser promissoras no combate à COVID-19, mas a falta de estudos padronizados em termo de dose, casuística e fase da doença ainda não permite conclusões mais substanciais. Diversos estudos estão em andamento e poderão trazer melhores informações sobre a utilidade dessas alternativas terapêuticas.[39]

Relevantes estudos com o uso da hidroxicloroquina no tratamento da COVID-19 falharam em demonstrar benefícios com esse medicamento que justificassem sua utilização.[39]

Vacinação contra o SARS-CoV-2 em pacientes com doenças autoimunes

Diversos laboratórios obtiveram a aprovação de suas vacinas antiSARS-CoV-2 em crianças e adolescentes com idade abaixo dos 18 anos. Nos Estados Unidos, vacinas de RNA mensageiro (mRNA) foram liberadas para crianças acima de seis meses de vida. No Brasil, até o momento, estão aprovadas a vacina de mRNA do laboratório Pfizer para crianças e adolescentes acima de cinco anos e idade e a vacina Coronavac para crianças e adolescentes acima de três anos. No entanto, para casos com comorbidades, recomenda-se a aplicação de vacinas de mRNA por sua maior imunogenicidade.

De acordo com o documento publicado no *site* da Sociedade Brasileira de Reumatologia, as vacinas atualmente disponíveis no Brasil são seguras para aplicação em pacientes com doenças autoimunes, e devem ser indicadas a depender da faixa etária, atividade da doença, uso de medicamentos imunossupressores e presença de comorbidades associadas.[40]

Poucos estudos abordaram o risco de ativação de doenças autoimunes após a vacinação contra o SARS-CoV-2. Estudo com 21 pacientes com AIJ em uso de imunobiológicos anti-TNF que receberam a vacina de mRNA não apresentaram sinais de reagudização da doença em um período de três meses de seguimento após a vacinação.[41]

Conclusões

As crianças e adolescentes com doenças autoimunes formam um grupo muito particular de pacientes durante a pandemia atual. Apesar dos temores de que esses casos possam representar um grupo mais suscetível à infecção pelo SARS-CoV-2, em decorrência das alterações imunológicas inerentes à doença de base ou às medicações utilizadas no tratamento, e de que possam desenvolver formas mais graves da COVID-19, os estudos ainda são controversos. Por outro lado, indivíduos imunocomprometidos podem albergar o vírus nas secreções respiratórias por mais tempo, o que permite mutações e o aparecimento de novas variantes. Até que estudos mais robustos e conclusivos sejam publicados, é fundamental que esses pacientes mantenham seu tratamento, para evitar recidivas da doença, e que sigam as medidas de precaução para evitar o contágio pelo vírus, especialmente por meio da vacinação.

Referências

1. Silva CA, Queiroz LB, Fonseca CB, et al. Spotlight for healthy and preexisting chronic diseases adolescents during COVID-19 pandemic. Clinics. 2020;75:e1931.
2. Tsankov BK, Allaire JM, Irvine MA, et al. Severe COVID-19 infection and pediatric comorbidities: a systematic review and meta-analysis. Int J Infect Dis. 2021;103:246-56.
3. Williams N, Radia T, Harman Ket al. COVID-19 severe acute respiratory syndrome coronavirus 2 (SARS-CoV-2) infection in children and adolescents: a systematic review of critically unwell children and the association with underlying comorbidities. Eur J Pediatr. 2021;180(3):689-97.
4. Disponível em: https://www.saude.sp.gov.br/wp-content/uploads/2022/08/30-08-22.pdf (acesso agosto 2022).
5. Galeotti C, Bayry J. Autoimmune and inflammatory diseases following COVID-19. Nat Rev Rheumatol. 2020;16(8):413-4.
6. Tang K, Hsu B, Chen D. Autoimmune and rheumatic manifestations associated with COVID-19 in adults: an updated systematic review. Front Immunol. 2021;12:645013.
7. Boddu SK, Aurangabadkar G, Kuchay MS. New onset diabetes, type 1 diabetes and COVID-19. Diabetes Metab Syndr. Nov-Dec 2020;14(6):2211-7.
8. Unsworth R, Wallace S, Oliver NS, et al. New-onset type 1 diabetes in children during COVID-19: multicenter regional findings in the U.K. Diabetes Care. 2020;43(11):e170-e1.
9. Brancatella A, Ricci D, Viola N, et al. Subacute thyroiditis after SARS-CoV-2 infection. J Clin Endocrinol Metab. 2020;105:2367-70.
10. Wahlster L, Weichert-Leahey N, Trissal M, et al. COVID-19 presenting with autoimmune hemolytic anemia in the setting of underlying immune dysregulation. Pediatr Blood Cancer. 2020;67(9):e28382.
11. Kaur H, Mason JA, Bajracharya M, et al. Transverse myelitis in a child with COVID-19. Pediatr Neurol. 2020;112:5-6.
12. Henriques-Souza AMM, Melo ACMG, Madeiro BACS, et al. Acute disseminated encephalomyelitis in a COVID-19 pediatric patient. Neuroradiology. 2021;63(1):141-5.
13. Abu-Rumeileh S, Abdelhak A, Foschi M, et al. Guillain-Barré syndrome spectrum associated with COVID-19: an up-to-date systematic review of 73 cases. J Neurol. 2021;268(4):1133-70.
14. Manji HK, George U, Mkopi NP, et al Guillain-Barré syndrome associated with COVID-19 infection. Pan Afr Med J. 2020;35(2):118.
15. Bastard P, Rosen LB, Zhang Q, et al. Autoantibodies against type I IFNs in patients with life-threatening COVID-19. Science. 2020;370(6515):eabd4585.
16. Bastard P, Orlova E, Sozaeva L, et al. Preexisting autoantibodies to type I IFNs underlie critical COVID-19 pneumonia in patients with APS-1. J Exp Med. 2021;218(7):e20210554.
17. Pinto BGG, Oliveira AER, Singh Y, et al. ACE2 expression is increased in the lungs of patients with comorbidities associated with severe COVID-19. J Infect Dis. 2020;222(4):556-63.

18. Sawalha AH, Zhao M, Coit P, et al. Epigenetic dysregulation of ACE2 and interferon-regulated genes might suggest increased COVID-19 susceptibility and severity in lupus patients. Clin Immunol. 2020;215:108410.

19. Safadi MAP, Silva CA. The challenging and unpredictable spectrum of COVID-19 in children and adolescents. Rev Paul Pediatr. 2021;39:e2020192.

20. Diorio C, Henrickson SE, Vella LA, et al. Multisystem inflammatory syndrome in children and COVID-19 are distinct presentations of SARS-CoV-2. J Clin Invest. 2020;130(11):5967-75.

21. Korakas E, Ikonomidis I, Kousathana F, et al. Obesity and COVID-19: immune and metabolic derangement as a possible link to adverse clinical outcomes. Am J Physiol Endocrinol Metab. 2020;319(1):E105-E9.

22. Pereira MFB, Litvinov N, Farhat SCL, et al. Severe clinical spectrum with high mortality in pediatric patients with COVID-19 and multisystem inflammatory syndrome. Clinics (Sao Paulo). 2020;75:e2209.

23. Licciardi F, Giani T, Baldini L, et al. COVID-19 and what pediatric rheumatologists should know: a review from a highly affected country. Pediatr Rheumatol Online J. 2020;18(1):35.

24. Becker I, Horneff G. Risk of serious infection in juvenile idiopathic arthritis patients associated with TNF-inhibitors and disease activity in the German BIKER registry. Arthritis Care Res. 2017;69(4):552-60.

25. Ferraccioli ES, Gremese E, Ferraccioli G. Morbidity and mortality from COVID-19 are not increased among children or patients with autoimmune rheumatic disease-possible immunologic rationale: comment on the article by Henderson et al. Arthritis Rheumatol. 2020;72(10):1772-4.

26. Lu X, Zhang L, Du H, et al. SARS-CoV-2 infection in children. N Engl J Med. 2020;382:1663-5.

27. Yildiz M, Haslak F, Adrovic A, et al. The frequency and clinical course of COVID-19 infection in children with juvenile idiopathic arthritis. Clin Exp Rheumatol. 2020;38(6):1271-2.

28. Favalli EG, Ingegnoli F, Cimaz R, et al. What is the true incidence of COVID-19 in patients with rheumatic diseases? Ann Rheum Dis. 2021;80(2):e18.

29. Koker O, Demirkan FG, Kayaalp G, et al. Does immunosuppressive treatment entail an additional risk for children with rheumatic diseases? A survey-based study in the era of COVID-19. Rheumatol Int. 2020;40(10):1613-23.

30. Ihara BP, Strabelli CA, Simon JR, et al. Laboratory-confirmed pediatric COVID-19 in patients with rheumatic diseases: a case series in a tertiary hospital. Lupus. 2021;30(5):856-60.

31. Kearsley-Fleet L, Chang ML, Lawson-Tovey S, et al. Outcomes of SARS-CoV-2 infection among children and young people with pre-existing rheumatic and musculoskeletal diseases. Ann Rheum Dis. 2022 Jul;81(7):998-1005.

32. Fink TT, Marques HHS, Gualano B, et al. Persistent symptoms and decreased health-related quality of life after symptomatic pediatric COVID-19: A prospective study in a Latin American tertiary hospital. Clinics (Sao Paulo). 2021;76:e3511.

33. Lindoso L, Astley C, Queiroz LB, et al. Physical and mental health impacts during COVID-19 quarantine in adolescents with preexisting chronic immunocompromised conditions. Jornal de Pediatria 2022;98(4): 350-_361.

34. Hügle B, Krumrey-Langkammerer M, Haas JP. Infection with SARS-CoV-2 causes flares in patients with juvenile idiopathic arthritis in remission or inactive disease on medication. Pediatric Rheumatology (2021) 19:163.

35. Zapor M. Persistent detection and infectious potential of SARS-CoV-2 virus in clinical specimens from COVID-19 patients. Viruses. 2020 3;12(12):1384.

36. Truong TT, Ryutov A, Pandey U, et al. Increased viral variants in children and young adults with impaired humoral immunity and persistent SARS-CoV-2 infection: a consecutive case series. EBioMedicine. 2021;67:103355.

37. Avanzato VA, Matson MJ, Seifert SN, et al. Case study: prolonged infectious SARS-CoV-2 shedding from an asymptomatic immunocompromised cancer patient. Cell. 2020;183(7):1901-12.e9.

38. Choi B, Choudhary MC, Regan J, et al. Persistence and evolution of SARS-CoV-2 in an immunocompromised host. N Engl J Med. 2020; 383:2291-3.

39. Nissen CB, Sciascia S, Andrade [D, et al.] The role of antirheumatics in patients with COVID-19. Lancet Rheumatol. 2021 Mar 30. doi:10.1016/S2665-9913(21)00062-X.

40. Disponível em: http://www.reumatologia.org.br/downloads/pdf/SBR-Força-Tarefa-Vacinas--COVID-19.pdf (acesso em: agosto 2022).

41. Dimopoulou D, Spyridis N, Vartzelis G, et al. Safety and tolerability of the COVID-19 messenger RNA vaccine in adolescents with juvenile idiopathic arthritis treated with tumor necrosis factor inhibitors. Arthritis Rheum 2022;74: 365–372.

16

MANEJO DAS GESTANTES E DOS RECÉM-NASCIDOS E COVID-19

Rossana Pulcineli Vieira Francisco
Vera Lúcia Jornada Krebs

Introdução

A transmissão da COVID-19 para o neonato ocorre principalmente por meio de gotículas de cuidadores infectados ou por contato com material biológico contaminado. Pode haver infecção tardia em recém-nascidos de mães infectadas.[1,2] Dong *et al.* [3] detectaram RNA do vírus SARS-CoV-2 em leite materno, porém não há relato de transmissão da doença pelo aleitamento. Kirtsman *et al.* [4] relataram um recém-nascido com *swab* de orofaringe positivo para SARS-CoV-2 no primeiro dia de vida, com detecção do vírus na placenta. Os autores destacam que, embora a infecção congênita possa ter ocorrido nesse recém-nascido, é difícil excluir a possibilidade de contaminação do neonato por secreções maternas, mesmo quando o parto é cesáreo.

Em uma metanálise de 74 estudos com 176 neonatos cujo exame de RT-PCR em *swab* de orofaringe positivo para SARS-CoV-2 ou IgM sérico positivo, 45% foram assintomáticos.[5] Em 2020, na Índia, a infecção por SARS-CoV-2 foi observada em 6,3% dos filhos de mães com COVID-19 no período perinatal. Nestes neonatos, o risco de sepse foi quatro vezes maior e a mortalidade aumentou significativamente em relação àqueles não infectados.[6] Uma análise da evolução de 2524 recém-nascidos de mães com COVID-19 durante a primeira (n=1782) e segunda ondas (n=742) da pandemia na Índia mostrou que a prevalência de infecção neonatal por SARS-CoV-2 foi semelhante nas duas ondas (4,2% *versus* 4,6%). Houve aumento significativo das taxas de prematuridade, infecção e asfixia perinatal na segunda onda, em relação à primeira.[7]

Manejo do recém-nascido

A detecção viral pode ser obtida em materiais estéreis, como sangue, sistema respiratório inferior, líquor, ou não estéreis, como *swab* nasofaríngeo, saliva ou fezes. Recomenda-se, sempre que possível, analisar amostras estéreis. Na presença de exame positivo em sangue de cordão umbilical, é necessária a confirmação, devido à possibilidade de contaminação na coleta ou durante o parto. A Organização Mundial de Saúde [8] recomenda a realização precoce de exame neonatal de RT-PCR, antes de completar 24 horas de vida, com pesquisa de SARS-CoV-2 em *swab* nasofaríngeo, acompanhada da pesquisa em placenta e sangue de cordão umbilical.

Em 2021, a Organização Mundial da Saúde[8] propôs a categorização do tempo de transmissão de SARS-CoV-2 da mãe para o feto ou recém-nascido com base em três parâmetros: a) evidência de infecção materna em qualquer tempo na gestação (*in utero*), no momento do nascimento (intraparto) ou pós-natal precoce (até 28 dias de vida); b) resultado dos exames para avaliar a exposição fetal/neonatal ao SARS-CoV-2;

c) resultado dos exames para avaliar a persistência de SARS-CoV-2 e a resposta imune no feto/neonato. Foram estabelecidas quatro categorias: 1) confirmada: evidência sugestiva e exames positivos; 2) possível: evidência sugestiva mas sem confirmação; 3)improvável: há pouco suporte para o diagnóstico, mas este não pode ser completamente descartado; 4) indeterminada: não foram realizados testes. É recomendado que a presença ou ausência de infecção neonatal pelo SARS-CoV-2 seja determinada pelo resultado dos testes virológicos em material estéril e não estéril e/ou pela sorologia. Devido à inespecificidade dos sintomas clínicos no recém-nascido, eles não foram considerados na categorização. Considera-se como diagnóstico definitivo de contaminação *in utero* a existência de um teste positivo próximo ao nascimento, confirmado por um segundo exame. O diagnóstico de contaminação intraparto requer teste negativo próximo ao nascimento, com teste positivo nos primeiros dias de vida, confirmado por segundo exame.

Nos Quadros 16.1 e 16.2 são apresentadas as categorias da transmissão da infecção por SARS-CoV-2 da mãe para o feto ou recém-nascido e os exames indicados em cada período de exposição.

QUADRO 16.1. Categorias de transmissão *in útero* de SARS-CoV-2 e exames indicados no recém-nascido (WHO, 2021).[8]

CATEGORIA	EVIDÊNCIA DE EXPOSIÇÃO *IN ÚTERO*	PERSISTÊNCIA VIRAL/ RESPOSTA IMUNE
CONFIRMADA	Um ou mais dos seguinte testes positivos para SARS-CoV-2 com < 24h: • RT-PCR amostra estéril (líquido amniótico, sangue) • Placenta (RT-PCR, isoimunização) • RT-PCR amostra não estéril (trato respiratório superior,fezes) • Sorologia (IgM, IgA)	Um ou mais dos seguinte testes positivos para SARS-CoV-2 com 24 a 48h: • RT-PCR amostra estéril
POSSÍVEL	Um ou mais dos seguinte testes positivos com < 24h: • RT-PCR amostra estéril • Placenta (RT-PCR, isoimunização, imuno-histoquimico, microscopia) • RT-PCR amostra não estéril • Sorologia (IgM, IgA)	Um ou mais dos seguintes testes positivos com 24 a 48h: • RT-PCR amostra estéril OU • Sorologia positiva (IgM, IgA) com idade 24h a < 7dias
IMPROVÁVEL	Um ou mais dos seguinte testes positivos para SARS-CoV-2 com < 24h: • RT-PCR amostra estéril Placenta (RT-PCR, isoimunização, imuno-histoquimico, microscopia • RT-PCR amostra não estéril • Sorologia (IgM, IgA)	Todos os seguintes testes negativos com 24 a 48h: • RT-PCR amostra estéril ou amostra não estéril OU • Sorologia negativa (IgM, IgA) • com 24h ou < 7d

(Continua)

QUADRO 16.1. Categorias de transmissão *in útero* de SARS-CoV-2 e exames indicados no recém-nascido (WHO, 2021).[8] (*Continuação*)

CATEGORIA	EVIDÊNCIA DE EXPOSIÇÃO *IN ÚTERO*	PERSISTÊNCIA VIRAL/ RESPOSTA IMUNE
IMPROVÁVEL	Todos os teste acima negativos	Um ou mais dos seguinte testes positivos para SARS-CoV-2 com 24 a 48h: • RT-PCR amostra estéril ou amostra não estéril OU • Sorologia positiva (IgM, IgA) com 24h a < 7dias
INDETERMINADA	Um ou mais dos seguinte testes positivos para SARS-CoV-2 com idade < 24h: • RT-PCR amostra estéril Placenta (RT-PCR, isoimunização, imuno-histoquimico, microscopia) • RT-PCR amostra não estéril • Sorologia (IgM, IgA)	Todos os seguintes testes negativos com idade 24 a 48h: • RT-PCR amostra estéril ou amostra não estéril OU • Sorologia negativa (IgM, IgA) com 24h ou < 7d

QUADRO 16.2. Categorias de transmissão intraparto de SARS-CoV-2 e exames indicados no recém-nascido (WHO, 2021).[8]

CATEGORIA	AUSÊNCIA DE EXPOSIÇÃO FETAL *IN* ÚTERO	EXPOSIÇÃO INTRAPARTO COM PERSISTÊNCIA VIRAL/RESPOSTA IMUNE
CONFIRMADA	Foi realizado pelo menos 1 teste para SARS-CoV-2 com idade < 24h e o resultado é negativo: • RT-PCR amostra estéril, Placenta (RT-PCR isoimunização, imuno-histoquimico, microscopia) • RT-PCR amostra não estéril • Sorologia (IgM, IgA)	Um ou mais dos seguintes testes positivos com idade 24 a 48h: • RT-PCR amostra estéril • T-PCR amostra não estéril corroborado por PCR positivo em segundo teste com > 48h a 7 dias OU • Sorologia positiva (IgM, IgA) com 7 a 14 dias, corroborada por sorologia positiva até 10 dias após o primeiro resultado positivo
POSSÍVEL	Ausência de exames para verificar exposição fetal	Um ou mais dos seguintes testes positivos com idade 24-48h: • RT-PCR amostra estéril • RT-PCR amostra não estéril corroborado por PCR positivo em segundo teste com > 48h a 7 dias OU • Sorologia positiva (IgM, IgA) com 7 14 dias, corroborada por sorologia positiva até 10 dias após o primeiro resultado positivo

(*Continua*)

QUADRO 16.2. Categorias de transmissão intraparto de SARS-CoV-2 e exames indicados no recém-nascido (WHO, 2021).[8] (*Continuação*)

CATEGORIA	AUSÊNCIA DE EXPOSIÇÃO FETAL *IN* ÚTERO	EXPOSIÇÃO INTRAPARTO COM PERSISTÊNCIA VIRAL/RESPOSTA IMUNE
IMPROVÁVEL	Ausência de exames para verificar exposição fetal	Um ou mais dos seguintes testes positivos com idade 24-48h: · RT-PCR amostra estéril com RT-PCR negativo em segundo teste com > 48h a 7 dias · RT-PCR amostra não estéril RT-PCR negativo em segundo teste com > 48h a 7 dias OU · Sorologia positiva (IgM, IgA) · Na idade de 7 a 14 dias, com sorologia negativa em segundo teste até 10 dias após o primeiro resultado positivo
	Todos os teste acima negativos	Um ou mais dos seguinte testes positivos para SARS-CoV-2 com 24 a 48h: · RT-PCR amostra estéril ou amostra não estéril · OU · Sorologia positiva (IgM, IgA) com 24h a < 7dias
INDETERMINADA	Um ou mais dos seguinte testes positivos para SARS-CoV-2 com idade <24 h: · RT-PCR amostra estéril Placenta (RT-PCR, isoimunização, imuno-histoquimico, microscopia) · RT-PCR amostra não estéril · Sorologia (IgM, IgA)	Todos os seguintes testes negativos com idade 24 a 48h: · RT-PCR amostra estéril ou amostra não estéril OU · Sorologia negativa (IgM, IgA)com 24h ou < 7dias

(*Continua*)

Os dados sugerem que somente 1,6% a 2% dos RN de mães com exame positivo para SARS-CoV-2 próximo ao parto apresentaram teste positivo na idade de de uma a três dias após o nascimento.[9] Portanto, a reanimação neonatal deve seguir as rotinas estabelecidas no serviço, sem recomendações específicas para o recém-nascido de mãe com COVID-19. A equipe multiprofissional deve usar equipamento de proteção individual (EPI). Como na reanimação neonatal existe potencialmente a necessidade de procedimentos geradores de aerossóis (ventilação sob pressão positiva, aspiração, intubação, necessidade de oxigênio em fluxo maior que 2 L/min, pressão positiva contínua nas vias aéreas, ventilação invasiva), deve ser minimizado o risco de infecção nestas situações.

QUADRO 16.3. Categorias de transmissão pós-natal precoce de SARS-CoV-2 (> 48h a 28d) e exames indicados no recém-nascido (WHO, 2021).[8]

CATEGORIA	AUSÊNCIA DE EXPOSIÇÃO *IN* ÚTERO/ INTRAPARTO	EXPOSIÇÃO PÓS-NATAL COM PERSISTÊNCIA VIRAL/RESPOSTA IMUNE
CONFIRMADA	Pelo menos 1 teste com < 48h foi feito e tem resultado negativo (todos os testes com < 48h devem ser negativos) • RT-PCR amostra estéril • Placenta (RT-PCR, isoimunização, imuno-histoquimico, microscopia,swab) • RT-PCR amostra não estéril • Sorologia (IgM, IgA) negativa na idade < 14d	Um ou mais dos seguinte testes positivos para SARS-CoV-2 com idade ≥ 48h: • RT-PCR amostra estéril • RT-PCR amostra não estéril positivo corroborado por segundo teste positivo em até 10 dias OU • Sorologia positiva (IgM, IgA) com idade > 14 dias corroborada por segunda sorologia positiva em até 10 dias após a primeira
POSSÍVEL	Ausência de exames para verificar exposição fetal	Um ou mais dos seguinte testes positivos para SARS-CoV-2 com idade ≥ 48h: • RT-PCR amostra estéril • RT-PCR amostra não estéril positivo corroborado por segundo teste positivo em até 10 dias OU • Sorologia positiva (IgM, IgA) com idade > 14 dias corroborada por segunda sorologia positiva em até 10 dias após a primeira
IMPROVÁVEL	Ausência de exames para verificar exposição fetal	Um ou mais dos seguinte testes positivos para SARS-CoV-2 com idade ≥ 48h: • RT-PCR amostra não estéril com RT-PCR negativo em um segundo teste até 10 dias após o primeiro OU • Sorologia positiva (IgM, IgA) com idade > 14 dias e uma segunda sorologia negativa em até 10 dias após a primeira
INDETERMINADA	Ausência de exames para verificar exposição fetal	Um ou mais dos seguinte testes positivos para SARS-CoV-2 com idade ≥ 48h: • RT-PCR amostra não estéril sem um segundo teste para corroborar OU • Sorologia positiva (IgM, IgA) com idade >14 dias sem uma segunda sorologia para corroborar

O transporte do RN de mãe com exame positivo para SARS-CoV-2 da sala de parto até a unidade neonatal deve ser feito em incubadora, por profissional com EPI, seguindo trajeto previamente estabelecido e com exposição mínima de outros profissionais.

Na situação de RN assintomático e mãe com exame positivo para SARS-CoV-2, o RN poderá ser encaminhado ao alojamento conjunto se a mãe assim o desejar. Deve ser seguida pela mãe a orientação quanto à etiqueta da tosse, à higienização de mãos, ao uso de máscara cirúrgica para rotinas do RN e amamentação, mantendo-se a distância mínima de 1,8 metro entre o berço do RN e a cama da puérpera.

Na unidade neonatal, o RN assintomático deverá ser mantido em área reservada a estes neonatos, em incubadora, com medidas de isolamento de contato.[10] Se o RN apresentar algum sintoma clínico, deverá permanecer em quarto de isolamento respiratório e de contato. A possibilidade de infecção por SARS-COV-2 deve ser considerada, sendo indicada a coleta de RT-PCR em *swab* nasofaríngeo e, se possível, de outros exames para verificar a exposição viral intraútero e no período periparto (RT-PCR em amostra estéril, exame de placenta, sorologia). O tratamento deve ser feito de acordo com o quadro clínico e seguindo aos protocolos assistenciais do Serviço.

Aleitamento materno

O leite da mãe com COVID-19 pode fornecer ao recém-nascido anticorpos protetores contra a infecção. Não há evidências de transmissão de SARS-CoV-2 por meio do leite materno. Portanto, a amamentação deve ser mantida, desde que a mãe assim o deseje e tenha condições clínicas adequadas.

Devem ser observados os cuidados de prevenção de transmissão do vírus por meio de gotículas respiratórias, que incluem lavar as mãos por pelo menos 20 segundos antes de tocar o RN, usar máscara facial e evitar falar ou tossir durante a amamentação. A máscara deve ser trocada a cada mamada ou se houver tosse ou espirro. Em caso de opção pela extração do leite, devem ser observadas as orientações de limpeza da bomba e dos acessórios.

Referências

1. Zeng L, Xia S, Yuan W, et al. Neonatal Early-Onset Infection With SARS-CoV-2 in 33 Neonates Born to Mothers With COVID-19 in Wuhan, China. *JAMA Pediatr.* 2020;174(7):722–725.

2. Coronado Munoz A, Nawaratne U, McMann D. et al. Late-Onset Neonatal Sepsis in a Patient with Covid-19. N Engl J Med. 2020 May 7;382(19):e49.

3. Dong L, Tian J, He S. et al. Possible Vertical Transmission of SARS-CoV-2 From an Infected Mother to Her Newborn. *JAMA.* 2020;323(18):1846–1848.

4. Kirtsman M, Diambomba Y, Poutanen S. et al. Probable congenital SARS-CoV-2 infection in a neonate born to a woman with active SARS-CoV-2 infection . CMAJ. 2020 Jun 15;192(24):E647-E650.

5. Raschetti R, Vivanti AJ, Vauloup-Fellous C, et al. Synthesis and systematic review of reported neonatal SARS-CoV-2 infections. Nat Commun. 2020 Oct 15;11(1):5164.

6. Malik S, Surve S, Wade P, et al. Clinical Characteristics, Management, and Short-Term Outcome of Neonates Born to Mothers with COVID-19 in a Tertiary Care Hospital in India. J Trop Pediatr. 2021 Jul 2;67(3):fmab054.

7. Malik S, Jain D, Bokade CM, et al. Outcomes in neonates born to mothers with COVID-19 during the second wave in India. Eur J Pediatr (2022).

8. WHO. Definition and categorization of the timing of mother-to-child transmission of SARS-CoV-2: Scientific brief, 8 February 2021. (WHO/2019-nCoV/mother-to-child_transmission/2021.1).

9. Sankaran D, Nakra N, Cheema R, et al. Perinatal SARS-CoV-2 Infection and Neonatal COVID-19: A 2021 Update. NeoReviews. May 2021. 22(5). 10.1542/neo.22-5-e1001.

10. Ding L, Xiong X, Yu G, et al. Nursing Care of 26 Infants Born to Mothers With COVID-19. Adv Neonatal Care. 2022 Feb 1;22(1):15-21.

17

TRATAMENTO MEDICAMENTOSO DA COVID-19

Camila Sanson Yoshino de Paula
Ana Paula de Carvalho Panzeri Carlotti

Introdução

O tratamento medicamentoso da doença causada pelo SARS-CoV-2, a COVID-19, inclui medicações direcionadas ao patógeno (antivirais, plasma convalescente e anticorpos monoclonais contra o SARS-CoV-2) e terapias dirigidas ao hospedeiro (agentes anti-inflamatórios e imunomoduladores).

As medicações direcionadas ao vírus têm, possivelmente, maior eficácia quando administradas na fase inicial da doença, em que há replicação viral, enquanto as terapias imunomoduladoras/anti-inflamatórias podem ser benéficas nas fases mais tardias, caracterizadas pela resposta inflamatória exagerada ao vírus e lesão tecidual.

Drogas antivirais

Remdesivir

O remdesivir é uma pró-medicação análoga à adenosina. Tem sua ação na transcrição do RNA viral para bloquear a transcrição reversa e, portanto, inibir a síntese viral.[1]

O conhecimento prévio sobre sua atividade antiviral contra o vírus ebola e outros coronavírus, como o SARS-CoV-1 e MERS-CoV, incentivaram um grupo de pesquisadores americanos a compilar algumas publicações com o Remdesivir para o tratamento da COVID-19.[2] O primeiro ensaio clínico randomizado, duplo-cego e placebo-controlado realizado com 236 adultos na China não demonstrou diferença significativa entre o grupo controle e o que recebeu a medicação quanto à melhora clínica, à taxa de mortalidade com 28 dias e à negativação do SARS-CoV-2 em nasofaringe por método molecular.[3] Entretanto, em uma revisão publicada em dezembro de 2020 que reúne as principais publicações sobre o remdesivir para tratamento da COVID-19, observa-se impacto do uso da medicação na melhora clínica, no tempo de ventilação mecânica e na taxa de mortalidade,[4–6] com dois desses artigos incluindo crianças acima de 12 anos de idade. Um estudo de 2022 demonstrou redução em 87% no risco de hospitalização ou óbito com o uso da medicação por três dias comparados a placebo.[7]

Diante dessas evidências clínicas, o remdesivir foi aprovado pela *Food and Drug Administration* (FDA) para o tratamento da COVID-19 em pacientes adultos e pediátricos (12 anos de idade e com peso 40 kg) hospitalizados com necessidade de oxigênio, e para pacientes não hospitalizados com COVID-19 leve a moderada com risco para progressão da doença. No entanto, o remdesivir não é recomendado rotineiramente para pacientes que requerem ventilação mecânica em virtude da falta de dados que mostram benefício nesse estágio avançado da doença.[8]

Para crianças com peso entre 3,5 kg e < 40 kg ou idade < 12 anos e peso 3,5 kg, a medicação ainda não foi aprovada pelo FDA. Entretanto, há autorização do uso emergencial da droga para esse grupo de pacientes pediátricos hospitalizados e para aqueles não hospitalizados com COVID-19 leve a moderada com risco de progressão da doença.

Apesar de haver ainda poucos dados, o *National Institutes of Health* (NIH) recomenda a associação de remdesivir com dexametasona como opção de tratamento para pacientes internados que requerem uso de oxigênio.[8]

A dose recomendada é:

- Pacientes adultos e pediátricos > 40 kg: 200 mg intravenosa (IV) no dia 1, seguido por 100 mg IV a partir do dia 2.
- Pacientes pediátricos < 40 kg: 5 mg / kg IV no dia 1, seguido por 2,5 mg / kg IV a partir do dia 2.

A administração da medicação deve ser feita por infusão intravenosa prolongada, em 30 a 120 minutos.

O tratamento deve ser iniciado assim que possível e nos primeiros sete dias após início dos sintomas. A duração do tratamento é de três dias para pacientes não hospitalizados e cinco dias para aqueles com necessidade de internação.

Os efeitos adversos da droga incluem anemia, elevação transitória das transaminases, hipoalbuminenia, aumento do tempo de protrombina, hiperglicemia, hipocalemia, constipação, náuseas e lesão renal aguda. Não é recomendado para pacientes com taxa de filtração glomerular < 30 ml/min/1,73 m^2 ou pacientes em diálise, ou aqueles com concentrações plasmáticas aumentadas de alanina aminotransferase (ALT) ou aspartato aminotransferase (AST) (> 5 vezes o limite superior do normal).

Nirmatrelvir/ritonavir (Paxlovid)

O nirmatrelvir é um inibidor de protease que age sob uma protease essencial para a replicação viral. Para aumentar a concentração sérica do nirmatrelvir, a medicação é associada ao ritonavir, um inibidor do citocromo P450.[8]

A combinação nirmatrelvir e ritonavir, pois era conhecida por sua ação contra os coronavírus humanos, demonstrou redução em 89% na hospitalização e mortalidade em adultos não hospitalizados com COVID-19 leve a moderada com o tratamento iniciado até cinco dias de sinais/sintomas.

Embora até o momento não existam dados suficientes, é esperado que o nirmatrelvir/ritonavir tenha ação na variante Ômicron e suas subvariantes.

A medicação foi liberada pelo FDA para uso emergencial em pacientes com idade 12 anos e peso 40 kg não hospitalizados com COVID-19, com classificação clínica leve a moderada e que apresentem risco para progressão da doença. Preferencialmente, deve ser iniciado nos primeiros cinco dias de sintomas.[8]

A dose recomendada é nirmatrelvir 300 mg com ritonavir 100 mg, de 12 em 12 horas, por cinco dias.

Os efeitos adversos mais frequentes são: mialgia, diarreia, disgeusia e hipertensão. Não deve ser utilizado em pacientes com insuficiência hepática grave e recomenda-se uso cauteloso em pacientes com doenças hepáticas prévias. Devido ao efeito inibidor do citocromo P450 promovido pelo ritonavir, é necessário ficar muito atento à interação medicamentosa antes do início da medicação (uma das principais preocupações quanto ao uso dessa medicação).

Molnupiravir

É uma pró-medicação oral da beta-D-N4-hidroxicitidina (NHC), um ribonucleotídeo que tem sua ação nas RNA-polimerases que levam a mutações virais letais.[8]

Embora possua um risco hipotético de mutações em DNA humano, um estudo em roedores não demonstrou esse efeito no DNA do hospedeiro. Com base nessas informações genéticas e pela curta duração do tratamento dessa medicação (cinco dias), o FDA considerou como baixa a possibilidade de genotoxicidade.[9]

Um estudo recente demonstrou que a medicação promove redução em 30% na taxa de hospitalização e mortalidade comparado ao grupo placebo.[10] Por apresentar menor eficácia quando comparado às outras opções de tratamento, o molnupiravir foi liberado para uso emergencial pelo FDA para pacientes não hospitalizados com idade 18 anos, com COVID-19 leve a moderada, que tenham fator de risco para progressão da doença, que estejam nos primeiros cinco dias de sintomas e **que estejam impossibilitados de receber o nirmatrelvir/ritonavir ou remdesivir.**[8]

A dose recomendada é 800 mg, via oral, de 12 em 12 horas, por cinco dias.

Os efeitos adversos mais comuns são vertigem, náuseas e diarreia. A medicação não está liberada para uso em pacientes com menos de 18 anos de idade, pelo risco de disfunção no crescimento ósseo e de cartilagem.[8]

Apesar de dados ainda limitados e da preocupação do impacto do molnupiravir nas mutações do SARS-CoV-2, espera-se que a droga continue sendo eficaz contra a variante Ômicron.

Ribavirina

A ribavirina é um análogo da guanina e age para inibir a replicação viral por meio de vários mecanismos. Possui diversos efeitos adversos importantes, entre eles anemia hemolítica e distúrbios eletrolíticos.[1]

Devido à possibilidade de ação antiviral para SAR-CoV-1 e MERS-CoV, inicialmente se acreditou em sua ação para a COVID-19. Embora tenha se confirmado sua atividade *in vitro* contra o SARS-CoV-2, um estudo retrospectivo com adultos internados em um hospital na China não identificou redução na taxa de mortalidade ou no tempo de negativação da detecção do SARS-CoV-2 por método molecular em pacientes que receberam ribavirina.[11]

Devido aos seus importantes efeitos adversos e à ausência de evidência científica que comprove sua eficácia, a ribavirina não é indicada para o tratamento da COVID-19.

Lopinavir/ritonavir

O lopinavir é um inibidor de protease e o ritonavir um inibidor do citocromo P450 3A (que aumenta a meia-vida do lopinavir). Atualmente, a combinação das duas medicações é conhecida por fazer parte do arsenal terapêutico para o tratamento da infecção pelo vírus da imunodeficiência humana (HIV). Seu mecanismo de ação envolve a inibição das proteases virais, o que leva à produção errática de proteínas importantes para o vírus e consequente formação de partículas virais não infectantes.[1]

Os principais efeitos adversos dessa medicação são: intolerância gastrointestinal, hiperlipidemia, hiperglicemia, elevação de transaminases e prolongamentos dos intervalos QT e PR.

Alguns estudos prévios demonstraram sua ação antiviral para SARS-CoV-1 e MERS-CoV, principalmente quando o lopinavir/ritonavir foi utilizado em associação a outras medicações, como ribavirina e interferon.[12] Entretanto, para SARS-CoV-2, um estudo controlado randomizado com 199 adultos hospitalizados não demonstrou melhora clínica ou redução na mortalidade em 28 dias entre o grupo que recebeu a medicação e o grupo que recebeu apenas tratamento não medicamentoso.[13] Outro estudo[14] em 176 hospitais do Reino Unido também não demonstrou benefício clínico em pacientes hospitalizados com COVID-19, assim como não foi observada redução na taxa de mortalidade em estudo clínico randomizado realizado em 30 países.[15]

Assim, o lopinavir/ritonavir não deve ser considerado para o tratamento da COVID-19.

Agentes antimaláricos (cloroquina e hidroxicloroquina)

A cloroquina e a hidroxicloroquina agem para inibir a função dos lisossomos pelo aumento de pH do meio. Possuem também ação na glicosilação de proteínas virais, na replicação do ácido nucleico e liberação do vírus pela célula. Por possuírem atividade imunomoduladora, são bastante utilizadas na artrite reumatoide e no lúpus eritematoso sistêmico. Os efeitos adversos das drogas podem ser graves como arritmias e retinopatia. Por ser derivada da cloroquina, a hidroxicloroquina apresenta menor toxicidade.[1]

Desde o início da pandemia, diversos estudos foram realizados com a cloroquina/hidroxicloroquina (associados ou não à azitromicina) para tratamento da COVID-19. Em uma revisão sistemática e metanálise publicada recentemente (2021), foram analisados 11.932 adultos que receberam hidroxicloroquina, 8.081 pacientes que receberam a combinação de hidroxicloroquina e azitromicina e 12.930 adultos no grupo controle. Após a análise, concluiu-se que a hidroxicloroquina em monoterapia não tem eficácia na doença e que a associação de hidroxicloroquina com azitromicina aumenta o risco de mortalidade devido aos seus potenciais eventos adversos.[16]

Com base nessas evidências, a cloroquina e a hidroxicloroquina (em associação ou não à azitromicina) não devem ser utilizadas para o tratamento da COVID-19.

Agentes antibacterianos (azitromicina)

A azitromicina é um antibiótico macrolídeo, cujo mecanismo de ação é a inibição da síntese proteica bacteriana por meio da ligação da medicação à subunidade 50S do ribossomo. Entre seus efeitos adversos, está o prolongamento do intervalo QT com possibilidade de arritmias.[1]

Devido aos seus possíveis efeitos imunomoduladores e antivirais, cogitou-se seu uso em associação a hidroxicloroquina para o tratamento da COVID-19.

Até o momento, a ação antiviral da azitromicina para a infecção por SARS-CoV-2 não foi estabelecida. Alguns estudos não demonstraram impacto da azitromicina em sua associação a hidroxicloroquina. Poucos estudos avaliaram a eficácia clínica da azitromicina em monoterapia.[17]

Assim, a azitromicina não é indicada como tratamento para a COVID-19.

Agentes anti-helmínticos

Ivermectina

A ivermectina é um antiparasitário que atua nos receptores GABA, o que leva a um bloqueio entre o neurônio e o músculo do parasita e, consequentemente, movimentos incoordenados, dificuldade de alimentação e morte do parasita. Acredita-se que a ivermectina também tenha alguma ação antiviral ao inibir a internalização de proteínas importantes para a replicação viral (como a IMP /α1).[18]

Além do efeito antiviral, a ivermectina foi considerada candidata para o tratamento da COVID-19 por agir no receptor transmembrana CD147 (receptor que, junto com o receptor da enzima conversora de angiotensina 2, tem papel importante na ligação da proteína *spike* do SARS-CoV-2 à célula hospedeira). Há algumas hipóteses de que a medicação poderia ter outros efeitos contra o SARS-CoV-2 como: atuar como ionóforo (transportando íons pela camada lipídica da membrana celular), ação no receptor P2X4 (com modulação da quimiotaxia de neutrófilos e secreção de quimiocinas) e efeito anti-inflamatório.[18]

Embora alguns estudos (com ivermectina em monoterapia ou em associação a outras medicações) tenham demonstrado benefício na redução da taxa de mortalidade na COVID-19, ainda não há resultados de ensaios clínicos com desenhos de estudos bem definidos.[1, 18]

Atualmente, existem diversos ensaios clínicos em andamento[8] para compreender melhor o papel da medicação na infecção pelo SARS-CoV-2. Assim, até o momento, a ivermectina não está indicada para o tratamento da COVID-19.

Nitazoxanida

A nitazoxanida é um antiparasitário que possui também ação em mecanismos regulatórios da replicação viral.[1]

Alguns estudos *in vitro* demonstraram ação da medicação para o MERS-CoV e outros coronavírus. Em relação a infecções pelo SARS-CoV-2, um estudo brasileiro controlado por placebo, duplo cego, com adultos demonstrou redução da carga viral de SARS-CoV-2 em pacientes que receberam a medicação nos primeiros três dias de sintomas; entretanto, não se observou eficácia na resolução de sintomas após o tratamento. O tratamento não demonstrou eficácia nos desfechos secundários da doença.[19]

Outras publicações também não observaram diferença na resolução de sintomas com o uso da nitazoxanida.[1,8]

Atualmente, ensaios clínicos com a nitazoxanida em monoterapia ou em associação a outras medicações têm sido realizados. Até o momento, a nitazoxanida não é indicada para o tratamento da COVID-19.

Plasma convalescente

O plasma convalescente é obtido de indivíduo recuperado de uma doença infecciosa causada por agente específico. Seus principais efeitos adversos estão relacionados à sua transfusão, o que inclui febre, exantemas, eventos respiratórios ou alérgicos.[19]

É um tratamento conhecido há algumas décadas e foi utilizado para o tratamento das infecções pelo SARS-CoV-1, MERS e influenza H5N1. Sua eficácia para a infecção pelo SARS-CoV-2 permanece controversa e ainda não há evidência cientifica de ensaios clínicos randomizados.

Uma recente revisão sistemática (2021) com 45 artigos avaliados, sendo metade deles relatos de casos e 22.260 pacientes (com idades de 4 a 100 anos) concluiu que o plasma convalescente pode ter impacto na melhora clínica, no *clearance* viral e na redução da mortalidade, principalmente em pacientes com 10 dias de doença.[19] Entretanto, esses dados devem ser avaliados com muito cuidado, pois entre esses estudos havia apenas quatro ensaios clínicos randomizados, que avaliados separadamente, não demonstraram evidência significativa na redução da mortalidade. Novos estudos são necessários para avaliar dose e tempo de tratamento.

Anticorpos monoclonais contra o SARS-CoV-2

Os anticorpos monoclonais contra o SARS-CoV-2 atuam na proteína *spike* do vírus. Sua efetividade varia de acordo com a variante circulante. A atual recomendação para uso é o tratamento de pacientes não hospitalizados com COVID-19 leve a moderada e que apresentem algum fator de risco para progressão da doença.[8]

Estudos prévios à circulação da variante Ômicron demonstraram redução no número de hospitalização e de óbitos,[8] Novos estudos têm sido realizados para avaliar a eficácia dessas terapias frente a essa variante.

Cinco anticorpos monoclonais contra o SARS-CoV-2 foram liberados para uso emergencial pelo FDA: bebtelovimabe, bamlanivimabe associado a etesivimabe, casirivimabe associado a imdevimabe, sotrovimabe e tixagevimabe associado ao cilgavimabe.

Bebtelovimabe

É um anticorpo recombinante humano recomendado apenas para pacientes com idade 12 anos **como terapia alternativa,** na impossibilidade do uso de nirmatrelvir/ritonavir e remdesivir.[8]

A dose recomendada é de 175 mg por via intravenosa. Deve ser administrada, assim que possível, nos primeiros sete dias após início de sintomas.[8]

Apesenta atividade *in vitro* contra as subvariantes da Ômicron, porém, ainda não há dados clínicos sobre sua efetividade contra essa variante.

Bamlanivimabe associado a etesevimabe, casirivimabe associado a imdevimabe e sotrovimabe

Esses anticorpos recombinantes humanos estão autorizados para uso emergencial pela FDA. Porém, o uso nos Estados Unidos diminuiu após o predomínio da circulação da variante Ômicron, cuja susceptibilidade *in vitro* ao bamlanivimabe/

etesevimabe e ao casirivimabe/imdevimabe é muito reduzida. Em relação ao sotrovimabe, a atividade *in vitro* é mantida contra as subvariantes BA.1 e BA.1.1, porém, há redução da atividade contra a subvariante BA.2.[8]

Assim, atualmente, durante a circulação da variante Ômicron, o NIH não recomenda o uso dessas terapias.

Tixagevimabe associado ao cilgavimabe

Anticorpo recombinante humano autorizado pelo FDA para uso emergencial como profilaxia para indivíduos sem infecção pelo SARS-CoV-2, sem exposição recente ao SARS-CoV-2, que estão em risco por resposta imunológica inadequada à vacina, ou história documentada de efeito adverso grave à vacina ou aos seus componentes.[8]

Até a circulação da variante Ômicron, a dose recomendada era: 150 mg de tixagevimabe e 150 mg de cilgavimabe. Com o predomínio da circulação dessa variante, estudos demonstraram necessidade de ajuste da dose para 300 mg de tixagevimabe e 300 mg de cilgavimabe para manter eficácia da profilaxia.[20]

Anti-inflamatórios e imunomoduladores

Tocilizumabe

O tocilizumabe é um anticorpo monoclonal que inibe o receptor de membrana da Interleucina-6 (IL-6). É utilizado no tratamento de artrite idiopática juvenil, artrite reumatoide e outras doenças inflamatórias crônicas e autoimunidades.[1]

Além de ser uma medicação imunossupressora, outros efeitos adversos são: alteração de enzimas hepáticas, neutropenia, trombocitopenia, úlceras orais, cefaleia, entre outros.[1]

A COVID-19 é caracterizada por uma produção exacerbada de citocinas inflamatórias, principalmente interleucina-6, interleucina-10 e fator de necrose tumoral (TNF-α). Assim, é possível que o uso de tociluzumabe possa interferir no prognóstico da doença.

Dois grandes estudos randomizados demonstraram redução da mortalidade em pacientes com intensa resposta inflamatória e rápida evolução para insuficiência respiratória.[21,22]

Assim, o NIH recomenda o uso do tocilizumabe em adultos internados com necessidade de oxigenoterapia, ventilação não invasiva ou ventilação mecânica.[8] É indicado utilizar o tocilizumabe apenas em combinação com dexametasona ou outro corticoide. Na impossibilidade de uso do tocilizumabe, pode-se utilizar o sarilumabe intravenoso.

Até o momento, não há estudos com pacientes na faixa etária pediátrica para avaliar a efetividade do tocilizumabe.

Baricitinibe e tofacitinibe

São inibidores da janus kinase que promovem redução da atividade inflamatória. Estudos demonstraram redução do risco de falência respiratória e na taxa de mortalidade.[23, 24]

O baricitinibe foi autorizado pelo FDA para uso emergencial para pacientes com idade $\geq$ 2 anos com COVID-19 com necessidade de oxigenoterapia, ventilação mecânica ou oxigenação por membrana extracorpórea. É recomendado que seja administrado em combinação com dexametasona ou outro corticoide. Apesar de ser autorizado o uso para pacientes com idade $\geq$ 2 anos, a segurança e eficácia do tofacitinibe não foram avaliadas na faixa etária pediátrica. A dose é de acordo com o *clearance* de creatinina, com tempo total de tratamento de 14 dias.[8]

O tofacitinibe só deve ser utilizado na impossibilidade de uso do baricitinibe. A dose recomendada é de 10 mg, via oral, de 12 em 12 horas por 14 dias.[8]

Interferon

Os interferons são importantes na resposta imunológica viral humana. Os tipos α e β são produzidos pela maioria das células e o interferon λ é produzido por células *natural killer* e células T.[1]

Recentemente, algumas publicações demonstraram não haver benefício em seu uso em pacientes com COVID-19, e alguns dos estudos indicam desvantagem do uso dessa medicação em pacientes que necessitam de oxigênio em alto fluxo, ventilação não invasiva ou ventilação mecânica.[25]

Assim, até o momento, os interferons não são indicados para tratamento da COVID-19.

Imunoglobulinas

Não há indicação de tratamento da COVID-19 com imunoglobulina intravenosa não específica para SARS-CoV-2. Porém, pacientes com SIM-P pós-COVID-19 devem receber imunoglobulina associada a corticoide.

Em publicação recente, pesquisadores demonstraram um melhor prognóstico com resolução mais rápida da febre e redução de complicações (disfunção ventricular esquerda e suporte hemodinâmico) com o uso de imunoglobulina associado à metilprednisolona em crianças com diagnóstico de SIM-P.[26]

Corticosteroides

São medicações anti-inflamatórias e imunossupressoras. Seus principais efeitos adversos são: osteoporose, retardo do crescimento, glaucoma, catarata, hipertensão, infecções, hiperglicemia, entre outros.

Em um estudo recentemente publicado (2021) no The RECOVERY Collaborative Group, observou-se que o uso de dexametasona por 10 dias levou à redução de mortalidade em 28 dias em pacientes em ventilação mecânica ou que receberam oxigenoterapia. Entretanto, não houve benefício da medicação naqueles pacientes sem necessidade de suporte respiratório. Foi observado também que a dexametasona prescrita a pacientes em oxigenoterapia reduziu a necessidade de ventilação mecânica, e o uso da medicação em pacientes em suporte ventilatório diminuiu o tempo de necessidade de ventilação.[27]

O NIH recomenda o uso de dexametasona para pacientes adultos com necessidade de oxigênio suplementar.[8]

Para crianças com quadros clínicos graves de COVID-19, ciclos de três a cinco dias de metilprednisolona (1 a 2 mg/kg/dia, dose máxima: 40 mg/dia) ou dexametasona (0,15 mg/kg/dia, dose máxima: 6 mg/dia) podem reduzir o processo inflamatório por inibir a transcrição de algumas citocinas. Entretanto, não há indicação de uso de corticoides em casos leves ou moderados.[8]

Os corticoides também são indicados em casos moderados e graves de SIM-P (em associação com a imunoglobulina endovenosa).[28] As doses recomendadas são:

- SIM-P (casos moderados): metilprednisolona (2 mg/kg/dia) ou prednisolona/prednisona (2 mg/kg/dia, dose máxima 60 mg/dia, dividida em 2 doses por 5 dias e com diminuição da dose ao longo de 2 a 3 semanas). O corticoide deve ser prescrito nas primeiras 24 horas do diagnóstico.
- SIM-P (casos graves): metilprednisolona (pulsoterapia 30 mg/kg/dia por 3 dias, dose máxima: 1 g/dia, seguida de 2 mg/kg/dia, com dose máxima de 60 mg/dia, dividida em 2 doses por 5 dias e, então, diminuição da dose ao longo de 2 a 3 semanas).

Pacientes em uso crônico de corticoides não devem ter seus tratamentos descontinuados sem a recomendação do médico responsável pelo seguimento clínico.

Anticoagulação

A profilaxia para tromboembolismo venoso em pacientes adultos com COVID-19 com heparina ou enoxaparina (heparina de baixo peso molecular) é sugerida pelo NIH.[8]

Para pacientes na faixa etária pediátrica, a literatura atual[24,25] recomenda o uso de profilaxia antitrombótica para crianças internadas que preencham dois ou mais dos seguintes critérios:

- Admissão em UTI.
- Diagnóstico de SIM-P.
- Fatores de risco para tromboembolismo venoso, como uso de cateter, imobilidade, terapia com estrogênio, gestação, malignidade, doença autoimune, doença falciforme, obesidade, síndrome nefrótica, doença cardíaca, história pessoal ou familiar de trombose, trombofilia hereditária e diabetes.

As doses recomendadas são:

- Pacientes clinicamente estáveis: enoxaparina (peso ≤ 40 kg: 1 mg/kg/dose, uma vez ao dia; peso 40 a 80 kg: 40 mg / dia).
- Pacientes com alto risco de trombose ou com trombose diagnosticada: enoxaparina 1 mg/kg/dose, duas vezes ao dia.
- Pacientes clinicamente instáveis e/ou com insuficiência renal: heparina não fracionada 10 UI/Kg/hora (meta: TTPA 40 a 70 segundos).

Pacientes clinicamente estáveis em uso de anticoagulação profilática ou terapêutica devem manter a anticoagulação na mesma dose.

Referências

1. Tarighi P, Eftekhari S, Chizari M, Sabernavaei M, Jafari D, Mirzabeigi P. A review of potential suggested drugs for coronavirus disease (COVID-19) treatment. European Journal of Pharmacology.2021; 895:173890.
2. Aleissa MM, Silverman EA, Paredes Acosta LM, Nutt CT, Richterman A, Marty FM. New Perspectives on Antimicrobial Agents: Remdesivir Treatment for COVID-19. Antimicrob Agents Chemother. 2020; 65(1): e01814-20.
3. Wang Y, Zhang D, Du G, Du R, Zhao J, Jin Y, et al. Remdesivir in adults with severe COVID-19: a randomised, double-blind, placebo-controlled, multicentre trial. Lancet. 2020 May 16;395(10236):1569–78.
4. Beigel JH, Tomashek KM, Dodd LE, Mehta AK, Zingman BS, Kalil AC, et al. Remdesivir for the Treatment of Covid-19 — Final Report. N Engl J Med. 2020 Nov 5;383(19):1813–26.
5. Goldman JD, Lye DCB, Hui DS, Marks KM, Bruno R, Montejano R, et al. Remdesivir for 5 or 10 Days in Patients with Severe Covid-19. N Engl J Med. 2020 Nov 5;383(19):1827–37.

6. Spinner CD, Gottlieb RL, Criner GJ, Arribas López JR, Cattelan AM, Soriano Viladomiu A, et al. Effect of Remdesivir vs Standard Care on Clinical Status at 11 Days in Patients with Moderate COVID-19: A Randomized Clinical Trial. JAMA - J Am Med Assoc. 2020 Sep 15;324(11):1048–57.

7. Gottlieb RL, Vaca CE, Paredes R, et al. Early remdesivir to prevent progression to severe COVID-19 in outpatients. N Engl J Med. 2022;386(4):305-315.

8. COVID-19 Treatment Guidelines Panel. Coronavirus Disease 2019 (COVID-19) Treatment Guidelines. National Institutes of Health. Available at https://www.covid19treatmentguidelines.nih.gov/. Acessado em: 11/07/22.

9. Food and Drug Administration. Fact sheet for healthcare providers: emergency use authorization for molnupiravir. 2022.

10. Jayk Bernal A, Gomes da Silva MM, Musungaie DB, et al. Molnupiravir for oral treatment of COVID-19 in nonhospitalized patients. N Engl J Med. 2022;386(6):509-520.

11. Tong S, Su Y, Yu Y, Wu C, Chen J, Wang S, et al. Ribavirin therapy for severe COVID-19: a retrospective cohort study. Int J Antimicrob Agents. 2020 Sep 1;56(3):106114.

12. Yao TT, Qian JD, Zhu WY, Wang Y, Wang GQ. A systematic review of lopinavir therapy for SARS coronavirus and MERS coronavirus—A possible reference for coronavirus disease-19 treatment option.Journal of Medical Virology.2020;92(6):556–63.

13. Cao B, Wang Y, Wen D, Liu W, Wang J, Fan G, et al. A Trial of Lopinavir–Ritonavir in Adults Hospitalized with Severe Covid-19. N Engl J Med. 2020 May 7;382(19):1787–99.

14. Group RC. Lopinavir-ritonavir in patients admitted to hospital with COVID-19 (RECOVERY): a randomised, controlled, open-label, platform trial. Lancet. 2020.

15. WHO Solidarity Trial Consortium, Pan H, Peto R, et al. Repurposed antiviral drugs for COVID-19—interim WHO Solidarity Trial results. N Engl J Med. 2020.

16. Fiolet T, Guihur A, Rebeaud ME, Mulot M, Peiffer-Smadja N, Mahamat-Saleh Y. Effect of hydroxychloroquine with or without azithromycin on the mortality of coronavirus disease 2019 (COVID-19) patients: a systematic review and meta-analysis. Vol. 27, Clinical Microbiology and Infection.2021;27:19–27.

17. Echeverría-Esnal D, Martin-Ontiyuelo C, Navarrete-Rouco E, De- M, Cuscó A, Ferrández O, et al. Azithromycin in the treatment of COVID-19: a review. Expert Rev Anti Infect Ther. 2021 Feb;19(2):147-63.

18. Kaur H, Shekhar N, Sharma S, Sarma P, Prakash A, Medhi B. Ivermectin as a potential drug for treatment of COVID-19: an in-sync review with clinical and computational attributes. Pharmacol Reports. 2021;1:1-14.

19. M Rocco PR, Silva PL, Cruz FF, Antonio M Junior MC, G M M Tierno PF, Moura MA, et al. Early View Early use of nitazoxanide in mild Covid-19 disease: randomised, placebo-controlled trial. Eur Respir J 2020; in press (https://doi.org/10.1183/13993003.03725-2020).

19. Wang Y, Huo P, Dai R, Lv X, Yuan S, Zhang Y, et al. Convalescent plasma may be a possible treatment for COVID-19: A systematic review. Vol. 91, Int Immunopharmacol.2021 Feb;91:107262.

20. Cameroni E, Bowen JE, Rosen LE, et al. Broadly neutralizing antibodies overcome SARS-CoV-2 Omicron antigenic shift. Nature. 2022;602(7898):664-670.

21. REMAP-CAP Investigators, Gordon AC, Mouncey PR, et al. Interleukin-6 receptor antagonists in critically ill patients with COVID-19. N Engl J Med. 2021;384(16):1491-1502.

22. RECOVERY Collaborative Group. Tocilizumab in patients admitted to hospital with COVID-19 (RECOVERY): a randomised, controlled, open-label, platform trial. Lancet. 2021;397(10285):1637-1645.

23. Marconi VC, Ramanan AV, de Bono S, et al. Efficacy and safety of baricitinib for the treatment of hospitalised adults with COVID-19 (COV-BARRIER): a randomised, double-blind, parallel--group, placebo-controlled Phase 3 trial. Lancet Respir Med. 2021;9(12):1407-1418.

24. Guimaraes PO, Quirk D, Furtado RH, et al. Tofacitinib in patients hospitalized with COVID-19 pneumonia. N Engl J Med. 2021;385(5):406-415.

25. WHO Solidarity Trial Consortium, Pan H, Peto R, et al. Repurposed antiviral drugs for COVID-19—interim WHO Solidarity Trial results. N Engl J Med. 2021;384(6):497-511.

26. Ouldali N, Toubiana J, Antona D, Javouhey E, Madhi F, Lorrot M, et al. Association of Intravenous Immunoglobulins plus Methylprednisolone vs Immunoglobulins Alone with Course of Fever in Multisystem Inflammatory Syndrome in Children. JAMA - J Am Med Assoc. 2021;325(9):855-864.

27. RECOVERY Collaborative Group; Horby P, Lim WS, Emberson JR, Mafham M, Bell JL, Linsell L, Staplin N, et al. Dexamethasone in Hospitalized Patients with Covid-19. N Engl J Med. 2021 Feb 25;384(8):693–704.

28. Henderson LA, et. al. American College of Rheumatology Clinical Guidance for Multisystem Inflammatory Syndrome in Children Associated With SARS–CoV-2 and Hyperinflammation in Pediatric COVID-19: Version 2. Arthritis Rheumatol, 73: e13-e29.

29. Carneiro JDA, Ramos GF, de Carvalho WB, Johnston C, Delgado AF. Proposed recommendations for antithrombotic prophylaxis for children and adolescents with severe infection and/or multisystem inflammatory syndrome caused by SARS-CoV-2. Clinics (Sao Paulo). 2020;75:e2252.

30. Loi M, Branchford B, Kim J, Self C, Nuss R. COVID-19 anticoagulation recommendations in children. Pediatr Blood Cancer.2020; p.e28485.

18

ABORDAGEM MULTIPROFISSIONAL NA CRIANÇA E NO RECÉM-NASCIDO COM COVID-19

Carla Regina Tragante
Maria Lúcia Barbosa Maia dos Santos
Patrícia Zamberlan

Introdução

A COVID-19 é uma doença recente ainda sem tratamento específico, na qual a transmissão da infecção ocorre por inalação de gotículas e de aerossóis infectados ou por contato direto com superfícies contaminadas.[1,2] Essa doença, em sua forma mais grave, é menos prevalente na população pediátrica, com baixa taxa de mortalidade e de hospitalização, principalmente em Unidade de Terapia Intensiva (UTI).[1]

A assistência hospitalar, especialmente em cuidados intensivos, ao neonato e a criança/adolescente com suspeita ou com COVID-19 positivo exige abordagem multiprofissional. A eficiência dessa assistência/cuidado depende do conhecimento e das habilidades da equipe multiprofissional (como médicos, enfermeiros, farmacêuticos clínicos, fisioterapeutas, nutricionistas, psicólogos, fonoaudiólogos, entre outros profissionais), cujos esforços integrados resultam em um cuidado mais seguro e efetivo aos pacientes, assim como prima pela biossegurança da equipe.

Assistência de enfermagem

Assistência de enfermagem à criança e ao adolescente

As crianças e os adolescentes são tão propensos às infecções virais quanto os adultos, mas a frequência de doença com infecção moderada e grave é menor.[3] A frequência de internação de crianças em UTI, até o momento, é baixa.[4] Mas crianças com infecção moderada e grave podem desenvolver Síndrome Respiratória Aguda Grave (SRAG), não SRAG e Síndrome Multissistêmica Inflamatória Pediátrica (SIM-P). Aquelas com SRAG internadas em Unidade de Terapia Intensiva Pediátrica (UTIP) geralmente irão necessitar de: oxigenoterapia convencional ou de alto fluxo, ventilação não invasiva (VNI) e/ou ventilação mecânica invasiva (VMi).[2]

Nesse contexto, o manejo ideal da relação enfermeiro-paciente (1:1) é essencial para garantir a qualidade e segurança do cuidado da assistência de enfermagem. Existe associação entre a relação enfermeiro-paciente inadequada com a maior mortalidade e taxa de infecção dos pacientes.[5] O tempo gasto na assistência ao paciente com SARS-CoV-2 é maior em comparação aos outros, decorrente da necessidade de uso de equipamentos de proteção individual (EPI) nível 3.

Após dois anos de pandemia, podemos encontrar uma abundância de evidências novas e em evolução relacionadas à prestação de cuidados não só a paciente adulto, mas também a pacientes pediátrico e neonatal.[6]

Com objetivo de oferecer um cuidado seguro e com base na melhor evidência disponível à criança e ao adolescente hospitalizado por COVID-19, após uma vasta busca na literatura, foram identificadas recomendações aplicáveis à enfermagem para atender às necessidades específicas de crianças/adolescentes com COVID-19 no ambiente hospitalar.

As recomendações foram organizadas de acordo com a Classificação de Intervenção de Enfermagem (NIC) reorganizadas em domínios, classes e intervenções adequados, conforme Tabela 18.1.[6-8]

TABELA 18.1. Recomendações de Enfermagem para manejo de crianças/adolescentes com COVID-19

DOMÍNIO	CLASSIFICAÇÃO	INTERVENÇÃO
FISIOLÓGICO BÁSICO	Apoio nutricional	Manejo nutricional
	Imobilidade	Transferências Posicionamento
	Promoção de conforto físico	Manejo da dor aguda
FISIOLÓGICO COMPLEXO	Manejo respiratório	Manejo da: Ventilação mecânica Aspiração das vias aéreas Oxigenoterapia
	Termorregulação	Tratamento da hipertermia Tratamento da hipotermia
	Perfusão tecidual	Gerenciamento de fluido
COMPORTAMENTAL	Terapia comportamental	Jogos terapêuticos
	Assistência de enfrentamento	Aconselhamento
SEGURANÇA	Gestão de riscos	Controle de infecção Monitoramento dos sinais vitais
FAMÍLIA	Cuidados ao longo da vida	Facilitação da presença familiar Apoio familiar
SISTEMA DE SAÚDE	Mediação do sistema de saúde	Planejamento da alta Gerenciamento de caso

Fonte: Efendi D, Hasan F, Natalia R, et al. Nursing care recommendation for pediatric COVID-19 patients in the hospital setting: A brief scoping review. PLoS One. 2022;17(2)

TABELA 18.2. Resumo das intervenções de enfermagem direcionadas para crianças e adolescentes com COVID-19 hospitalizadas.[6-8]

DOMÍNIO	RESUMO DA INTERVENÇÃO
FISIOLÓGICO BÁSICO E COMPLEXO	Garantir a ingestão adequada de líquidos e nutrientes. Cumprir a oferta energética adequada. Pacientes intubados iniciar nutrição enteral o quanto mais precoce melhor. Atenção para a estratégia de nutrição para crianças gravemente doentes em UTI e recuperação após a doença grave e fase aguda[6-8]
	Se intubado, manter o sistema fechado de aspiração e aspirar somente quando necessário; avaliar a necessidade de aspiração das vias aéreas antes do transporte. Para paciente em uso de outros dispositivos de oxigenoterapia, é obrigatório o uso de máscara cirúrgica. O profissional deve utilizar máscara cirúrgica durante transporte, e máscara N95 quando for realizar procedimentos que gerem aerossóis[6,8] Considerar a posição prona se PaO2/FiO2 < 150; IO ≥16; OSI ≥ 10, especialmente se houver complacência pulmonar reduzida concomitante, evitar desconexão ou mudar a posição para supino durante uma parada cardíaca. Se o paciente estiver intubado, durante a ressuscitação cardiopulmonar (RCP) pode permanecer de bruços[7,10] A posição prona pode ser considerada em crianças hipoxêmicas, se elas forem capazes de tolerá-la[7]
	O manejo da dor pode ser com medidas não farmacológicas e pode incluir intervenções da fisioterapia, psicologia, médicos e serviços complementares, como massagens e compressas[6,7] Manejo farmacológico de acordo com a localização da dor[6,7]
	Manter sistema fechado de aspiração traqueal para os pacientes intubados, com troca a cada 72 horas ou se sujidade[6,7] Evitar desconexão desnecessária do circuito para reduzir uma potencial disseminação viral[6,7] Quando for necessário, abrir o circuito ventilatório (p. ex.: ventilação manual de emergência, conexão de aparelho de VM portátil, troca de partes quebradas do circuito ventilatório). Recomenda-se: realizar a ação com dois profissionais de saúde; colocar o aparelho de VM em pausa expiratória; pinçar a cânula intratraqueal; realizar o procedimento no menor tempo possível[7,11] Na entrada do quarto de isolamento ou área de coorte, devem ser disponibilizados dispensador de preparação alcoólica a 70% e lavatório/pia com dispensador de sabonete líquido, suporte para papel toalha, lixeira com tampa e abertura sem contato manual. EPI nível 3, mobiliário para guarda e descarte dos [7,11] Use tubos traqueais com balonete e monitorar a pressão a cada 6 a 12 horas, para garantir que não haja vazamento e que a pressão esteja no limite seguro de < 20 cm H_2O [7,11] Para os pacientes em VMi, manter um filtro antiviral (HEPA) ao circuito expiratório ou um filtro mecânico hidrofóbico conectado à seção inspiratória e expiratória. O filtro trocador de calor e umidade (HME) deve ser substituído a cada 48 horas ou quando estiver sujo[7,11] Fornecer umidade adequada e aquecimento ao fornecer oxigênio, especialmente em concentrações > 3 a 4 L/minuto[7] Manter em quartos de isolamento individual ou coorte pacientes em uso de oxigenoterapia de alto fluxo ou VNI, devido ao potencial de formação de aerossóis[7,11]

(Continua)

TABELA 18.2. Resumo das intervenções de enfermagem direcionadas para crianças e adolescentes com COVID-19 hospitalizadas.[6-8] (*Continuação*)

DOMÍNIO	RESUMO DA INTERVENÇÃO
FISIOLÓGICO BÁSICO E COMPLEXO	Controle da temperatura corporal regularmente[7] Pacientes pediátricos com febre alta superior a 38,5°C e que pareçam desconfortáveis, recomendam-se compressas mornas e/ou medicamentos para baixar a temperatura e manter uma boa hidratação quando a criança estiver com febre[7]
	Ajustar o volume de fluido do paciente de acordo com as condições hemodinâmicas. A quantidade de restrição hídrica pode ser ajustada de acordo com a fórmula Holliday-Fresh, então, é importante o balanço hídrico[7] Forneça cuidados para manter uma ingestão equilibrada de líquidos corporais e calorias adequadas[7]
COMPORTAMENTAL	Desenvolver os mecanismos de enfrentamento das crianças por meio de atividades lúdicas, de acordo com seu desenvolvimento[7] Intervir com base na idade para abordar e prevenir problemas psicológicos em crianças durante a pandemia de COVID-19, como:[7] · Canto ou musicoterapia, leitura livros e desenho. Ajudar nas aulas da escola, falando sobre o que as crianças gostam. Esportes, ou fazer tarefas juntos. Jogos colaborativos. Pintar ou brincar com a crianças · Atender às necessidades de comunicação e apoio emocional das crianças e familiares · Oferecer serviços de saúde mental a crianças, adolescentes e famílias por telefone ou pessoalmente
	Monitorar e identificar mudanças no estado de saúde mental, enfrentamento e causas do estresse pandêmico em crianças e famílias, se forem identificados problemas[7] Identificar as necessidades de saúde mental em crianças com transtornos mentais e comportamentais[7,12] Prestar cuidados paliativos com base nos princípios básicos desse tipo de cuidado para crianças[7] Evite separar as crianças da família, peça às crianças que falem sobre seus sentimentos[7,12]
SEGURANÇA	Balança de uso individual: é imprescindível para o paciente em uso de fralda, devido à eliminação do vírus pelas fezes, assim como a manutenção de um *hamper* na antessala do isolamento Quando há necessidade de acesso vascular, deve-se evitar punção de veia jugular, devido ao maior risco de contaminação do profissional, priorizando a punção de membros superiores Os enfermeiros de triagem devem usar uma máscara e classificar os pacientes com base em seu nível de risco para infecção por COVID-19[7] Realizar triagem rápida de pacientes pediátricos com suspeita e confirmação de COVID-19. Modificar o fluxo de triagem e o gerenciamento das admissões de pacientes ao hospital[7] Os profissionais de saúde devem usar EPI nível 3 para COVID-19 ao realizar procedimentos: preparação e administração de quimioterapia, triagem, administração de inaladores e nebulizadores, coleta de amostras de secreção traqueal e ressuscitação cardiopulmonar. Siga os princípios gerais de manejo de pacientes com alto risco de produzir aerossol[7]

(*Continua*)

TABELA 18.2. Resumo das intervenções de enfermagem direcionadas para crianças e adolescentes com COVID-19 hospitalizadas.[6-8] (*Continuação*)

DOMÍNIO	RESUMO DA INTERVENÇÃO
SEGURANÇA	Gestão de EPI para evitar desabastecimento[7] Fornecer treinamento relacionado ao uso de EPI para profissionais de saúde[7] Exames ou procedimentos invasivos das vias aéreas e exame da cavidade bucal não devem ser realizados sem o EPI apropriado[7] Realizar a coleta de swabs nasofaríngeos/orofaríngeos em um ambiente adequado para crianças e explicar o procedimento do teste para a criança mais velha[7] Colocar roupas e lençóis contaminados em sacos de lixo infecciosos e identificá-los[7] Interromper o isolamento após resultados laboratoriais negativos ou com uma estratégia com base em sintomas[7] Desinfecção diária de todos os equipamentos e superfícies da sala de isolamento. Colocar o lixo da sala de isolamento separadamente do lixo das outras salas[7] Isolamento físico para crianças que serão submetidas a tratamento de câncer e doadores/receptores de rim que serão submetidos à cirurgia de transplante[7] Ensinar as crianças sobre como se proteger do COVID-19 durante as visitas clínicas e avaliar o conhecimento sobre os esforços para reduzir o risco de infecção em crianças[7] Limitar o número de visitantes ou acompanhantes de crianças hospitalizadas. Realizar verificação de temperatura em todos os visitantes antes de entrar no hospital ou na UTI[7] Estratégias para a conscientização sobre a manutenção da higiene das mãos e distanciamento físico. Usar EPI (especialmente máscaras faciais) para reduzir a propagação da infecção[7] Colocar uma máscara cirúrgica em crianças que usam prongs nasais[7] Monitorar e documentar os sinais vitais regularmente, especialmente SpO2, FR e FC[7] Monitorar de perto qualquer agravamento dos sintomas (como taquipneia, desconforto respiratório ou desidratação) e acompanhamento ambulatorial (crianças com doença) com suspeita ou confirmação de COVID-19[7]
FAMÍLIA	Os pais podem acompanhar a criança para usar a máscara, higienizar as mãos e manter a temperatura normal[7] Facilitar a presença e comunicação dos pais com as crianças internadas em UTI[7] Envolver outros membros da família para aumentar o apoio familiar[7] Facilitar o contato dos pais com o serviço de saúde, por meio de recursos audiovisuais[7] Ter Abordagem Centrada na Família[7] Orientar a Tomada de decisão conjunta: facilitar a comunicação bidirecional para que os pais se sintam mais calmos[7] Fornecer apoio aos pais por telefone ou redes sociais[7] Facilitar o contato entre pais e filhos, por meio de recursos audiovisual[7] Evitar separar bebês saudáveis de mães com suspeita/confirmação de COVID-19 com uma condição de saúde que não requer tratamento[7] Transmita a condição da criança com técnicas de comunicação apropriadas à idade (brincar ou contar histórias), para crianças que já são capazes de entender[7]

(*Continua*)

TABELA 18.2. Resumo das intervenções de enfermagem direcionadas para crianças e adolescentes com COVID-19 hospitalizadas.[6-8] *(Continuação)*

DOMÍNIO	RESUMO DA INTERVENÇÃO
FAMÍLIA	Fornecer informações e apoio emocional sobre as razões do isolamento e os riscos[7] Informar e envolver ativamente os pais em relação aos planos terapêuticos dos seus filhos[7] Explicar abertamente à família as razões para limitar as visitas[7] Limitar uma pessoa para acompanhamento, exceto para as condições de fim de vida[7] Informar as diretrizes que se aplicam aos serviços de saúde relacionados ao COVID-19[7]
SISTEMA DE SAÚDE	Orientar o que fazer em casa e certifique-se de que o paciente e a família estejam prontos para realizar os cuidados orientados após a alta[7] Orientar sobre educação para autoisolamento em casa por 14 dias após o tratamento[7] Em crianças com síndrome nefrótica, dar educação relacionada ao manejo, estado clínico e planos de cuidados domiciliares[7] Planejar a alta em conjunto com a familia[7] Fornecer mídia educacional, como folhetos[7] Aconselhar os pais a se comunicarem com as crianças via vídeo[7] Responder honestamente às perguntas das crianças sobre o COVID-19, de acordo com seu estágio de desenvolvimento[7] Facilitar a expressão das necessidades das crianças Criar um protocolo que permita que o ambiente do paciente permaneça seguro durante a avaliação e coleta de amostras[7] Informar sobre o impacto do COVID-19 nas famílias[7] Monitorar os hábitos das crianças relacionados ao tempo de tela, padrões de sono, atividade física, hábitos, alimentação e respostas psicológicas[7] Realizar rastreamento familiar e atividades em crianças infectadas com COVID-19[7]

Fonte: Efendi D, Hasan F, Natalia R, et al. Nursing care recommendation for pediatric COVID-19 patients in the hospital setting: A brief scoping review. PLoS One. 2022;17(2)

Assistência de enfermagem ao recém-nascido[13,14]

A infecção por SARS-CoV-2 durante a gravidez pode impactar potencialmente a saúde de fetos e neonatos por meio de diferentes mecanismos: aumento das taxas de parto prematuro, infecção placentária que pode comprometer as trocas gasosas e de nutrientes, o que leva à morte intrauterina ou à asfixia perinatal, e pela transmissão do vírus intraútero, durante o parto ou após o nascimento.[13]

Os fatores de risco para transmissão materna e aquisição neonatal não estão totalmente elucidados e ainda não está claro se a gravidade da doença materna, o momento da aquisição, a idade gestacional no parto ou o modo de parto contribuem para o risco de transmissão e infecção.[14]

No momento, com dados limitados sobre a epidemiologia da infecção placentária e perinatal por SARS-CoV-2 , a equipe multiprofissional envolvida na assistência do RN tem o novo e grande desafio de evitar a infecção do RN após o nascimento, na sala de parto, na UTI neonatal e no alojamento conjunto, e concomitantemente, evitar a infecção dos profissionais de saúde.[13]

Cuidados na sala de parto

O planejamento antecipado das salas de parto para a gestante, neste contexto, é importante para garantir um atendimento adequado e seguro. A anamnese da gestante antes do parto deve ser minuciosa, com busca ativa dos sinais e sintomas sugestivos de infecção pelo novo coronavírus.

O preparo da equipe multiprofissional, por meio de simulações dos fluxos de trabalhos, capacitação para utilização dos EPIs durante todo o processo de recepção, reanimação, estabilização e transporte do RN, proporciona maior agilidade e segurança do atendimento ao RN, e reduz o risco de contaminação pelo SARS-CoV-2.

O atendimento do RN deve ser realizado, preferencialmente, em sala separada da sala de parto. Caso não seja possível, a estação de reanimação deverá manter-se a uma distância de pelo menos dois metros da mãe. Os materiais e equipamentos necessários para a recepção e reanimação do RN devem estar previamente testados e de fácil acesso antes do início do parto.[15]

O número de profissionais na sala de parto e na sala de reanimação deve ser limitado, o que inclui somente os profissionais com maior capacitação/habilidade.[12,16] Todos os profissionais deverão estar paramentados com EPI nível 3, para garantir a biossegurança dos profissionais, caso seja necessária a realização de procedimentos geradores de aerossóis/gotículas.

O clampeamento do cordão deverá ser realizado em momento oportuno, de acordo com as diretrizes de reanimação. O contato pele a pele e a amamentação na primeira hora de vida podem continuar a ser realizados na sala de parto para mães confirmadas ou suspeitas de COVID-19 após os cuidados de higiene e as medidas de prevenção de contaminação, como limpeza da parturiente (banho no leito), troca de máscara, touca, camisola e lençóis. O RN pode ser secado com o cordão intacto, não sendo necessário banho.[9]

Cuidados no transporte[17]

O transporte do RN para a UTI ou alojamento conjunto deverá ser realizado em incubadora de transporte, com a equipe paramentada com EPI nível 3. A transição dos cuidados do RN entre as equipes do Centro Obstétrico e da UTI Neonatal, por meio de uma comunicação efetiva e precisa, proporciona a adequação e a segurança na admissão na Unidade, sem risco para o paciente e para o profissional. O RN deverá ser admitido em sala de isolamento na UTI, ou em quarto privativo com a mãe, caso haja condição clínica e espaço físico adequado na instituição para este alojamento.[17]

Cuidados na UTI neonatal[18,19]

- O isolamento do RN de mães com suspeita ou confirmação de COVID-19 na UTI neonatal deve ser evitado, a menos que a condição clínica do RN justifique a admissão na UTI ou a mãe não tenha condições clínicas de recebê-lo.
- O RN deverá ser mantido em incubadora em sala de isolamento com precaução de contato, gotículas e/ou aerossóis, de acordo com o tipo de procedimento a ser realizado. Caso não haja quartos com potencial para pressão negativa disponíveis ou se vários RNs expostos ao COVID-19 precisarem ser coortes, o RN deverá permanecer em incubadora e haver pelo menos dois metros de distância entre eles. A incubadora não oferece a mesma proteção ambiental que o uso de pressão negativa ou filtragem de ar, mas pode fornecer uma barreira adicional contra a transmissão de gotículas.
- Os RNs sintomáticos e assintomáticos nascidos de mães com suspeita ou confirmação de COVID-19, independentemente dos sintomas da mãe, devem ter o teste realizado por volta das 24 horas de idade. Se os resultados do teste inicial forem negativos ou não estiverem disponíveis, o teste deve ser repetido com 48 horas de idade.
- Todos os RNs de mães com suspeita ou confirmação de infecção devem ser considerados como suspeita de infecção por SARS-CoV-2 quando os resultados dos testes não estiverem disponíveis.
- À entrada da mãe ou do pai na UTI neonatal, deve ser realizada a triagem diária de presença de sintomas de infecção por COVID-19, e de preferência assinada por ambos sobre a veracidade das informações.
- Mães com suspeita ou confirmação de infecção por COVID-19 podem ordenhar leite materno, e os centros deverão providenciar que o mesmo seja ofertado ao RNs até que elas possam entrar na UTI neonatal.

Cuidados no alojamento conjunto[9,18,19]

- Acredita-se, com base nas evidências até o momento, que o risco de infecção do RN pela COVID-19, permanecendo separado ou em alojamento conjunto com a mãe com a realização das medidas de prevenção recomendadas, seja o mesmo. Uma mãe que está gravemente doente com COVID-19 pode não ser capaz de cuidar de seu bebê de maneira segura. Nesta situação, pode ser apropriado separar temporariamente mãe e recém-nascido, ou ter o recém-nascido assistido por cuidadores não infectados no quarto da mãe.

- No caso de mãe com suspeita clínica ou confirmada da COVID-19, clinicamente estável e RN assintomático, ele poderá permanecer em alojamento conjunto em quarto privativo com precaução de contato e gotículas, com respeito à distância de 2 m entre o leito da mãe e o berço do RN.
- Recomenda-se a suspensão de visitas, e a manutenção de acompanhante único, regular, assintomático e sem contato domiciliar de pessoa com síndrome gripal ou infecção respiratória comprovada pela COVID-19. Para essa função, o acompanhante deverá ser orientado quanto à higienização das mãos e ao uso de equipamentos de proteção, para visar a sua proteção e a do RN.
- O aleitamento materno deverá ser promovido com utilização das precauções recomendadas, como uso de máscaras e higienização das mãos.
- A permanência do RN com a mãe fortalece o vínculo e traz muitos benefícios para o RN. Entretanto, é de suma importância conversar com a mãe com suspeita clínica ou confirmada da COVID-19, para saber se ela se sente confortável com a permanência do RN no quarto e se aceita realizar todas essas recomendações. Devemos respeitar a decisão materna.

Cuidados para a alta hospitalar

- A alta hospitalar é a partir de 48 a 72 horas, caso o RN tenha critérios clínicos de alta.
- Orientar a mãe ou responsável sobre os sinais de alerta para observação do RN em casa (má aceitação alimentar; vômitos ou distensão abdominal; dificuldade respiratória; piora da intensidade da icterícia; diminuição de diurese; palidez; cianose).
- Orientações de isolamento domiciliar.
- Orienta-se o acompanhamento do RN por meio de teleconsulta ou por telefone.

Cuidados nutricionais

Avaliação e cuidados nutricionais

A nutrição desempenha importante papel na prevenção da desnutrição e recuperação do estado nutricional de crianças e adolescentes infectados pelo SARS-CoV-2, como descrito a seguir.

Neonatos de mães COVID-19 positivo no centro obstétrico e na sala de parto

Tendo em vista todos os conhecidos benefícios do leite materno para o recém-nascido e lactente, bem como as considerações e recomendações de órgãos oficiais, como a Organização Mundial da Saúde (OMS), Ministério da Saúde (MS) e Sociedade Brasileira de Pediatria (SBP), de que as mães infectadas pelo coronavírus provavelmente colonizaram seus filhos e transmitem a eles anticorpos protetores pelo leite, é recomendada a manutenção da amamentação, desde que a mãe deseje amamentar e esteja em condições clínicas adequadas para fazê-lo. Para isso, a puérpera deve ser orientada a aderir às medidas apresentadas a seguir, com o propósito de reduzir o risco de transmissão do vírus (da mãe para o lactente e vice-versa) por gotículas respiratórias durante o contato com a criança, inclusive a amamentação:[20]

- Lavagem das mãos antes de iniciar a amamentação ou de ordenhar o leite, se for o caso.
- Uso de máscara facial (que cubra completamente nariz e boca) durante as mamadas, e evitar falar ou tossir durante a amamentação. Trocar a máscara imediatamente em caso de tosse ou espirro, ou a cada nova mamada.
- Em caso de opção pela extração do leite, é recomendada, preferencialmente, a extração manual. Entretanto, se for utilizada uma bomba extratora, ela deverá ser de uso exclusivo da mãe, de modo a proceder sua lavagem e desinfecção de acordo com as especificações do fabricante.
- Mães internadas com suspeita ou diagnóstico do COVID-19 não devem extrair o leite materno no banco de leite humano (BLH). As demais podem realizar a ordenha nesse recinto, desde que respeitadas as normas de distanciamento e higiene padronizadas.
- A ordenha pode ser realizada no apartamento, desde que a mãe seja devidamente orientada quanto aos procedimentos. Após a retirada do frasco de leite ordenhado no apartamento, deve-se higienizá-lo com álcool a 70%, antes de levá-lo ao BLH.
- O leite ordenhado deve ser utilizado em até 12 horas ou ser pasteurizado e congelado no BLH, conforme o fluxo normal de recomendação da Rede Nacional de BLH.

Criança/adolescente

As crianças e os adolescentes com suspeita ou com confirmação da COVID-19, especialmente aqueles com comorbidades e que são mais susceptíveis à subnutrição, devem ser monitorados pela equipe de nutrição. O plano de cuidados nutricionais, guiado pela avaliação nutricional, é considerado um aspecto importante no tratamento desses pacientes, seja na unidade de terapia intensiva (UTI) ou na enfermaria.

Triagem nutricional

A triagem nutricional deve ser realizada nas primeiras 24 horas de admissão do paciente, com o objetivo de identificar o risco que a criança ou o adolescente apresenta para subnutrir durante a internação e, assim, instituir uma intervenção nutricional precoce, se necessária.

De modo geral, a triagem nutricional é realizada pelo nutricionista, em entrevista com o responsável da criança, preferencialmente, à distância (via telefone ou chamadas de vídeo). No caso da entrevista presencial, recomendam-se os EPIs estabelecidos por protocolos institucionais, e que devem seguir as recomendações da Agência Nacional de Vigilância Sanitária (ANVISA) do MS. A depender do protocolo institucional, qualquer outro profissional, desde que devidamente treinado, pode aplicar o questionário com o responsável - enfermeiro, técnico de enfermagem, médico, fisioterapeuta, farmacêutico. Várias são as ferramentas disponíveis para a triagem nutricional de crianças. Nós temos sugerido a StrongKids, por ser rápida, de fácil aplicação, e sem a necessidade de incorporar dados objetivos.

Nós investigamos a associação de risco nutricional e marcadores inflamatórios com o tempo de internação em crianças e adolescentes hospitalizados por COVID-19 (enfermaria e UTI) em dois hospitais pediátricos universitários. Entre as 73 crianças avaliadas, observou-se que o tempo de internação foi maior naquelas com alto risco nutricional à admissão (STRONGkids 4), bem como naquelas com valores mais baixos de albumina, linfócitos e hemoglobina, e valores mais elevados de PCR.[21]

Avaliação antropométrica

A mensuração de dados de peso, altura, perímetro cefálico e circunferência do braço tem sido desencorajada, para reduzir o número de profissionais em contato com o paciente infectado (no caso, o nutricionista), bem como reduzir o consumo de EPIs. Assim, a classificação nutricional pode ser feita com a utilização de dados referidos pelo responsável do paciente ou anotados em prontuário por médico ou enfermeiro.

Anamnese alimentar

A avaliação da ingestão alimentar permite identificar a necessidade de implementar terapia nutricional enteral (TNE), por suplemento oral (SO) ou por sondas, no caso de a alimentação convencional ser insuficiente para atender as demandas nutricionais. A anamnese alimentar pode ser feita de forma presencial, desde que o nutricionista esteja devidamente paramentado ou, preferencialmente, por via remota, se houver esta possibilidade.

Necessidades nutricionais

O padrão-ouro para a determinação das necessidades de energia é a calorimetria indireta, entretanto, recomenda-se a não realização do procedimento nestes pacientes, pelo risco de disseminação do vírus, especialmente, se não houver as medidas de segurança exigidas. Na ausência desse método, existem equações para a sua estimativa. A equação recomendada para a estimativa das necessidades calóricas de crianças e adolescentes internadas por COVID-19 é a de *Schofield* (Quadro 18.1).[22] O cálculo das necessidades nutricionais de pacientes com excesso de peso deve considerar o peso ideal e não o peso atual ou habitual. Já para aqueles que apresentam magreza, segundo IMC para idade (IMC/I), pode-se considerar um acréscimo calórico que visa a recuperação do estado nutricional.

A fim de evitar balanço nitrogenado negativo, crianças de todas as idades devem receber oferta proteica mínima de 1,5 g de proteína/Kg/dia. A oferta adequada, de acordo com as *Dietary Reference Intakes* (DRIs), de vitaminas e minerais é sempre recomendada.

QUADRO 18.1. Equação para estimar o requerimento energético de crianças e adolescentes (Schofield, 1985).

IDADE (ANOS)	GÊNERO	EQUAÇÃO
0 a 3	Masculino	TMB = (59,48xP) - 30,33 TMB = (0,167xP) + (1517,4xE) - 617,6
	Feminino	TMB = (58,29xP) - 31,05 TMB = (16,25xP) + (1023,2xE) - 413,5
3 a 10	Masculino	TMB = (22,7xP) + 505 TMB = (19,6xP) + (130,3xE) + 414,9
	Feminino	TMB = (20,3xP) + 486 TMB = (16,97xP) + (161,8xE) + 371,2
10 a 18	Masculino	TMB = (13,4xP) + 693 TMB = (16,25xP) + (137,2xE) + 515,5
	Feminino	TMB = (17,7xP) + 659 TMB = (8,365xP) + (465xE) + 200

P: peso (kg); E: estatura (m).

Fonte: Schofield WN. Predicting basal metabolic rate, new standards and review of previous work. Hum Nutr Clin Nutr. 1985;39(Suppl.1):5-41 (*Schofield*, 1985).

Terapia nutricional

A COVID-19 causa uma série de sintomas que prejudicam a aceitação alimentar, como falta de ar, náuseas e vômitos, disgeusia e anosmia, além de febre, que pode elevar as demandas de energia. Assim, frequentemente a terapia nutricional (TN) far-se-á necessária, e deve ser instituída com base em protocolos institucionais (Figura 1) para seguir as boas práticas da terapia nutricional enteral (TNE) e parenteral (TNP). O manejo nutricional destes pacientes pode pautar-se no conhecimento já existente sobre a TN em outras condições clínicas.

Recentes publicações de sociedades médicas têm pontuado alguns aspectos importantes da TN em pacientes com COVID-19.[23-25] e que podem ser extrapolados para a pediatria:

1. **Tempo de início da TN:** recomenda-se iniciar a nutrição enteral (NE) de forma precoce nas primeiras 24 a 36 horas após a admissão na UTI ou 12 horas após a intubação, até mesmo em pacientes com choque circulatório que, via de regra, parecem tolerar bem a NE trófica.

2. **Via de administração:** a NE é a via preferida à NP para a oferta de nutrientes aos pacientes. SO devem ser usados sempre que possível para atender às demandas do paciente com ingestão alimentar insuficiente. No caso da necessidade de utilização de sonda, recomenda-se o uso da sonda em posição gástrica (utilizada rotineiramente em pediatria). Os pacientes que necessitam da sonda pós-pilórica, por intolerância após o uso de procinéticos, devem ser submetidos à colocação no leito com técnicas que não requerem uso de endoscopia. Quanto à infusão da dieta, recomenda-se, fortemente, a modalidade contínua para reduzir o contato do profissional com o paciente infectado (que acontece várias vezes na administração intermitente), e consequente exposição ao vírus.

   Antes do aparecimento dos sintomas respiratórios, alguns pacientes apresentam sintomas gastrointestinais, como diarreia, náusea, vômito, desconforto abdominal e, em alguns casos, sangramento. Para estes pacientes, a introdução da NP está indicada, assim como a NP periférica está indicada para aqueles cuja TNE não é capaz de suprir as demandas nutricionais, como nos casos de intolerância. A transição para NE é sugerida com a melhora ou o desaparecimento dos sintomas gastrointestinais.

3. **Progressão e monitorização da TN:** a TN, especialmente a NE, deve ser iniciada em pequenos volumes, com progressão lenta, de modo a atingir 67% a 70% das necessidades nutricionais na primeira semana. As dietas poliméricas *standard* devem ser a primeira opção de escolha, sem nenhuma evidência para o uso rotineiro das chamadas dietas imunomoduladoras. Nos casos em que houver intolerância, as dietas oligoméricas podem ser uma opção.[21] Não é recomendada a avaliação do resíduo gástrico para avaliação da tolerância à NE, a fim de reduzir o risco de transmissão do COVID-19 ao profissional de saúde.

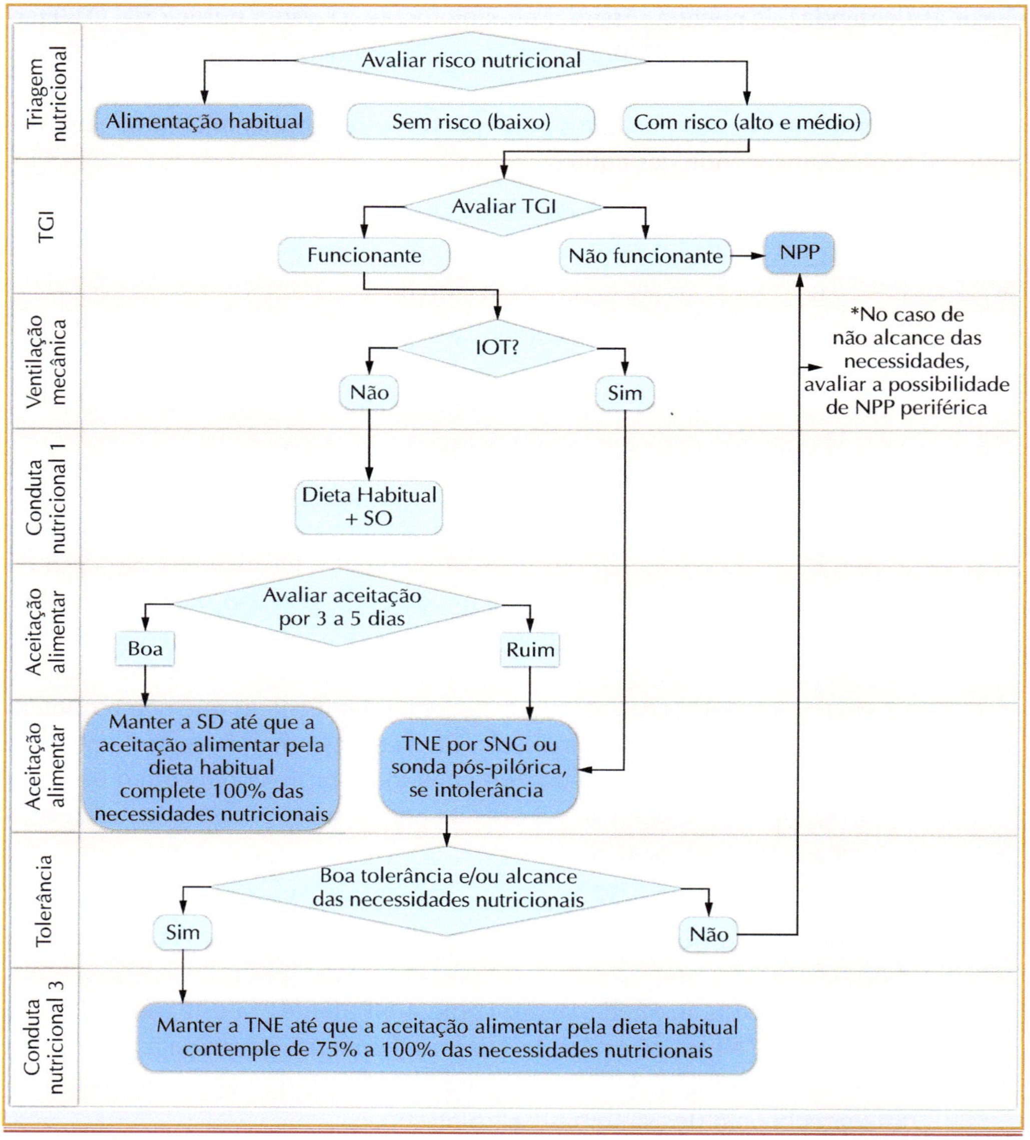

FIGURA 18.1. Algoritmo de indicação de terapia nutricional para crianças e adolescentes com COVID-19.

IOT: intubação orotraqueal; **NPP:** nutrição parenteral; **SNG:** sonda nasogástrica; **SO:** suplemento oral; **TGI:** trato gastrointestinal; **TNE:** terapia nutricional enteral

Fonte: Adaptado de Gandolfo AS, Zamberlan P, Silva APA, Pinelli DPS, Feferbaum R. Algoritmos de nutrição enteral na pediatria. (Série de publicações ILSI Brasil: força-tarefa de nutrição da criança; v.6).
São Paulo: ILSI Brasil-International Life Sciences Institute do Brasil; 2017.

Nutrição pós COVID-19

Após meses de pandemia com estudos acerca do quadro agudo da doença, descobertas científicas identificaram a Síndrome pós-COVID-19 que, do ponto de vista nutricional, é caracterizada por subnutrição com perda importante de massa muscular e cuja recuperação pode ser complicada devido, muitas vezes, a um comprometimento funcional, como fadiga, fraqueza muscular, disfagia, perda de apetite e paladar/olfato, bem como sofrimento psíquico.

Alguns compostos nutricionais com supostas atividades anti-inflamatória e imunomoduladora, bem como alguns micronutrientes, como a vitamina D, zinco e selênio, têm sido mencionados no manejo nutricional dos pacientes no período de recuperação da doença; embora evidências científicas acerca destas recomendações sejam ainda escassas. O fato é que esses pacientes necessitam de uma avaliação nutricional personalizada (antropométrica, da composição corporal e da ingestão alimentar) para detectar potenciais deficiências nutricionais e melhorar as complicações físicas. De um modo geral, eles devem ser orientados a consumir uma alimentação balanceada (com macronutrientes e micronutrientes) e variada, que naturalmente já contém compostos bioativos com ação anti-inflamatória.

Referências

1. Rimensberger PC, Kneyber MCJ, Deep A, et al. Caring for ritically ill children with suspected or proven coronavirus disease 2019 infection: recommendations by the scientific sections. Collaborative of the European Society of Pediatric and Neonatal Intensive Care. Ped Crit Care Med. 2021;22(1):56-67.

2. Carlotti APCP, de Carvalho WB, Johnston C, Gilio AE, de Sousa Marques HH, Ferranti JF, et al. Update on the diagnosis and management of COVID-19 in pediatric patients. Clinics (Sao Paulo). 2020;30(75):e2353.

3. Ye G, Pan Z, Pan Y, et al. Clinical characteristics of severe acute respiratory syndrome coronavirus 2 reactivation. J Infect. 2020;80(5):e14-7.

4. Hellewell J, Abbott S, Gimma A, et al. Centre for the Mathematical Modelling of Infectious Diseases COVID-19 Working Group. Feasibility of controlling COVID-19 outbreaks by isolation of cases and contacts. Lancet. 2020;8(4):e488-96.

5. Aiken LH, Sloane DM, Bruyneel L, et al. Nurse staffing and education and hospital mortality in nine European countries: a retrospective observational study. Lancet. 2014;383(9931):1824-30.

6. Stanton E, Maxwell M, Casados S, Sweeney M, Vannice S, Smith J, Rider B. Developing Nursing Care Guidelines for Patients With COVID-19. J Nurses Prof Dev. 2022 Jan-Feb 01;38(1):49-61. doi: 10.1097/NND.0000000000000766. PMID: 34990100; PMCID: PMC8751280.

7. Efendi D, Hasan F, Natalia R, et al. Nursing care recommendation for pediatric COVID-19 patients in the hospital setting: A brief scoping review. PLoS One. 2022;17(2):e0263267. Published 2022 Feb 3. doi:10.1371/journal.pone.0263267.

8. Butcher HK, Bulechek GM, Dochterman JM, Wagner CM. Nursing Intervention Classification (NIC). 7th ed. Missouri: Elsevier; 2018.

9. Yeo KT, Oei JL, De Luca D, et al. Review of guidelines and recommendations from 17 countries highlights the challenges that clinicians face caring for neonates born to mothers with COVID-19. Acta Paediatr. 2020;109(11):2192-207.

10. Kache S, Chisti MJ, Gumbo F, et al. COVID-19 PICU guidelines: for high- and limited-resource settings. Pediatr Res. 2020;88(5):705-716. doi:10.1038/s41390-020-1053-9.

11. Respiratory Care Committee of Chinese Thoracic Society Expert consensus on preventing nosocomial transmission during respiratory care for critically ill patients infected by 2019 novel coronavirus pneumonia. Zhonghua Jie He He Hu Xi Za Zhi. 2020;43:288-96.

12. Santos ML, Monteiro AC, Matuhara AM, Ferreira SE, Santos SF, Melo AA, et al. Características clínicas e epidemiológicas de crianças com infecção por SARS-CoV2 Rev Soc Bras Enferm Ped. 2020;20(Especial COVID-19):26-35.

13. Ryan L, Plötz FB, van den Hoogen A, et al. Neonates and COVID-19: state of the art : Neonatal Sepsis series. Pediatr Res. 2022;91(2):432-439. doi:10.1038/s41390-021-01875-y.

14. Barrero-Castillero A, Beam KS, Bernardini LB, et al. COVID-19: neonatal-perinatal perspectives. *J Perinatol.* 2021;41(5):940-951. doi:10.1038/s41372-020-00874-x.

15. Sociedade Brasileira de Pediatria. Programa de Reanimação Neonatal [homepage on the internet]. Recomendações para assistência ao recém-nascido na sala de parto de mãe com COVID-19 suspeita ou confirmada. Atualização. Disponível em: https://www.sbp.com.br/fileadmin/user_upload/22422b-NAlerta-Assist_RN_SalaParto_de_mae_com_COVID-19.pdf (acesso abr 2021).

16. Bellos I, Pandita A, Panza R. Maternal and perinatal outcomes in pregnant women infected by SARS-CoV-2: a meta-analysis. Eur J Obstet Gynecol Reprod Biol. 2021;256:194-204.

17. Zimmermann P, Curtis N. COVID-19 in children, pregnancy and neonates: a review of epidemiologic and clinical features. Pediatr Infect Dis J. 2020;39(6):469-77.

18. American Academcy of Pediatrics. FAQs: Management of Infants Born to Mothers with Suspected or Confirmed COVID-19. https://services.aap.org/en/pages/2019-novel-coronavirus-covid-19-infections/clinical-guidance/faqs-management-of-infants-born-to-covid-19-mothers/.

19. FAQs: Management of Infants Born to Mothers with Suspected or Confirmed COVID-19. https://services.aap.org/en/pages/2019-novel-coronavirus-covid-19-infections/clinical-guidance/faqs-management-of-infants-born-to-covid-19-mothers/.

20. Brasil. Ministério da Saúde. Fundação Oswaldo Cruz. Rede Brasileira de Bancos de Leite Humano. Recomen dação Técnica No 03/20.160420. Assunto: Recomenda ções para acolhimento e manejo clínico em aleitamento materno de gestantes, puérperas e lactantes assintomá ticas ou sintomáticas de COVID-19 pelo Banco de Leite Humano. Documento Brasília: Ministério da Saúde; 2020. [cited 2021 Mar 15]. Disponível em: https://rblh.fiocruz.br/ covid-19-recomendacao-tecnica-no0320160420.

21. Zamberlan P, Carlotti APCP, Canton KHC, Rodriguez IS, Simas JC, Silvério AB, et al. Increased nutrition risk at admission is associated with longer hospitalization in children and adolescents with COVID 19. Nutr. Clin. Pract. 2022;1-8.

22. Marino LV, Valla FV, Tume LN, Jotterand-Chaparro C, Moullet C, Latten L, et al. Considerations for nutrition support in critically ill children with COVID-19 and paediatric inflammatory multisystem syndrome temporally associated with COVID-19. Clin Nutr. 2021; 40: 895-900.

23. Martindale R, Patel JJ, Taylor B, Arabi YM, Warren M, McClave SA. Nutrition therapy in critically ill patients with coronavirus disease (COVID-19). JPEN J Parenter Enteral Nutr. 2020;10.1002/jpen.1930. doi:10.1002/jpen.1930.

24. Mulherin DW, Walker R, Holcombe B, Guenter P. ASPEN Report on Nutrition Support Practice Processes With COVID-19: The First Response. Nutr Clin Pract. 2020;35:783-91.

25. Barazzoni R, Bischoff SC, Breda J, Wickramasinghe K, Krznaric Z, Nitzan D, et al. ESPEN expert statements and practical guidance for nutritional management of individuals with SARS-CoV-2 infection. Clin Nutr. 2020;39:1631-8.

19

ABORDAGEM MULTIPROFISSIONAL (FISIOTERAPIA) NA CRIANÇA E NO RECÉM-NASCIDO COM COVID-19

Ana Lúcia Capelari Lahóz
Carla Marques Nicolau
Cíntia Johnston

INTRODUÇÃO

A pandemia da COVID-19, causada pelo vírus SARS-CoV2, impactou profundamente a sociedade e afetou o desenvolvimento das crianças devido a alguns fatores, como o isolamento social, a insegurança, a má alimentação, o afastamento escolar e as perdas importantes de familiares.[1,2]

A transmissão da COVID-19 ocorre por inalação de gotículas e de aerossóis infectados ou pelo contato direto com superfícies contaminadas pelo vírus.[3,4] Continua sendo a infecção viral menos prevalente em pediatria, principalmente na sua forma clínica mais grave. A COVID-19 tem baixa taxa de mortalidade e de hospitalização em Unidade de Terapia Intensiva Pediátrica (UTIP).[3] Apesar disso, as crianças com as formas clínicas mais leves da doença, que não necessitam de internação hospitalar, também podem apresentar alterações posteriores, como o comprometimento do desenvolvimento neuropsicomotor e a capacidade de realizar as atividades de vida diária.[3]

A avaliação e o acompanhamento por um fisioterapeuta são necessários neste contexto, desde a assistência a criança gravemente doente na emergência ou UTIP, a assistência na enfermaria e após a alta hospitalar. Entre os principais focos de atuação do fisioterapeuta nestes cenários estão a fisioterapia respiratória e musculoesquelética, o manejo da oxigenoterapia de baixo e de alto fluxo, o manejo do suporte ventilatório invasivo e/ou não invasivo na fase de reabilitação funcional (no hospital e após a alta hospitalar).

Cuidados de fisioterapia em pediatria

O fisioterapeuta, como parte integrante da equipe multiprofissional em UTIP, também assiste os pacientes suspeitos ou COVID-19 positivo nestas principais intervenções: auxilia na manutenção da via aérea pérvia (auxílio na intubação traqueal, passagem de máscara laríngea, desobstrução das vias aéreas), assim como auxilia na programação dos parâmetros ventilatórios do suporte ventilatório (invasivo e não invasivo), na monitoração da mecânica respiratória, no desmame ventilatório e na extubação traqueal. Neste sentido, atua na prevenção e no tratamento de complicações respiratórias decorrentes da retenção de secreção nas vias aéreas e de atelectasias pulmonares, assim como na avaliação, prevenção e tratamento da Síndrome da imobilidade do leito e na preservação da funcionalidade dos pacientes durante a hospitalização e após a alta hospitalar.[3]

Diversas intervenções de habilidade do fisioterapeuta, que podem ser necessárias para a assistência aos pacientes com COVID-19, geram aerossóis e gotículas. Desta forma, é recomendado que o paciente deva estar em quarto privativo (preferencialmente com pressão negativa ou em unidade de coorte) durante a assistência de fisioterapia; recomenda-se paramentação com EPI (equipamento de proteção individual) nível 3.[5]

Oxigenoterapia nasal de alto fluxo (ONAF), ventilação não invasiva (VNI) e ventilação mecânica invasiva (VMI)

A ONAF e a VNI podem ser indicadas em quadros clínicos que cursem com insuficiência ventilatória aguda (IVA), de graus leves a moderados, visando a manutenção da via área pérvia, as trocas gasosas e o repouso do diafragma, bem como evitar (sempre que possível) os riscos inerentes a intubação inratraqueal.[1,5]

A escolha da interface da VNI deve ser individualizada, a optar-se por aquela que melhor se adapte a face da criança, preferencialmente usar máscara facial (naso-oral) ou facial total (*full face)* ou capacete (*helmet);* priorizar o uso de interfaces não ventiladas, para minimizar o escape de gás; aplicar proteção na pele (principalmente na ponte nasal) do paciente, para evitar lesão dermatológica por pressão nos pontos de apoio da interface no rosto e nas orelhas da criança. É mandatório o uso de filtros bacteriológicos/virais (HMEF) próximo a interface do paciente durante o uso da pressão positiva nas vias aéreas; se não houver esse modelo de filtro, recomenda-se o uso de filtro HEPA (*high efficiency particulate air*) no ramo expiratório do circuito do paciente, e HME (*heat moisture exchange*) entre a interface e o circuito, pois a umidificação ativa deve ser evitada nestes casos clínicos.[1,4]

Tanto a indicação de ONAF quanto a de VNI não devem atrasar a intubação traqueal, sendo necessária a monitoração contínua dos pacientes nestes suportes ventilatórios; a decisão de intubação ou não do paciente deve ser tomada pela equipe multiprofissional (médicos, fisioterapeutas e enfermeiros) entre 60 e 90 minutos após o uso destes dispositivos, segundo a condição clínica de cada paciente; podem ser aplicados o índice ROX (para pacientes em ONAF) e o escore HACOR (para pacientes em VNI) para auxiliar na tomada de decisão. Entretanto, até o momento, esses índices apresentam nível de evidência baixo em pediatria (para aplicação em crianças abaixo de sete anos de idade), pautados por estudos de casos e relatos de casos clínicos.[6]

Se a condição clínica da criança/adolescente exigir a intubação traqueal e o uso de VMI, recomenda-se os mesmos cuidados, utilizar o filtro HEPA no ramo expiratório e o uso de HME para umidificação entre a cânula orotraqueal e o circuito de VMI. A preferência é pelo filtro HMEF *(heat moisture exchange filter*) entre a cânula traqueal e o Y do circuito do aparelho de VMI. A umidificação aquecida restringe-se àqueles pacientes com secreção espessa e/ou risco de formação de rolhas.[6]

Para reduzir a dispersão de aerossóis, é necessário insuflar o balonete intratraqueal (*cuff*) e monitorar esta pressão para mantê-la entre 20 e 30 cmH20 (ou de acordo com a pressão arterial média – PAM do paciente), com os seguinte objetivos: evitar a despressurização do sistema com perda de aeração pulmonar, evitar a aerolização de partículas da via aérea do paciente, garantir uma análise mais fidedigna da mecânica respiratória do paciente, evitar lesões da mucosa das vias aéreas por pressão excessiva na traqueia e/ou por atrito em cânulas muito soltas nas vias aéreas. O balonete deve ser mantido insuflado durante todo o período em que o paciente estiver em VMI, com a necessidade de mensurações periódicas ou sempre que observado escape de ar/gases acima de 8% a 10%.[6]

Para a aspiração das vias aéreas, recomenda-se o uso de sistema fechado de aspiração, o que evita a desconexão do paciente do aparelho de VMI, despressurização do sistema, assim como a dispersão de aerossóis para o ambiente; o fisioterapeuta deve estar paramentado com EPI nível 3 para esta ação.[6,7]

Fisioterapia respiratória e neuromusculoesquelética

Durante a fase inicial da doença, em que o paciente apresenta falência respiratória hipoxêmica, não há evidências cientificas, até o momento, de que as intervenções de fisioterapia respiratória convencional possam modificar o curso da doença ou trazer benefícios ao paciente, e devem, portanto, ser evitadas.[5,8]

A fisioterapia respiratória convencional está indicada para pacientes com COVID-19 que cursem com aumento da secreção nas vias aéreas, atelectasias pulmonares, ou para aqueles que apresentam doenças crônicas de base que possam aumentar o risco de complicações respiratórias.[5,7,8]

A escolha pela intervenção de desobstrução das vias aéreas e de remoção de secreção dependerá da idade da criança e da possibilidade de sua colaboração com as intervenções.[5,6,8]

Para os pacientes com fraqueza muscular e tosse ineficaz, o uso da tosse assistida ou de equipamento de insuflação/exsuflação mecânica, que aumenta o fluxo expiratório para simular a tosse, pode ser indicado, bem como os coletes de vibração torácica (exemplo: Expector®).[6]

Pacientes com infecção grave devido à COVID-19 e com comorbidades apresentam maior risco de permanecerem internados por um maior período de tempo, o que aumenta o risco de evoluírem com complicações decorrentes do imobilismo no leito (por ex.: fraqueza muscular, limitações articulares, alterações neurológicas, redução da funcionalidade). A mobilização precoce e os exercícios vem ser iniciados tão logo o paciente esteja estável clinicamente, atendendo a critérios específicos em relação ao suporte ventilatório, uso de medicações vasoativas e alterações hematológicas importantes.[9,10] Sugere-se a elaboração de protocolos multiprofissionais adaptados ao perfil de pacientes da UTIP.

Os exercícios e as mobilizações que podem ser indicados são similares aos realizados com pacientes não COVID-19, quando internados em UTIP. Sugere-se seguir os critérios e atividades crescentes de acordo com a melhora clínica, estabilidade hemodinâmica, idade e desenvolvimento neuropsicomotor (DNPM) predito para o paciente.[5,7,10]

Inicia-se com movimentos passivos e, posteriormente, na presença do despertar diário, somam-se movimentos ativo-assistidos, de acordo com o DNPM, com inclusão e progressão nos níveis de mobilização da criança, sempre com segurança e de forma lúdica. Deve-se ter atenção para a segurança do paciente, para evitar a perda de cateteres e a extubação não planejada; todas as atividades/intervenções devem acontecer com o paciente em quarto privativo até o término do seu período de isolamento, e com o fisioterapeuta em uso de EPI nível 3.[5,7,11]

A duração e o tipo de exercício devem ser ajustados à tolerância da criança, de modo a reforçar o cuidado em evitar saturação de pulso de oxigênio (SpO_2) menor que 94% e otimizar o suporte de oxigênio quando necessário. Atividades aeróbias, como sentar na cadeira e levantar-se dela, subir e descer degrau, marcha estacionária, caminhar em volta da cama, entre outras, são boas estratégias. Caso o paciente esteja com dificuldade de sair do leito, exercícios para os membros superiores com bastão, bola, faixa elástica, pesos ou cicloergômetro são ótimas alternativas.[11] Sugere-se inserir a tecnologia assistiva para aumentar a aderência da criança às atividades propostas.

O posicionamento funcional é parte importante dos cuidados de fisioterapia, desde o início do tratamento do paciente com COVID-19, o que objetiva a melhora da oxigenação, do padrão respiratório e da mecânica respiratória, de modo a evitar também alterações osteoneuromusculares e deformidades físicas e funcionais. O posicionamento funcional, para crianças abaixo dos dois anos de idade contribui para o seu DNPM em curto, médio e longo prazos.[5,7,9] Sugere-se adotar protocolos de posicionamento funcional nas UTIPs, voltados a crianças com doença grave, na fase de hipoxemia, em que a posição prona é uma alternativa para melhorar a oxigenação. Neste contexto, o fisioterapeuta estará totalmente envolvido com os cuidados respiratórios do paciente, mas também com os riscos da manutenção desse posicionamento quanto a questões como: a manutenção das vias aéreas pérvias; o gerenciamento dos parâmetros ventilatórios e da mecânica respiratória; o risco de lesão por pressão na face, nas orelhas e no pescoço do paciente; os cuidados voltados a evitar lesão de plexo braquial; os riscos de trombose venosa e de encurtamentos neuromusculoesqueléticos devido ao imobilismo, entre outras questões.

Antes da alta hospitalar, é importante que a família e a criança recebam o relatório de alta da fisioterapia da UTIP e que, neste documento, conste a avaliação funcional da criança com orientação da necessidade ou não dos cuidados após a alta hospitalar. Em decorrência da necessidade de isolamento social durante os primeiros anos da pandemia, a telerreabilitação se mostrou uma alternativa viável e segura, com desfechos favoráveis e atualmente consolidada para o seguimento ambulatorial e acompanhamento dos pacientes pediátricos. Ela não substitui o atendimento presencial, mas é uma alternativa para a continuidade do seguimento e de menor custo financeiro.[12]

Algumas barreiras devem ser avaliadas para que o teleatendimento e/ou a teleorientação aconteça de forma efetiva, como o acesso à internet, o conhecimento da tecnologia pelo profissional e pelo cuidador/paciente, local adequado no domicílio para a realização do atendimento, idade e cognitivo da criança e dos pais/cuidadores e a dependência de tecnologia para a assistência fisioterapêutica.[12]

Sabe-se que pacientes pediátricos, principalmente aqueles que evoluíram com Síndrome Inflamatória Multissistêmica Pediátrica (SIM-P) ou Síndrome Respiratória Aguda Grave (SRAG), podem evoluir com sintomas persistentes e contínuos, como fadiga, distúrbios do sono e dispneia persistente, que podem durar de quatro até um período maior de 12 semanas após a COVID-19, de modo a necessitar de avaliação e acompanhamento multiprofissional após a alta hospitalar.[1]

Recomenda-se, portanto, que após quatro a seis semanas da alta hospitalar, o paciente retorne ao ambulatório ou consultório para avaliação e prescrição do tratamento de fisioterapia. A intensidade dos exercícios deve ser com base em testes clínicos, como o *time up and go* (TUG), o teste de caminhada de seis minutos (TC6min) e o *shuttle test* modificado (STM), em medidas objetivas de força muscular (*handgrip*) e aplicação de escalas de funcionalidade, como a *Functional Status Scale* (FSS).[13] Para o treinamento, deve-se utilizar cerca de 50% da velocidade máxima alcançada no TC6min ou de 40% no STM para o exercício. A frequência de treinamento será de três a cinco vezes na semana, sendo cada sessão (dia de tratamento) com duração de 30 minutos, com a necessidade de reavaliações para estabelecer novas metas. Para pacientes com idade abaixo dos seis anos de idade, as escalas de DNPM, como a Alberta e a Bayley III, podem ser uma estratégia para avaliar a funcionalidade desses pacientes e posterior tratamento, quando alterada.[9,13,14]

Independentemente da fase da doença, da faixa etária da criança e da fase da reabilitação em que ela se encontra, recomenda-se a inclusão da família no processo de tomada de decisão, bem como nos cuidados prestados.

Assistência fisioterapêutica ao recém-nascido[15,16]

Abordagem fisioterapêutica nos cuidados respiratórios

Muitas questões relativas à população neonatal surgiram principalmente no que diz respeito aos cuidados respiratórios. Os cuidados respiratórios realizados com o recém-nascido (RN) em sala de parto podem gerar aerossóis com vírus, com potencial para contaminar os profissionais de saúde. A assistência do fisioterapeuta ao RN filho de mãe suspeita ou diagnosticada com COVID-19 deve estar atenta para evitar a infecção do RN, após o nascimento, e/ou dos profissionais de saúde.

Ao aplicarmos qualquer tipo de suporte respiratório em pacientes com infecção viral, suspeita ou confirmada de COVID-19, é a geração de partículas que contêm aerossol que pode espalhar a doença. A geração de aerossol e a dispersão viral podem ocorrer devido à proximidade das vias aéreas superiores do paciente, vazamentos de ar (gás) pela interface (de ventilação não invasiva ou invasiva), pelos circuitos dos aparelhos de ventilação mecânica (VM), entre outros riscos.

Ventilação manual

O risco de transmissão viral com ventilação manual foi avaliado em poucos estudos. Até então, a ventilação manual (antes ou após a intubação) não foi associada ao aumento do risco de transmissão viral. As chances de adquirir uma infecção viral são três vezes maior durante a intubação traqueal, comparativamente à ventilação manual.

A ventilação manual com máscara e bolsa em um RN com peso de 3kg, com um volume corrente (VC) entre 15 e 18 ml (16 a 20 vezes menor do que em adultos) gera um pequeno ar de dispersão de aproximadamente 1,5 a 1,8 cm. Assim, até o momento, parece ser desnecessário, em neonatologia, evitar a ventilação manual com o propósito único de prevenir a dispersão viral.

Filtros de barreira

Historicamente, a utilização desses filtros na prática neonatal é pouco comum. Nesse sentido, os dados a respeito da segurança e eficácia do seu uso nessa faixa etária são escassos.

No período neonatal, no contexto da pandemia da COVID-19, o critério principal na escolha do tipo de dispositivo deve estar centrado em minimizar a dispersão de aerossóis potencialmente contaminados para o meio ambiente, e não de proporcionar a umidificarão e o aquecimento passivo do gás. Assim, a recomendação é que o dispositivo tenha a função principal de filtro respiratório viral/ bacteriano. Os profissionais devem estar cientes de que cada tipo de dispositivo possui características inerentes de espaço morto, resistência e desempenho, com grande variação entre os fabricantes. Por exemplo, adição de um filtro pode aumentar o volume do dispositivo e reduzir a sua eficiência, uma vez que aumenta os vazamentos através da máscara de ventilação não invasiva (VNI).

Recomenda-se cautela ao improvisar equipamentos, como interpor um filtro de tamanho adulto em um sistema neonatal, que adicionaria aproximadamente 40mL de espaço morto, o que resultaria em trocas gasosas inadequadas. Mesmo os filtros menores adicionam aproximadamente 10mL de espaço morto, o que pode prejudicar as trocas gasosas de um RN prematuro (RNPT), se mantido neste esquema por um período prolongado.

No aparelho de ventilação manual em T, deve-se instalar o filtro entre a peça T e a máscara facial/cânula traqueal. Caso haja necessidade de ventilação manual, adequar filtro de barreira do tipo HEPA específico para população neonatal (se houver) na saída expiratória do balão autoinflável. Em muitos ressuscitadores manuais não é possível encaixar o filtro na saída expiratória do aparelho. Para estes casos, recomenda-se a colocação de HMEF específicos para população neonatal, entre a cânula traqueal e o ressuscitador manual.

Os aparelhos atuais, com sistema de microprocessamento, utilizam sensores de pressão internos na saída (ramo inspiratório) e chegada (ramo expiratório) do gás para realizar o autoajuste da pressão, de acordo com a complacência e a resistência do circuito respiratório. A instalação do filtro pode interferir nesse processo de leitura e calibração das máquinas. Assim, sempre que instalar ou substituir o filtro no ramo expiratório ou inspiratório do circuito, realizar a calibração do equipamento antes de conectar ao paciente. Normalmente, o filtro deve ser substituído a cada 8 a 12 horas, ou de acordo com a Comissão de Controle de Infecção Hospitalar (CCIH) da instituição.

Uma vez que nenhum caso COVID-19 positivo foi detectado em RNs < 1.000 g, pode ser preferível não usar filtros ao aplicar ventilação com bolsa e máscara, de modo a evitar possível hipercapnia iatrogênica, com possível subsequente hemorragia intraventricular.

Aspiração (boca, nasofaríngea e traqueal)

Ações como a aspiração das vias aéreas e a coleta de escarro não foram associadas a aumento do risco de transmissão viral. No entanto, em pacientes adultos não intubados, a aspiração contínua pode ser mais eficaz na redução da dispersão do aerossol, comparativamente à aspiração intermitente. Para a aspiração traqueal dos RN em VM, é recomendado o sistema fechado, o que visa a redução dos riscos de aerolização e consequente contaminação do ambiente e dos profissionais que prestam assistência.

Suporte respiratório não invasivo

A pressão contínua nas vias aéreas (CPAP) e ventilação nasal com pressão positiva intermitente (NIPPV) são importantes estratégias de suporte ventilatório em RN com pneumonia e Síndrome do Desconforto Respiratório Agudo (SDRA), ao considerar-se que alguns vírus podem se converter de gotículas e serem aerotransportadas pelo uso de CPAP e NIPPV.

A CPAP e a NIPPV são seguras em RNs em sala adequadamente ventilada, com uso de EPI nível 3, ajuste cuidadoso da interface e adição de filtro hidrofóbico entre a interface e o reservatório de água (no caso de CPAP de bolhas), próximo da máscara facial, quando possível, ou na válvula exalatória dos aparelhos de VM. No entanto, o filtro pode aumentar a resistência à expiração, sendo necessária a monitoração contínua da mecânica respiratória do RN, bem como verificações pontuais da pressão expiratória final (medida no ramo expiratório).

A oxigenoterapia nasal de alto fluxo (ONAF) pode ser utilizada em neonatologia, a dispersão viral por este método de oxigenoterapia é inferior comparativamente à CPA e à NIPPV, e a sua dispersão aumenta de acordo com os litros de oxigênio ofertados ao paciente.

Ventilação mecânica invasiva

Neonatos com suspeita ou confirmação de infecção por SARS-CoV-2, com necessidade de VM, devem ser colocados sob precauções de isolamento. Os RNs são geralmente entubados com cânula traqueal sem balonete (*cuff*), devido a riscos de lesão das vias aéreas superiores nesta população, decorrente da imaturidade das suas vias aéreas. Isso pode levar a vazamentos ao redor da cânula intratraqueal e gerar a dispersão do aerossol. No entanto, devido ao pequeno VC, geralmente usado em RNs, a magnitude da dispersão é menor. Recomenda-se o uso de um sistema de aspiração fechado e um filtro hidrofóbico na válvula de exalação do aparelho de VM, ou um filtro HMEF no ramo inspiratório do circuito respiratório. Não há dados claros, até o momento, para apoiar ou rejeitar qualquer modo ventilatório nos casos de pneumonia e SDRA por COVID-19 em RNs.

Abordagem do Fisioterapeuta quanto ao desenvolvimento neuromotor

As interações mãe-bebê são bem estabelecidas para influenciar fortemente os resultados do neurodesenvolvimento em curto, médio e longo prazos. Mas, durante a pandemia da COVID-19, passou por modificações, como o aumento do estresse materno devido à necessidade de isolamento social, muitas vezes com redução ou inexistência de momentos de interação mãe-filho.

Devido ao risco de contágio, os recém-nascidos, os familiares e os profissionais da saúde que frequentam as Unidades de Terapia Intensiva Neonatal (UTINs) passaram por uma profunda remodelação na organização e na qualidade da assistência de saúde. Estes fatores aumentaram os riscos de atraso no desenvolvimento cognitivo, emocional e social em longo prazo dos RNs filhos de mãe COVID-19 positivo. Como sabemos que, quanto mais precoces forem o diagnóstico de atraso no desenvolvimento neuromotor e a definição da intervenção, menor será o impacto destes problemas na vida futura da criança, recomenda-se a aplicação de avaliações realizadas pelos fisioterapeutas, precocemente. Entre os métodos de avaliação que podem ser aplicados em UTIN e após a alta hospitalar (a depender da idade gestacional do RN) estão a TIMP, GMA, Alberta e Bayley III.

O acompanhamento pelo fisioterapeuta do desenvolvimento neuropsicomotor do RNs de risco, neste contexto, os RNs filhos de mães com suspeita ou COVID-19 confirmada, é fundamental e deve ser precoce. A abordagem, nestes casos, deve iniciar-se na internação hospitalar (em sala de parto, quando possível) e prosseguir no seguimento ambulatorial em longo prazo ou até que o RN tenha alcançado as metas previstas no seu tratamento.

Os aspectos relacionados à humanização do cuidado, como a inclusão da família na tomada de decisão e nos cuidados, a empatia e clareza nas definições das metas do plano terapêutico são recomendadas para a segurança e qualidade da assistência aos RNs e suas famílias.

Referências

1. Lopez-Leon S, Wegman-Ostrosky T, Ayuzo Del Valle NC, Perelman C, Sepulveda R, Rebolledo PA, Cuapio A, Villapol S. Long-COVID in children and adolescents: a systematic review and meta-analyses. Sci Rep. 2022 Jun 23;12(1):9950.

2. Chow EJ, Englund JA. Severe Acute Respiratory Syndrome Coronavirus 2 Infections in Children. Infect Dis Clin North Am. 2022 Jun;36(2):435-479.

3. Rimensberger PC, Kneyber MCJ, Deep A, Bausai M, Hoskote A, et al. Caring for critically ill children with suspected or proven coronavirus disease 2019 Infection: Recommendations by the scientific sections. Collaborative of the European Society of Pediatric and Neonatal Intensive Care. Ped Crit Care Med 2021; 22(1): 56-67).

4. Carlotti APCP, de Carvalho WB, Johnston C, Gilio AE, de Sousa Marques HH, Ferranti JF, *et al*. Update on the diagnosis and management of COVID-19 in pediatric patients. Clinics (Sao Paulo). 2020 Nov 30;75:e2353. doi: 10.6061/clinics/2020/e2353. PMID: 33263635; PMCID: PMC7688073.

5. Thomas P, Baldwin C, Bisset B, Boden I, Gosselink R, Granger CI et al. Physiotherapy management for COVID-19 in the acute hospital setting: clinical practice recommendations. J Physiother 2020; 66 (2): 73-82.)

6. Bataglini D, Robba C, Caiffa S, Ball L, Brunetti I, Loconte M, Roberto D et al. Chest physiotherapy: An important adjvant in critically ill mechanically ventilated patients with COVID-19 2020; 282:1-10.

7. Ferranti JF, Rodriguez IS, Motta E, Johnston C, Carvalho WBB, Delgado AF. Beyond ventilatory support: challenges in general practice and in the treatment of critically Ill children and

adolescents with SARS-CoV-2 infection. Rev Assoc Med Bras (1992). 2020 Apr;66(4):521-527. doi: 10.1590/1806-9282.66.4.521. PMID: 32578790.

8. Righetti RF, Onoue MA, Politi FVA, Teixeira DT, Souza PN, Kondo CS, et al. Physiotherapy care of patients with coronavirus disease 2019 (COVID 19) – A Brazilian Experience. Clinics 2020; 75: 1-18.

9. Spruit MA, Holland AE, Singh Sj, Tonia T, Wilson K, Troosters T. Covid-19: interim guidance on rehabilitation in the hospital and post-hospital phase from European Respiratory Society and American Thoracic Society –coordinated international task force. Eur Respir J 2020; 56: 1-13.

10. Lahoz ALC, Johnston C, Zamberlan P, et al. Success of multiprofessional management of non-invasive ventilation: positive covid-19 pediatric case report. *Int Phys Med Rehab J.* 2020;5(6):244–248. DOI: 10.15406/ipmrj.2020.05.00265.

11. Battaglini D, Robba C, Caiffa S, Ball L, Brunetti I, Loconte M, Giacobbe DR, Vena A, Patroniti N, Bassetti M, Torres A, Rocco PR, Pelosi P. Chest physiotherapy: An important adjuvant in critically ill mechanically ventilated patients with COVID-19. Respir Physiol Neurobiol. 2020 Nov;282:103529.

12. Hall JB, Woods ML, Luechtefeld JT. Pediatric Physical Therapy Telehealth and COVID-19: Factors, Facilitators, and Barriers Influencing Effectiveness-a Survey Study. Pediatr Phys Ther. 2021 Jul 1;33(3):112-118.

13. Olschewski H, Eber E, Bucher B, Hackner K, Handzhiev S, Hoetzenecker K et al. Management of patients with SARS-CoV-2 infections with focus on patients with chronic lung diseases (as of 10 January 2022): Updated statement of the Austrian Society of Pneumology (ASP). Wien Klin Wochenschr. 2022 May;134(9-10):399-419.

14. Ashkenazi-Hoffnung L, Shmueli E, Ehrlich S, Ziv A, Bar-On O, Birk E, Lowenthal A, Prais D. Long COVID in Children: Observations From a Designated Pediatric Clinic. Pediatr Infect Dis J. 2021 Dec 1;40(12):e509-e511.

15. Carvalho WB, Gibelli MAC, Krebs VLJ, Calil VMLT, Nicolau CM, Johnston C. Neonatal SARS-CoV-2 infection. Clinics (Sao Paulo). 2020 Jun 3;75:e1996. doi: 10.6061/clinics/2020/e1996. PMID: 32520227; PMCID: PMC7247754.

16. Carvalho WB, Gibelli MABC, Krebs VLJ, Calil VMLT, Johnston C. Expert recommendations for the care of newborns of mothers with COVID-19. Clinics (Sao Paulo). 2020;75:e1932. doi: 10.6061/clinics/2020/e1932. Epub 2020 May PMID:32428112; PMCID: PMC7213661.

20

COVID-19 LONGA OU SÍNDROME PÓS-RECUPERAÇÃO DA COVID-19

Maria Fernanda Badue Pereira
Heloisa Helena de Sousa Marques
Clovis Artur Almeida da Silva

COVID-19

Introdução

Desde o início da pandemia de COVID-19, a doença foi considerada leve entre as crianças e os adolescentes.[1,2] Mesmo durante o aumento da prevalência da doença devido à variante Ômicron, com maior transmissibilidade no final de 2021 e início de 2022, quando o número de crianças e adolescentes sintomáticas aumentou, a doença persistiu de leve a moderada e as complicações e hospitalização foram menores que em adultos.[3-5]

O impacto da pandemia sobre todos, especialmente nas crianças e nos adolescentes, foi além da infecção e da doença sintomática. As quarentenas (lockdowns), o fechamento das escolas, o direcionamento da maioria dos serviços de saúde para atender o grande número de pessoas afetadas tiveram impacto nas atividades diárias de todos, o que levou à redução das atividades físicas, à maior permanência em casa e, consequentemente, às telas de computadores, tablets ou celulares, aos distúrbios no ritmo do sono e à insegurança alimentar. Por si, estas mudanças já preocupam por causa dos efeitos em longo prazo na saúde de crianças e adolescentes, e houve descrições de aumento na prevalência de depressão, ansiedade e problemas de comportamento.[6-8]

Será dentro deste contexto que deverão ser consideradas as complicações reconhecidas como síndrome pós-COVID-19 ou COVID-19 longa, e pode-se considerar que diferenciar as manifestações remanescentes ou persistentes de uma criança ou adolescente, após infecção por SARS-CoV-2 aguda sintomática ou não, das causadas pela própria existência da pandemia nem sempre será tarefa fácil, visto que as elas poderão coexistir.

Outra complicação observada em pediatria é a Síndrome Inflamatória Multissistêmica Pediátrica (SIM-P). A definição, fisiopatologia e manejo da SIM-P foram abordados em capítulo específico deste livro.

Neste capítulo, serão descritas a definição, as principais manifestações de COVID-19 longa e suas prevalências em pediatria, além de um roteiro para o manejo individualizado de acompanhamento clínico das crianças e dos adolescentes que tiveram COVID-19 ou SIM-P.

Definição de COVID-19 longa ou síndrome pós-recuperação da COVID-19 pediátrica

Após a fase aguda da doença, as crianças e os adolescentes sobreviventes da COVID-19, ou aqueles com SIM-P, podem ter agressões isoladas ou concomitantes em vários órgãos e sistemas. A definição de fase aguda tem tido presença de sinais, sintomas ou alterações específicas até três a quatro semanas após a infecção inicial, período no qual foi identificada a presença de vírus em órgãos e sistemas.[2,9] A infecção pelo SARS-CoV-2 também pode provocar danos celulares, resposta imune inata exacerbada, com produção de múltiplas citocinas pró-inflamatórias e estados pró-coagulante, fenômenos que podem contribuir tanto para os sintomas da fase aguda quanto para as sequelas em médio e longo prazos.

A definição de síndrome pós-recuperação da COVID-19 tem sido consolidada com o avançar da pandemia e com seguimento prospectivo dos pacientes pediátricos sobreviventes da COVID-19.

A persistência dos sinais e/ou sintomas ou desenvolvimento de sequelas além de quatro semanas a partir do início dos sintomas agudos de COVID19 tem sido sugerida como COVID-19 pós-aguda, ou Síndrome pós COVID-19.[9,10]

A partir de estudos em adultos, esta condição é dividida em duas categorias: 1) COVID-19 subaguda ou persistente: inclui sintomas e/ou anormalidades presentes de 4 a 12 semanas após a COVID-19 aguda; 2) Síndrome pós-COVID-19 ou COVID-19 longa: inclui sinais e sintomas persistentes além de 12 semanas do início da COVID-19 aguda, e não está associada a outros diagnósticos.[9,10]

Manifestações clínicas da COVID-19 longa

Crianças e adolescentes sobreviventes da fase aguda da COVID-19 podem ter inflamação persistente, curso crônico da COVID-19, com agressões isoladas ou concomitantes de vários órgãos e sistemas, o que torna essa doença como potencial condição crônica.[9,10]

As principais morbidades, de acordo com órgãos e sistemas afetados na síndrome pós-recuperação da COVID-19 ou COVID-19longa, são descritos a seguir. Deve-se destacar que são extremamente variáveis tanto na intensidade como na duração, podem mudar ao longo do tempo ou permanecerem constantes. Em recente revisão, Fainard V. et al., com dados de 14 diferentes estudos, identificam a seguinte prevalência para: alterações no estado geral - fadiga (3% a 87%), febre persistente (2% a 40%), perda de apetite ou de peso (2% a 50%); cardiovasculares - aperto ou dor torácica (1% a 31%), palpitações (4% a 18%); dermatológicas - erupção/exantema (2% a 52%); gastrointestinais - dor de estômago (5% a 70%), dor abdominal (1% a 76%), diarreia (2% a 24%), vômitos (2% a 24%); musculares - mialgia ou artralgia (1% a 61%); respiratórios - tosse (1% a 30%), dispneia (40% a 50%); vias aéreas superiores - congestão nasal ou rinorreia (1% a 12%), dor de garganta (4% a 70%); neurológicas/neuropsiquiátricas - dificuldades de concentração (2% a 81%), alterações de humor e irritabilidade (5% a 24%), cefaleia (3% a 80%), tontura (3% a 20%), distúrbio de olfato (12% a 70%), distúrbio de paladar (20% a 70%), distúrbios do sono (2% a 63%); outros - confusão mental, perda de memória e sudorese noturna.[11]

Estudo prospectivo e longitudinal, no Instituto da Criança e do Adolescente do HCFMUSP, acompanhou 53 pacientes pediátricos sobreviventes da COVID-19 e 52 pacientes de grupo controle (que não tiveram COVID-19 confirmada laboratorialmente), 90% dos pacientes dos dois grupos possuíam alguma doença crônica. Nesse estudo, a prevalência de COVID-19 subaguda ou persistente foi de 43% (23/53). Sintomas de COVID-19longa foram observados em 23% (12/53). Os sintomas da COVID-19longa foram cefaleia - 19% (10/53), cefaleia recorrente grave - 9% (5/53), cansaço - 9% (5/53), dispneia - 8% (4/53), dificuldade de concentração, mialgia, artralgia e má qualidade do sono - 4% (2/53) cada sintoma. Não foram observados diferença entre os estágios de gravidade da fase aguda da COVID-19 e sintomas de COVID-19longa.

Ainda no estudo de Fink et al., na comparação da qualidade de vida, os escores do Pediatric Quality of Live Inventory 4.0 (PedsQL) foram significativamente menores nos pacientes pediátricos que tiveram COVID-19, em comparação com os pacientes controles: mediana do escore físico: 69 (0 a 100) versus 81 (34 a 100), p = 0,012 e mediana do escore escolar: 60 (15 a 100) versus 70 (15 a 95), p = 0,028 (12).

Roteiro de seguimento das crianças e dos adolescentes após COVID-19

Como o conhecimento sobre a COVID-19longa está em construção, os roteiros de seguimento têm como base experiências de equipes que atendem crianças e adolescentes que tiveram COVID-19.[10,11,13]

Manejo de crianças e adolescentes que tiveram COVID-19

Os sintomas de COVID-19 subaguda ou longa podem acontecer independentemente da classificação clínica da doença na fase aguda. Desta forma, sugere-se seguimento clínico de todos os pacientes pediátricos após a doença.[11,14]

A primeira avaliação consiste em consulta pediátrica em 4 a 12 semanas após a fase aguda da COVID-19.[11.14]

Essa consulta deve contemplar as queixas da família e do(a) paciente, interrogatório sobre aparelhos e sistemas, rotina de alimentação e sono, aspectos comportamentais e emocionais, assim como aprendizado escolar. Questionar se após a COVID-19 o(a) paciente apresenta alguma dificuldade ou alteração que antes não existia. As queixas da família e do(a) paciente devem ser identificadas e acolhidas.[14]

O exame físico deve ser completo, o que inclui frequência cardíaca, respiratória, aferição de pressão arterial, avaliações de peso, estatura, desenvolvimento neuropsicomotor e estágio puberal de Tanner.

Para os pacientes assintomáticos nessa consulta e que tiveram as alterações da COVID-19aguda resolvidas, orienta-se seguimento pediátrico habitual para a faixa etária.[11,14]

Se paciente ou sua família apresentar alguma queixa específica, ou se tiver alteração em exame físico na fase subaguda ou na COVID-19longa, ou ainda de acordo com as manifestações clínicas ou laboratoriais persistentes desde a fase aguda da COVID-19, investigações adicionais direcionadas para essas alterações ou queixas devem ser realizadas.[11,14]

Hemograma, provas inflamatórias e de coagulação estão indicados nessas situações, os demais exames devem ser solicitados de forma individualizada.[11,14]

Para os pacientes que apresentaram alterações nos exames laboratoriais na fase aguda da COVID-19, sugere-se monitorizá-los até normalização. Caso os exames persistam alterados, devem ser repetidos a cada 4 a 8 semanas.

A abordagem dos pacientes com COVID-19 subaguda ou longa deve ser multidisciplinar e individualizada. Os principais objetivos da investigação na fase subaguda ou COVID-19 longa são: 1 - identificar estados de inflamação ou possíveis alterações em sistema imunológico ou de coagulação; 2 - compreender a fisiopatologia do quadro clínico para direcionar abordagem terapêutica; 3 - descartar outros possíveis diagnósticos.[14]

A investigação diagnóstica deve se aprofundar a depender da gravidade dos sintomas e do impacto na rotina do paciente ou na medida em que os sintomas persistam.[11,14]

O manejo suscinto dos principais sintomas da COVID-19 longa serão descritos a seguir; contudo, deve-se ressaltar que outros acometimentos podem ser observados e que o profissional em atendimento destes pacientes deve estar atento aos novos avanços e evidências científicas.[11,14]

Os sinais e sintomas cardiovasculares persistentes podem incluir palpitações, dispneia e dor no peito. Em médio e longo prazo, podem ocorrer fibrose ou cicatriz miocárdica (detectável por ressonância magnética cardíaca), arritmias e disfunção autonômica. Avaliação cardíaca deve ser realizada caso paciente tenha apresentado alterações cardiovasculares na fase aguda da COVID-19 ou na presença dos sintomas citados anteriormente na fase de COVID-19 subaguda ou longa. Além de exame clínico cardiológico, com avaliação de frequência cardíaca e pressão arterial, sugere-se dosagem de enzimas cardíacas, ecocardiograma bidimensional e eletrocardiograma após 8 a 12 semanas da COVID-19. No surgimento de sintoma cardiovascular na fase subaguda ou na COVID-19 longa, esses exames também estão indicados. Ressonância magnética cardíaca está indicada para os pacientes com alterações persistentes no ecocardiograma ou eletrocardiograma.

Para pacientes com sintomas de fadiga crônica, sugere-se avaliação cardiopulmonar e muscular.

Exames de imagem do tórax ou prova de função pulmonar (espirometria) devem ser realizados nos pacientes com persistência de sintomas respiratórios, ou naqueles com fadiga crônica ou que precisam manter o uso de broncodilatadores ou corticoide inalatório.

Para pacientes com sintomas neurológicos, eletroencefalograma está indicado. Ressonância nuclear magnética do crânio pode ser considerada.

Quanto ao sistema gastrointestinal, excreção viral prolongada nas fezes pode ocorrer em COVID-19 pediátrica, mesmo após swab de nasofaringe negativo. A COVID-19 tem o potencial de alterar o microbioma intestinal, o que inclui aumento de organismos oportunistas e esgotamento de comensais benéficos.[9] Na dor abdominal após a COVID-19, ultrassonografia de abdome pode auxiliar no diagnóstico de linfadenite mesentérica. Nos quadros de diarreia persistente ou crônica, deve-se realizar exame parasitológico de fezes, coprocultura e, na persistência do sintoma, descartar doença inflamatória intestinal.

Diagnósticos diferenciais dos sintomas da COVID-19 subaguda ou longa devem ser explorados.[11,14]

Em relação à abordagem terapêutica dos sintomas da COVID-19 longa, até o momento não há medicações específicas para a síndrome. Analgésicos comuns estão indicados para queixas álgicas; deve-se evitar o uso de anti-inflamatórios. Em casos de exacerbação de dermatites ou exantemas, anti-histamínicos podem aliviar os sintomas, e o uso de corticoide deve ser evitado.[11]

A prática de esporte pode ser liberada para todas as crianças e adolescentes que tiveram COVID-19 assintomática ou de forma leve (sintomas restritos ao sistema respiratório superior e menos de quatro dias de febre) assim que se recuperarem dos sintomas, sem necessidade de exames. Deve-se orientar retorno gradual, caso surgimento de sintomas, interromper atividade e realizar investigação cardiológica.[15]

Aqueles pacientes que tiveram COVID-19 moderada, grave ou crítica devem realizar dosagem de enzimas cardíacas, ecocardiograma bidimensional e eletrocardiograma após a recuperação dos sintomas de fase aguda e antes do retorno aos esportes. Se os exames estiverem normais, orientar retorno gradual. Caso surgimento de sintomas, interromper atividade e realizar teste ergométrico e ressonância magnética cardíaca.[15]

Os pacientes com sinais de miocardite devem ter atividade física restrita durante três a seis meses, e devem passar por avaliação em cardiologista antes do retorno as atividades físicas.[15]

Manejo das crianças e adolescentes que tiveram SIM-P

A SIM-P é uma complicação da COVID-19, rara e grave, com alteração em sistema imune e estado inflamatório intenso.[15]

A abordagem da criança ou doadolescente após a SIM-P deve ser cuidadosa e com ênfase na avaliação cardíaca, uma vez que o acometimento cardíaco em SIM-P é frequente e pode ocorrer em mais de 50% dos casos.[15,16]

Após SIM-P, os pacientes devem ter acompanhamento estruturado e seguimento em longo prazo. Um estudo propôs que os intervalos de acompanhamento ambulatorial nesses pacientes incluam visitas de 1 a 2 semanas, 4 a 6 semanas, 4 a 6 meses e 10 a 12 meses após a alta hospitalar.

Nas consultas, seguir a abordagem de órgãos e sistemas, comportamento, nutrição e emoções como descrita no seguimento após COVID-19. Todos os pacientes que tiveram SIM-P devem ser submetidos a exame clínico cardiológico, com avaliação de frequência cardíaca, pulso e pressão arterial.[15,16]

O roteiro da investigação laboratorial deve seguir a mesma frequência das consultas e contemplar os órgãos e sistemas acometidos na SIM-P, exames hematológicos, inflamatórios, de coagulação e enzimas cardíacas. Sugere-se monitorar até a normalização. Caso os exames persistam alterados, devem ser repetidos a cada 4 a 8 semanas.[15,16]

Especialistas recomendam eletrocardiograma e ecocardiograma também com uma a 2 semanas, 4 a 6 semanas, 4 a 6 meses e 10 a 12 meses após a SIM-P.

Ressonância magnética cardíaca pode ser considerada nos pacientes com alterações persistentes no ecocardiograma ou eletrocardiograma, para identificar inflamação persistente ou fibrose no miocárdio ou pericárdio.[15,16]

Devido à semelhança com doença de Kawasaki, lesão inflamatória endotelial, fenômenos imunotrombóticos e possível acometimento em vasos coronarianos na SIM-P, os pacientes com SIM-P que não possuem risco de sangramento devem manter uso de aspirina (AAS) em doses baixas de 3 a 5 mg-kg-dia, por até 4 a 6 semanas após a SIM-P. O AAS deve ser suspenso após avaliação cardíaca E ecocardiograma E eletrocardiograma normais.[15,16]

Em geral, a redução da inflamação e a melhora cardíaca ocorre dentro de quatro semanas após SIM-P. No entanto, existem poucos dados sobre sequelas cardiovasculares após SIM-P e existe a preocupação de que esses pacientes possam ter uma maior incidência de sequelas cardiovasculares em longo prazo. Vários algoritmos têm sido desenvolvidos para o seguimento desses pacientes; mais dados de longo prazo são necessários para refinar as recomendações.[15,16]

Em relação à atividade física no paciente após SIM-P que não teve envolvimento cardíaco, é razoável considerar no mínimo duas semanas de restrição. Os especialistas recomendam triagem com testes cardiovasculares, o que inclui níveis de enzimas cardíacas, ECG e ecocardiograma, antes do retorno ao esporte. Se os exames estiverem normais, orientar retorno gradual; caso surgimento de sintomas, interromper atividade e realizar teste ergométrico e ressonância magnética cardíaca.[15,16]

Caso exames de triagem cardiológica estejam alterados, deve-se manter restrição física, avaliação em cardiologista e prosseguir investigação com teste ergométrico e ressonância magnética cardíaca.[15]

Os pacientes que tiveram envolvimento cardíaco, o que inclui os com sinais de miocardite, devem ficar com atividade física restrita durante 3 a 6 meses e devem passar por avaliação em cardiologista antes do retorno as atividades físicas.[15,16]

Além dos aspectos físicos e comportamentais, devem ser abordados os aspectos emocionais do paciente após SIM-P. Uma vez que se trata de uma nova doença, potencialmente grave, muitas vezes com admissão em Unidade de Terapia Intensiva, sentimentos como medo ou tristeza podem aparecer e devem ser conduzidos em equipe multiprofissional.[11,14]

Referências

1. Goldman RD. Coronavirus disease 2019 in children. Surprising findings in the midst of a global pandemic. Can Fam Physician 2020;66:332-4.

2. Zimmermann P, Curtis N. Coronavirus infections in children including COVID-19: an overview of the epidemiology, clinical features, diagnosis, treatment and prevention options in children. Pediatr Infect Dis J 2020;39(5):355-68.

3. Goldman RD. Myocarditis and pericarditis after COVID-19 messenger RNA vaccines. Can Fam Physician 2022;68:17-8 (Eng), 19-21 (Fr).

4. Kim MM, Murthy S, Goldman RD. Post–COVID-19 multisystem inflammatory syndrome in children. Can Fam Physician 2021;67:594-6 (Eng), e224-6 (Fr).

5. Ran D. Goldman. Long COVID in children. Canadian Family Physician April 2022, 68 (4) 263-265; DOI: https://doi.org/10.46747/cfp.6804263.

6. Kharel M, Sakamoto JL, Carandang RR, Ulambayar S, Shibanuma A, Yarotskaya E, et al. Impact of COVID-19 pandemic lockdown on movement behaviours of children and adolescents: a systematic review. BMJ Glob Health 2022;7(1):e007190.

7. Abrams EM, Greenhawt M, Shaker M, Pinto AD, Sinha I, Singer A. The COVID-19 pandemic: adverse effects on the social determinants of health in children and families. Ann Allergy Asthma Immunol 2022;128(1):19-25. Epub 2021 Oct 23.

8. Liu Q, Zhou Y, Xie X, Xue Q, Zhu K, Wan Z, et al. The prevalence of behavioral problems among school-aged children in home quarantine during the COVID-19 pandemic in China. J Affect Disord 2021;279:412-6. Epub 2020 Oct.

9. Nalbandian A, Sehgal K, Gupta A, et al. Post-acute COVID-19 syndrome. Nat Med. 2021 Mar 22. doi: 10.1038/s41591-021-01283-z. Epub ahead of print. PMID: 33753937.

10. Esposito S, Principi N, Azzari C, et al. Italian intersociety consensus on management of long covid in children. Ital J Pediatr. 2022 Mar 9;48(1):42. doi: 10.1186/s13052-022-01233-6. PMID: 35264214; PMCID: PMC8905554.

11. Fainard V, Meoli A, Chiopris G, Motta M, Skenderaj K, Grandinetti R et al. Long COVID in children and adolescentes. Life 2022, 12, 285.https://doi.or/ 10.3390/ life12020285.

12. Fink TT, Marques HHS, Gualano B, et al. Persistent symptoms and decreased health-related quality of life after symptomatic pediatric COVID-19: A prospective study in a Latin American tertiary hospital. Clinics (Sao Paulo). 2021 Nov 26;76:e3511. doi: 10.6061/clinics/2021/e3511. PMID: 34852145; PMCID: PMC8595593.

13. Buonsenso D, Pujol FE, Munblit D, et al. Clinical characteristics, activity levels and mental health problems in children with long coronavirus disease: a survey of 510 children. Future Microbiol. 2022 May;17(8):577-588. doi: 10.2217/fmb-2021-0285. Epub 2022 Apr 1. PMID: 35360923; PMCID: PMC9248023.

14. Buonsenso D, Di Gennaro L, De Rose C, et al. Long-term outcomes of pediatric infections: from traditional infectious diseases to long Covid. Future Microbiol. 2022 May;17:551-571. doi: 10.2217/fmb-2022-0031. Epub 2022 Mar 10. PMID: 35264003; PMCID: PMC8910780.

15. Jone PN, John A, Oster ME,et al; American Heart Association Leadership Committee and Congenital Cardiac Defects Committee of the Council on Lifelong Congenital Heart Disease and Heart Health in the Young; Council on Hypertension, and Council on Peripheral Vascular Disease. SARS-CoV-2 Infection and Associated Cardiovascular Manifestations and Complications in Children and Young Adults: A Scientific Statement From the American Heart Association. Circulation. 2022 May 10;145(19):e1037-e1052. doi: 10.1161/CIR.0000000000001064. Epub 2022 Apr 11. PMID: 35400169.

16. Sperotto F, Friedman KG, Son MBF, et al. Cardiac manifestations in SARS-CoV-2-associated multisystem inflammatory syndrome in children: a comprehensive review and proposed clinical approach. Eur J Pediatr. 2021 Feb;180(2):307-322. doi: 10.1007/s00431-020-03766-6. Epub 2020 Aug 15. PMID: 32803422; PMCID: PMC7429125.

21

PROGRAMAS DE ATIVIDADE FÍSICA PARA CRIANÇAS E ADOLESCENTES APÓS A COVID-19

Camilla Astley
Bruno Gualano

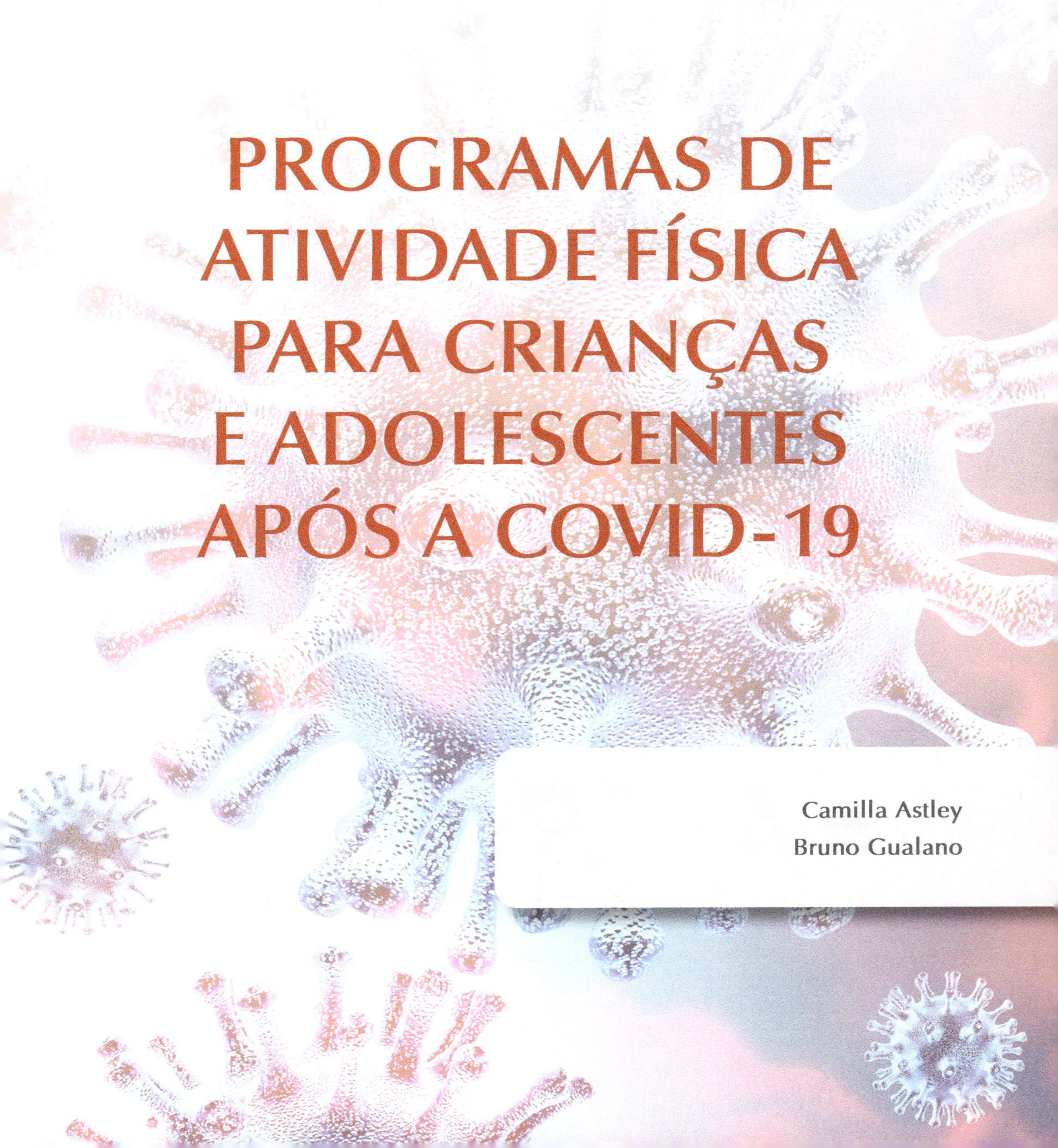

Introdução

A quarentena e as demais medidas de distanciamento social são relevantes para reduzir a disseminação da COVID-19 e têm sido recomendadas por esferas governamentais (estaduais e municipais) no Brasil e pela World Health Organization (WHO). O fechamento de escolas e utilidades públicas afetou mais de 52 milhões de crianças e adolescentes brasileiros e o confinamento domiciliar prolongado e a necessidade de realizar as atividades de maneira remota aumentou significativamente o comportamento sedentário e o tempo gasto em atividades de tela.

Sabe-se que o comportamento sedentário (excesso de tempo sentado) e a inatividade física (baixa quantidade de atividade física em intensidade moderada a vigorosa) estão associados com a incidência de diversas condições, tais como doença arterial coronariana, infarto agudo do miocárdio, hipertensão arterial, diabetes *mellitus* tipo II e osteoporose, além de estar independentemente associada à mortalidade por todas as causas e contribuir para a obesidade infantil. Em adolescentes acometidos por alguma condição crônica, como doenças cardiovasculares, renais, endocrinológicas, oncológicas e neuromusculares, a inatividade física é um componente agravante do estado geral de saúde, podendo predispô-los à incidência de outras doenças crônicas e à piora do quadro clínico geral.

A infância e a adolescência são períodos críticos de maturação biológica e desenvolvimentos físico, afetivo, motor e comportamental. A prática regular de atividade física durante essa fase promove o desenvolvimento das capacidades físicas e coordenativas, desenvolvimento muscular e ósseo, e melhora da composição corporal e do perfil cardiometabólico, além de benefícios psicossociais.

Não é de hoje que enfrentamos outra pandemia insidiosa, a da inatividade física, que tem se agravado na pandemia. As mudanças nos hábitos alimentares têm sido observadas nesse período de crise sanitária (p. ex.: aumento de consumo de *fast-food*), o que poderia contribuir para o aumento da obesidade e de doenças como hipertensão e diabetes *mellitus* tipo II. Outro aspecto importante que tem sido documentado é o aumento na incidência de distúrbios psicológicos, como ansiedade e depressão, em decorrência do isolamento social.

O cenário é ainda mais preocupante quando avaliamos o impacto da pandemia na saúde geral de crianças e adolescentes com doenças crônicas preexistentes, pois estes podem apresentar maior risco de complicações relacionadas à COVID-19, exigindo medidas mais rígidas de distanciamento social. Para essa população, promover um estilo de vida ativo durante um período com tantas restrições de deslocamento representa um grande desafio.

Epidemiologia da inatividade física durante a pandemia da COVID-19

As principais diretrizes recomendam que jovens entre 5 e 17 anos se engajem em pelo menos 60 minutos de atividade física moderada a vigorosa por dia.[1] e informam que maiores volumes de atividade física diária e menor tempo gasto em comportamentos sedentários podem estar associados a melhores benefícios.

Mundialmente, estima-se que 80% de jovens entre 6-15 anos não atingem as recomendações diárias de atividade física para a idade.[2] Além disso, uma a cada 5 crianças e adolescentes são obesas. Um estilo de vida sedentário é reconhecido como um importante fator de risco para obesidade, doenças cardiovasculares e está diretamente associada a morbimortalidade. No Brasil, cerca de 78% das crianças escolares e adolescentes passam pelo menos duas horas diárias diante da televisão e 2 em cada 3 crianças e 9 em cada 10 adolescentes são inativos.[3] Em linhas gerais, crianças e adolescentes com doenças crônicas são mais hipoativos e apresentam menores níveis de aptidão física que seus pares saudáveis.[4]

Uma pesquisa com 495 crianças e adolescentes do Brasil demonstrou que o fechamento de escolas e o confinamento em casa durante a pandemia da COVID-19 foram associados com uma redução da atividade física diária, sendo que apenas duas em cada 10 participantes cumpriram as diretrizes durante a quarentena.[5]

Se os índices de inatividade física eram preocupantes no período pré-pandêmico, agora estamos vivendo um cenário ainda mais desafiador, em que a oferta de atividades esportivas e recreacionais é limitada, ao mesmo tempo as pessoas mostram sinais de saturação para realizar atividades em formato *online*.

Benefícios gerais da atividade física

Antes de descrevermos os benefícios gerais da atividade física e do exercício físico, é importante conhecer a terminologia da área:

- **Atividade física:** qualquer movimento corporal produzido pela contração muscular que gere gasto energético acima dos valores de repouso.
- **Exercício físico:** atividade planejada, programada e estruturada, com o objetivo de promover alterações e/ou manutenção de uma ou mais capacidades físicas especificas.
- **Esporte:** fenômeno sociocultural que envolve regras definidas e competição, podendo ser amador ou profissional.
- **Comportamento sedentário:** todo comportamento com baixo gasto energético, como sentar e deitar, enquanto acordado.

Os benefícios da prática do exercício físico para a saúde estão estabelecidos na literatura. De modo geral, a prática regular de atividade física promove melhoras na aptidão cardiorrespiratória, força e resistência muscular, fadiga, funcionalidade, dor, humor, qualidade do sono e qualidade de vida. O exercício pode ser também uma interessante estratégia terapêutica, capaz de prevenir e tratar diversas doenças crônicas. A insuficiência de atividade física provoca o inverso verdadeiro, representando um fator de risco para a incidência de condições crônicas e agravamento de sintomas em pacientes com doenças preexistentes. Esse elo entre um estilo de vida inativo e sedentário e a presença de doença crônica é responsável por um círculo vicioso que culmina com a piora concomitante dos níveis de atividade física e da saúde geral do indivíduo (Figura 21.1).

Não surpreendentemente, a prática regular de atividade física é capaz de quebrar esse ciclo, beneficiando a saúde geral e o bem-estar do praticante. Existem evidências de que a atividade física deve ser parte do tratamento de pacientes pediátricos com artrite idiopática juvenil, lúpus eritematoso sistêmico, dermatomiosite juvenil e fibromialgia.[4]

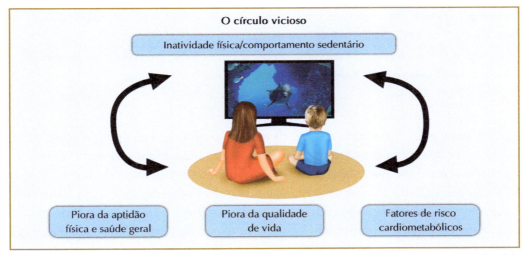

FIGURA 21.1. O círculo vicioso da inatividade física. A inatividade física e o comportamento sedentário podem levar à disfunção sistêmica e ao agravamento dos sintomas nas doenças crônicas. A piora no quadro clínico, por sua vez, torna o paciente mais inativo e sedentário.

Fonte: Elaborado pelo autor.

Recomendações de atividade física na pediatria, com ênfase na COVID-19

No ano de 2020, a WHO reformulou suas recomendações de atividade física para a população, e incluiu a redução do comportamento sedentário e a recomendação de atividade física para crianças e adolescentes vivendo com deficiência como parte de suas diretrizes[6] (Quadro 21.1).

A prevalência da inatividade física é um problema de saúde pública. Por isso é importante examinar sistematicamente se a criança é suficientemente ativa, entender barreiras e facilitadores à prática de atividade física, avaliar capacidades físicas e prescrever atividades estruturadas e não estruturadas.

QUADRO 21.1. Recomendações gerais da WHO 2020 e ACSM para atividade física.

Crianças e adolescentes de 5-17 anos devem se engajar pelo menos 60 minutos em atividades moderadas a vigorosas por dia. As atividades devem ser, em sua maior parte aeróbicas.
Atividades de intensidade vigorosa, assim como exercícios de fortalecimento muscular, devem ser realizados pelo menos 3 vezes por semana.
Crianças e adolescentes devem iniciar com pequenas quantidades de atividade física e aumentar gradualmente a frequência, intensidade e duração.
Prescrição de exercícios de força: 1-3 séries, 6-15 repetições, realizados 3 vezes por semana em dias não consecutivos. Deve-se iniciar com 1-2 séries de 10-15 repetições para exercícios de membros inferiores e superiores e que envolvam grandes grupos musculares.
É importante fornecer às crianças e adolescentes oportunidades seguras e incentivá-las a participar de atividades físicas que sejam agradáveis e que sejam adequadas para sua idade e capacidades físicas.
Realizar alguma atividade física é melhor do que nada.
As recomendações se aplicam para crianças e adolescentes com deficiências físicas e doenças crônicas.

WHO: World Health Organization; ACSM: American College of Sports Medicine.

Fonte: Elaborado pelo autor.

Os programas de exercício físico devem ser estruturados quanto à intensidade, duração da sessão, tipo de exercício e duração total do programa de treinamento. Estima-se que crianças e adolescentes possam apresentar os mesmos sintomas após infecção por COVID-19 que os adultos, ainda que em menor frequência ou intensidade. No caso de uma criança em recuperação de COVID-19, programas de exercícios terapêuticos poderiam ser relevantes na tentativa de aliviar alguns sintomas mais persistentes, como fadiga, dispneia, e fraqueza muscular.[7] Estudos em andamento poderão confirmar a eficácia do exercício nessa condição.

De acordo com as recomendações, crianças e adolescentes devem realizar 60 minutos de atividades moderadas a vigorosas por dia. O novo consenso da OMS afirma que realizar *alguma* atividade física por dia é melhor do que fazer *nenhuma* atividade, podendo trazer algum benefício à saúde. Embora as crianças estejam mais confinadas em casa, com aulas remotas e atividades externas suspensas ou limitadas, é fundamental que profissionais da saúde e pais encorajem a realização de atividades ao longo do dia, mesmo que de baixa intensidade. O tempo gasto diante da tela (televisão, celular, computador) cresceu sobremaneira. É importante, contudo, balancear o uso de dispositivos eletrônicos com momentos de lazer que envolvam movimento e gasto de energia. Programas de exercícios a serem realizados em casa podem ser uma boa opção para crianças mais velhas e adolescentes. Contudo, a viabilidade dessa modalidade de exercícios carece de investigação nessa faixa etária. Fatores como acesso à tecnologia, espaço domiciliar, motivação e acompanhamento profissional podem interferir na aderência. Em momentos de maior controle de transmissibilidade, a prática de atividade física em parques, praças e outros espaços ao ar livre é recomendada. As escolas são reconhecidamente ambientes propícios à prática de atividade física estruturada e lúdica, bem como de alimentação saudável. Por esse motivo – além de tantos outros que fogem do escopo do capítulo –, os governos devem priorizar a abertura segura de escolas. Crianças e adolescentes infectados por COVID-19 devem se abster de atividades físicas vigorosas durante o período de infecção. Após esse período, o retorno à prática deve ser indicado por médico especialista, tendo em conta a gravidade da doença, a resolução dos sintomas e possíveis sequelas. Para pacientes com doença grave e sequelas ou que desenvolveram a SIM-P, é possível que o exercício terapêutico possa conferir benefícios na recuperação, porém, até o presente momento, a viabilidade, segurança e eficácia dessa intervenção carecem de investigação.

O Quadro 21.2 traz recomendações gerais acerca da prática de atividade física para pacientes que tiveram COVID-19.

QUADRO 21.2. Recomendações gerais para prática de atividade física após a COVID-19.

O programa de exercícios após a COVID-19 deve ter como objetivo aliviar sintomas como dispneia, fadiga, ansiedade e depressão, dessa forma contribuindo para a melhora da funcionalidade e qualidade de vida do indivíduo.
Deve-se considerar a eventual condição crônica preexistente do paciente e seu nível atual e pretérito de atividade física.
Crianças e adolescentes assintomáticos devem seguir as recomendações gerais de atividade física para a idade.
Crianças e adolescentes sintomáticos, com doenças crônicas, que necessitaram de atendimento em UTI e/ou tiveram sequelas associadas à COVID-19 e SIM-P necessitam de liberação médica prévia (ver o próximo tópico para avaliação pré-participação).
O engajamento de crianças e adolescentes em programas de atividade física deve ser considerado parte do tratamento multidisciplinar.

Fonte: Elaborado pelo autor do capítulo.

Avaliação pré-participação em programas de exercícios após a COVID-19

O espectro clínico da COVID-19 pediátrica pode variar de pacientes assintomáticos aos gravemente enfermos, sendo estes infrequentes. Sinais e sintomas mais comuns são: febre, tosse, cefaleia, dor de garganta, dispneia, dor abdominal, vômito e diarreia.[7] Outras manifestações clínicas mais graves e incomuns foram relatadas, tais como: cardiovasculares, renais, trombóticas, cutâneas, olfativas, gustativas, neurológicas e oculares.

A SIM-P, temporalmente associada à COVID-19, apresenta características clínicas semelhantes à Síndrome de Kawasaki. Sinais e sintomas como febre persistente, elevados marcadores inflamatórios e acometimentos cardiovasculares têm sido observados em pacientes com SIM-P. Um estudo recente demonstrou que 93% da corte de crianças e adolescentes europeias com SIM-P apresentou envolvimento miocárdico, 40% choque, e 35% arritmia.[8]

O curso crônico da COVID-19 e da SIM-P torna essas condições similares a outras doenças crônicas não transmissíveis. Na população adulta, um número significante dos pacientes infectados pelo SARS-CoV-2 tem apresentado fadiga, inflamação crônica e redução da qualidade de vida. A COVID-19 passa a ser reconhecida como doença multissistêmica e requer o trabalho de uma equipe multiprofissional tanto em sua fase aguda quanto na fase pós-infecção. Ainda assim, é preciso entender as necessidades do paciente relacionadas a sua possível condição crônica prévia, ambiente familiar, condições sanitárias, comportamentais e psicossociais.

A *American Academy of Pediatrics* (AAP) e o *American College of Cardiology* (ACC) recomendam a liberação médica prévia para o retorno das atividades físicas e esportivas para crianças e adolescentes recuperados da COVID-19, e a necessidade de ampla investigação quanto a sintomas cardíacos, como dores no peito, fadiga, falta de ar, palpitações e síncopes, detalhada no algoritmo da Figura 21.2. Após a liberação médica, o retorno às atividades deve ser gradual, não sendo necessário o retorno ao especialista, a menos que os sinais e sintomas cardíacos e pulmonares retomem as atividades.[9] A AAP recomenda não retornar às atividades esportivas até que a criança consiga executar suas atividades diárias sem apresentar qualquer tipo de sintomas relacionados à COVID-19.[10]

Pessoas infectadas pelo SARS-CoV-2 devem ficar no mínimo 14 dias em repouso independentemente dos sintomas, e devem estar completamente assintomáticos ao retornar à prática. Recomenda-se que qualquer indivíduo que tenha testado positivo para a COVID-19 ou que possua histórico de complicações cardíacas apresente liberação médica prévia, avaliação eletrocardiográfica de 12 derivações em repouso e, se possível, avaliação de biomarcadores de injúria miocárdica. Crianças e adolescentes que tiveram apresentações graves como hipotensão e arritmias, que requereram intubação ou suporte de oxigenação externa, que sofreram com insuficiência renal ou cardíaca, ou que foram diagnosticados com SIM-P, devem seguir o protocolo de retorno à prática de miocardite, segundo o qual a participação no exercício deve ser proscrita de 3 a 6 meses, salvo liberação médica mediante normalidade de eletrocardiograma, ecocardiograma, monitor Holter de 24 horas, teste ergométrico e/ou ressonância magnética cardíaca. Apesar de a incidência de miocardites na população pediátrica ser baixa quando comparada à de adultos, é sabido que essa é a principal causa de morte súbita durante o exercício em atletas jovens, motivo pelo qual cuidados no retorno à prática esportiva devem ser tomados.

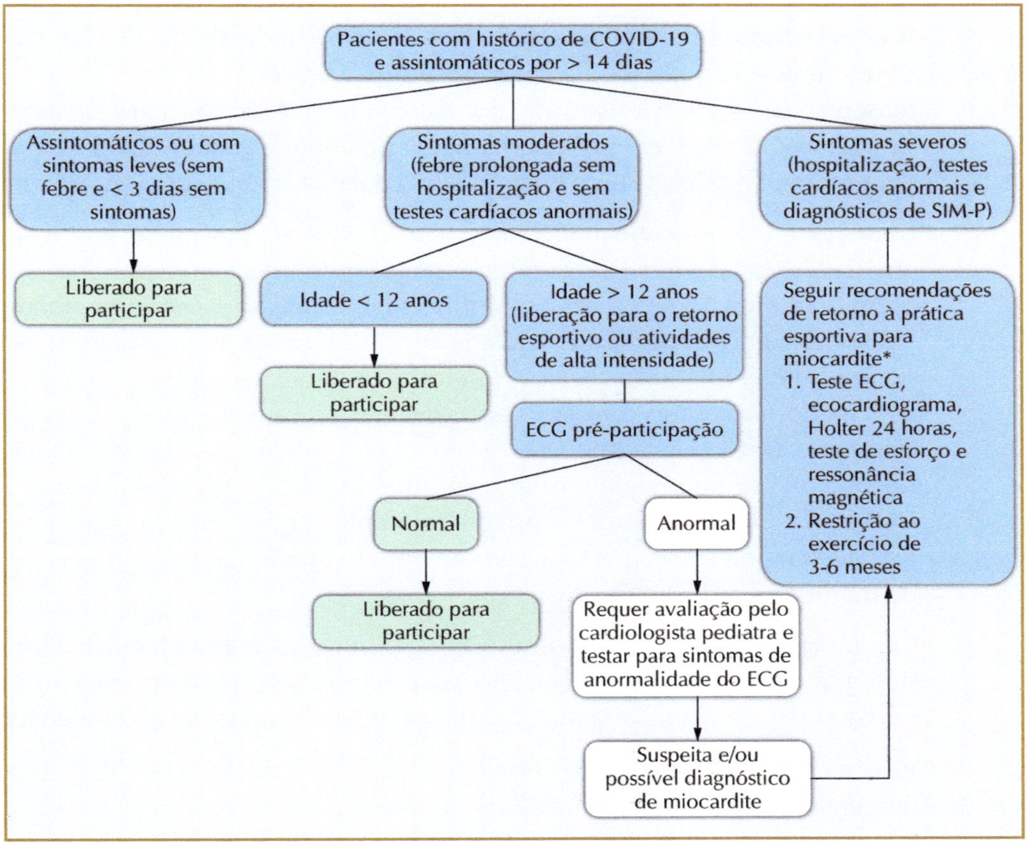

FIGURA 21.2. Recomendações do American College of Cardiology para o retorno à prática de atividade física e/ou esportiva após infecção pela COVID-19.[11]

Fonte: Elaborado pelo autor.

Como as sequelas de longo prazo da SIM-P ou COVID-19 grave ainda não são totalmente conhecidas, recomenda-se uma abordagem mais conservadora quando do retorno à prática esportiva para essas condições.

Considerações finais

- O comportamento sedentário (excesso de tempo sentado) e a inatividade física (baixa quantidade de atividade física em intensidade moderada à vigorosa) estão associados com a incidência de diversas doenças crônicas, e a quarentena e medidas de distanciamento social impostas durante a pandemia da COVID-19 aumentaram significativamente esses comportamentos das crianças e adolescentes. De forma independente, a inatividade física e o comportamento sedentário podem levar ao agravamento dos sintomas nas doenças crônicas.

- A prática regular de atividade física é essencial para garantir a saúde física, promovendo melhoras na aptidão cardiorrespiratória, força e resistência muscular, fadiga, funcionalidade, dor, humor, qualidade do sono e qualidade de vida. O exercício pode ser também uma interessante estratégia terapêutica, capaz de prevenir e tratar diversas doenças crônicas.
- Crianças e adolescentes infectados pela COVID-19 devem se abster de atividades físicas vigorosas durante o período de infecção. Após esse período, o retorno à prática deve ser indicado por médico especialista, tendo em conta a gravidade da doença, a resolução dos sintomas e possíveis sequelas. Ante a liberação médica, o retorno às atividades deve ser gradual, não sendo necessário o retorno ao especialista, a menos que os sinais e sintomas cardíacos e pulmonares retomem com a retomada das atividades. Recomenda-se que qualquer indivíduo que tenha testado positivo para a COVID-19 ou que possua histórico de complicações cardíacas apresente liberação médica prévia para o retorno das atividades físicas de intensidade moderada a alta e esportivas.
- O programa de exercícios após a COVID-19 deve ter como objetivo aliviar sintomas como dispneia, fadiga, ansiedade e depressão, dessa forma contribuindo para a melhora da funcionalidade e qualidade de vida do indivíduo.
- As principais diretrizes recomendam que crianças e adolescentes realizem, no mínimo, 60 minutos de atividades moderadas a vigorosas por dia. Porém, *alguma* atividade física por dia é melhor do que *nenhuma* atividade. Limitar o tempo de tela e, portanto, o comportamento sedentário é importante.

Referências

1. Tremblay MS, Warburton DER, Janssen I, et al. New Canadian physical activity guidelines. Applied Physiology, Nutrition and Metabolism. 2011;36.

2. Hallal PC, Andersen LB, Bull FC, Gu et al. Global physical activity levels: Surveillance progress, pitfalls, and prospects. Lancet. 2012;380(9838):247-57.

3. Instituto Brasileiro de Geografia (IBGE) E. Pesquisa de orçamentos familiares 2008-2009: antropometria e estado nutricional de crianças, adolescentes e adultos no Brasil. Rio de Janeiro; 2010.

4. Gualano B, Bonfa E, Pereira RMR, et al. Physical activity for paediatric rheumatic diseases: standing up against old paradigms. Nat Rev Rheumatol. 2017;13(6):368-79. Disponível em: http://dx.doi.org/10.1038/nrrheum.2017.75 (acesso maio 2020).

5. López-Gil JF, Tremblay MS, Brazo-Sayavera J. Changes in healthy behaviors and meeting 24-h movement guidelines in Spanish and Brazilian preschoolers, children and adolescents during the COVID-19 lockdown. Children. 2021;8(2).

6. Bull FC, Al-Ansari SS, Biddle S, Boet al. World Health Organization 2020 guidelines on physical activity and sedentary behaviour. Br J Sports Med. 2020;54(24):1451-62.

7. Ludvigsson JF. Case report and systematic review suggest that children may experience similar long-term effects to adults after clinical COVID-19. A Acta Paediatr. 2021;110(3):914-21.

8. Valverde I, Singh Y, Sanchez-de-Toledo J, et al. Acute cardiovascular manifestations in 286 children with multisystem inflammatory syndrome associated with COVID-19 infection in Europe. Circulation. 2021;143(1):21-32.

9. AAP. COVID-19 interim guidance: return to sports and physical activity. 2021.

10. Phelan D, Kim JH, Chung EH. A game plan for the resumption of sport and exercise after coronavirus disease 2019 (COVID-19) infection. JAMA Cardiology, 2019;5(10). Disponível em: https://doi.org/10.1001/jamacardio.2020.2136 (acesso maio 2021).

11. Maron BJ, Udelson JE, Bonow RO, et al. Returning to play after coronavirus infection: pediatric cardiologists' perspective. J Am Coll Cardiol. 2015;66:2362-71.

22

IMPACTO NA SAÚDE MENTAL NAS CRIANÇAS E NOS ADOLESCENTES NA PANDEMIA DA COVID-19

Caio Borba Casella
Luisa Sugaya
Guilherme V. Polanczyk

Introdução

O primeiro caso de infecção por SARS-Cov-2 foi identificado em Wuhan, China, em dezembro de 2020. Em pouco tempo, o vírus espalhou-se pelo mundo, o que levou a Organização Mundial de Saúde a declarar uma situação de pandemia em março de 2020.[1] Embora crianças e adolescentes tenham sido menos acometidos pela doença,[2,3] eles sofreram de forma bastante significativa com danos colaterais à pandemia. As mudanças de rotina impostas pelas medidas para conter a transmissão viral, o isolamento social, fechamento das escolas e parques, e o aumento dos níveis de estresse intrafamiliar tiveram um grande impacto em sua saúde mental.

Com o sistema nervoso ainda em desenvolvimento, as crianças são mais vulneráveis aos efeitos em curto e longo prazo provocados por situações estressoras como a pandemia, tanto em termos fisiológicos quanto cognitivos e emocionais.[4] O estresse persistente nesse período pode levar a uma disfunção permanente do eixo hipotálamo-hipófise-adrenal, de modo a acarretar, por sua vez, prejuízos nas respostas imunológicas e endócrinas. Podem ocorrer alterações nos mediadores inflamatórios sistemicamente, inclusive em sistema nervoso central, que estão associadas a diversos quadros psicopatológicos, como depressão e ansiedade.[5] Dessa forma, é fundamental estudar o impacto da pandemia na saúde mental das crianças e dos adolescentes.

Mudanças ambientais na pandemia

com as restrições impostas para reduzir a transmissão do vírus, crianças e adolescentes passaram por mudanças profundas em suas rotinas. Em abril de 2020, quase 1,5 bilhão de alunos (o que corresponde a cerca de 90% dos estudantes do mundo) tiveram suas escolas fechadas, sendo o Brasil um dos países com maiores durações desse fechamento.[6] Apesar de o ensino remoto ter ajudado a mitigar os prejuízos acadêmicos, em alguns casos, ele exacerbou ainda mais as desigualdades já existentes, uma vez que o acesso a ele foi bastante desigual. Em especial nas comunidades mais carentes, a evasão escolar pode aumentar bastante.[7] E os prejuízos podem ir muito além do aspecto acadêmico. Com muita frequência, as instituições de ensino têm também um papel no fornecimento de refeições a seus alunos, o que ajuda a assegurar níveis nutricionais mínimos, de modo que seu fechamento pode intensificar a insegurança alimentar infantil.[8] Muitas escolas fornecem um suporte à saúde mental, além de contribuir para monitorar a exposição das crianças e dos adolescentes a comportamentos de risco e potenciais situações de abuso.[8,9] Nos Estados Unidos, por exemplo, mais de 13% dos adolescentes recebia algum serviço de saúde mental em suas escolas antes da pandemia[10] e são as populações mais vulneráveis as que tendem a depender mais desse tipo de acesso.[11]

As medidas de distanciamento físico também prejudicaram a socialização, uma vez que restrigiram as oportunidades de interações presenciais fora do ambiente doméstico. Este contexto é especialmente problemático na adolescência, período em que há uma grande sensibilidade aos reforçadores sociais e um aumento crescente da necessidade de interação com pares.[12] Estudos com animais evidenciaram alterações comportamentais e neurobiológicas causados pelo isolamento no período de desenvolvimento.[12] Estes impactos podem se dar por duas formas principais. O isolamento por si só é uma fonte de estresse, e leva a adaptações fisiológicas diversas, como alterações do eixo hipotálamo-hipófise-adrenal. Além disso, priva o organismo do acesso a estímulos sociais fundamentais para o desenvolvimento.[12] Roedores "adolescentes" que passaram por períodos de isolamento apresentam maior tendência a buscar alimentos ou substâncias, como etanol, de forma compulsiva, e apresentam, assim, um maior risco de desenvolverem adições. Além disso, os que são cronicamente isolados apresentam prejuízos cognitivos, como piora da atenção, resposta exacerbada ao estresse e maior agressividade.[12] Foram identificadas alterações em sistemas dopaminérgicos e serotoninérgicos, que estão envolvidos nos processos de motivação e recompensa.[12] Em relação a estudos com humanos, uma revisão identificou efeitos prolongados de períodos de isolamento social na infância e adolescência, com um maior risco de episódios depressivos (e, possivelmente, de ansiedade) por até nove anos.[13]

Durante a pandemia, em algumas situações, os filhos precisaram ser separados de um ou ambos os pais - como no caso de um estar isolado por conta de um diagnóstico de COVID-19. Em especial, quando isso ocorre em idades mais precoces e por um tempo mais prolongado, essa separação pode aumentar bastante o risco de desenvolvimento de quadros psiquiátricos e de alterações nas relações de apego.[14] Um estudo realizado na Turquia[15] comparou três grupos - um em que tanto a criança quanto um dos pais tinham infecção por COVID-19, um com crianças sem infecção que estavam separados de pais com COVID-19 e um terceiro grupo, controle. As crianças do segundo grupo apresentaram mais sintomas de ansiedade, mais cognições negativas (como desesperança e sensação de insegurança) e piores níveis de qualidade de vida. Por outro lado, não foram encontradas diferenças entre os níveis de ansiedade entre o primeiro e o terceiro grupo, o que ressaltou o efeito da separação dos pais para essa sintomatologia.

Com as crianças e os adolescentes restritos a permanecer em casa por mais tempo, além da substituição das aulas presenciais pelo ensino remoto, também foi observado um aumento do tempo dedicado ao uso de eletrônicos e uma diminuição no tempo de prática de atividade física em muitos países.[16-22] Numa análise de 2426 crianças e adolescentes de Shangai,[22] por exemplo, foi identificada uma redução do tempo médio de atividade física durante a pandemia de 540 minutos por semana para 105 minutos por semana, além de um aumento médio de 30 horas por semana de tempo de tela.

Diversos estudos associaram redução da atividade física e maior uso de eletrônicos com piores resultados em saúde física e mental.[23-25] A realização de atividade física tem um efeito protetor contra depressão e ansiedade,[25] enquanto o uso excessivo de telas está associado a alterações de humor, pior desempenho acadêmico, prejuízos nas relações sociais, maiores índices de obesidade, além de atrasos no desenvolvimento, em especial quando esse excesso se dá nos primeiros anos de vida.[23,24] A Organização Mundial de Saúde recomenda que crianças e adolescentes realizem, pelo menos, uma média de 60 minutos por dia de atividade física de intensidade moderada a intensa[26] e a Academia Americana de Pediatria sugere que crianças de 2 a 5 anos não usem mais de uma hora por dia de tela e, as mais velhas, não mais do que duas horas.[23,27] Alguns países também desenvolveram recomendações específicas para o período de pandemia, como o Canadá.[28] A adesão a essas recomendações pareceu estar associada a melhores resultados em saúde mental. Em um estudo espanhol, por exemplo,[29] os pré-escolares que mantiveram as recomendações da OMS quanto à atividade física durante o período de *lockdown* apresentaram menos sintomas internalizantes dos que os que não as mantiveram. No entanto, essas recomendações nem sempre são facilmente seguidas. Famílias com menor renda, com pais com maior idade, com práticas parentais inconsistentes, sem regras definidas quanto ao tempo de uso de eletrônicos e cujas mães trabalhavam tiveram maior dificuldade em mantê-las .[19,28]

Uma outra mudança a ser destacada no contexto da pandemia é o estado de saúde mental dos pais e cuidadores. Além de eles também terem sua rede social de suporte reduzida por conta das orientações de distanciamento físico, outras fontes de estresse também se somaram nesse contexto pandêmico, como medo sobre a saúde pessoal e de pessoas próximas, incertezas econômicas e sobrecarga com o trabalho remoto, associado ao suporte acadêmico que precisam dar aos filhos enquanto realizam aulas em casa.[30] Em um levantamento no Reino Unido, pais com crianças pequenas apresentaram maiores níveis de estresse durante a pandemia do que adultos sem filhos[31] e um levantamento na América Latina identificou mais sintomas de ansiedade e depressão em pais de adolescentes do que de crianças.[32] Por sua vez, a saúde mental dos pais e dos filhos está intimamente associada, provavelmente de forma bidirecional.[33,34] Maior preocupação parental com a pandemia esteve associada a maiores níveis de problemas comportamentais nos filhos, assim como reveses ocorridos com a família, como doença ou perda de emprego ou de renda.[35,36]

Maiores níveis de estresse e psicopatologia parental estão associados a práticas parentais mais punitivas e a uma menor responsividade à necessidade de seus filhos.[37] Em Singapura, pais que relataram um maior impacto pelo COVID-19 em parâmetros como finanças e emprego apresentaram maiores níveis de estresse, o qual esteve associado a um maior distanciamento de seus filhos e a práticas parentais mais coercivas e agressivas, como gritar com os filhos ou agredi-los fisicamente.[38] Situações de crise econômica costumam estar associadas a um aumento dos casos de violência doméstica e maus tratos .[39,40] Tudo isso se torna ainda mais intenso em populações já vulneráveis, como minorias étnicas e com menor nível socioeconômico.[4,37]

Além disso, durante o período de restrições de circulação, as crianças tiveram menos contato com potenciais redes de proteção, o que pode ter levado a uma subnotificação dos casos de maus tratos. Nesse período, as crianças deixaram de ser vistas proximamente por seus professores e também foram menos levadas a serviços de saúde, como consultas de puericultura de rotina, os quais muitas vezes identificariam situações de maus tratos.[37] Isso poderia ajudar a explicar uma redução no número de casos de maus tratos reportados em alguns locais,[41,42] ao contrário do que seria esperado.

Por outro lado, relações positivas entre pais e filhos tem um efeito protetor sobre a saúde mental das crianças e dos adolescentes, e restrição em casa pode promover uma maior interação da família.[7,43] Os cuidadores têm um papel importante em servir como modelo de respostas de como lidar com situações de grandes desastres.[44] Pais que ensinaram crianças a lidar melhor com suas emoções negativas e conseguiram manter rotinas mais estáveis durante a pandemia conseguiram ajudar a diminuir o efeito do estresse sobre a sintomatologia infantil.[45]

Impacto na saúde mental de crianças e adolescentes

Sintomatologia

Como esperado, os estudos indicam que, ante as mudanças trazidas pela pandemia, grande parte das crianças apresentou ao menos alguma alteração emocional ou comportamental.[46,47] Por exemplo, Orgiles *et al.*,[46] em estudo que avaliou 1.143 crianças na Itália e na Espanha durante o período de *lockdown*, identificaram que 85,7% dos pais notaram mudanças no estado emocional ou comportamento das crianças, sendo dificuldade de concentração, tédio, irritabilidade, inquietude, ansiedade e sentimento de solidão as alterações mais frequentes. De forma semelhante, outros estudos também identificaram frequências elevadas de sentimentos de medo e preocupações.[48] Entre elas, preocupações com prejuízos acadêmicos, com os relacionamentos com familiares e amigos, preocupações com a situação financeira da família e com a possiblidade de familiares e amigos adoecerem. Nesse contexto, níveis mais elevados de estrese emocional[49], piora da qualidade de vida[50] e piora na saúde mental em relação ao período anterior a pandemia[34] também foram relatados.

Boa parte dos estudos buscou avaliar a ocorrência de sintomas de ansiedade, depressão e transtorno de estresse pós-traumático (TEPT). Os achados variaram de acordo com metodologia do estudo, local dos participantes, momento da pandemia, entre outros fatores. Yue *et al.*,[4] por exemplo, avaliaram 1360 crianças na província de Jiangsu, China, no início do período pandêmico, e verificou que somente 7,5%

apresentavam sintomas de ansiedade, 2,22% sintomas depressivos e 3,16% apresentavam sintomas de TEPT. De acordo com os autores, é possível que os baixos níveis de estresse psicológico estejam relacionados ao fato da província de Jiangsu ter sido uma região pouco afetada pela pandemia de COVID-19. Taxas mais altas foram reportadas por Hou *et al.*,[51] que avaliaram 1383 estudantes no fim do ensino médio, na província de Anhui, uma área rural da China. Neste estudo, foram observadas taxas de 71,5%, 54,5% e 85,5% de sintomas de depressão, ansiedade e TEPT, respectivamente; além de frequências de 31,3% e 7,5% de ideação e tentativas de suicídio.

Nos Estados Unidos, Murata *et al.*,[52] em um estudo realizado entre abril e julho de 2020 com 583 adolescentes, também encontraram níveis elevados de sintomas: 55% dos adolescentes apresentaram sintomas moderados a severos de depressão, 48% de ansiedade, 45% de TEPT; e 38% de ideação ou comportamento suicida. Neste estudo, solidão foi fator preditor de sintomas depressivos e de sintomas ansiosos. Número de horas nas redes socias e exposição a notícias relacionada à COVID-19 foi um fator preditor de sintomas depressivos e ideação suicida. Os autores ressaltam, no entanto, que o uso das redes sociais, ferramenta utilizada para o recrutamento dos participantes, pode ter influenciado os achados da pesquisa. Frequências intermediárias de sintomas ansiosos e depressivos foram reportadas em estudos realizados com crianças e adolescentes em outros países, como Alemanha (24,1%),[50] Índia (25,2%)[47], outras regiões da China (19% a 43% de sintomas ansiosos, e 19% a 38% de sintomas depressivos)[53,54] e Equador (16% de sintomas depressivos).[55]

Além dos quadros de ansiedade, depressão e TEPT, os estudos também identificaram um aumento no número de crianças com outras alterações comportamentais clinicamente significativas.[33,50] Um exemplo é o estudo realizado por Ravens-Siebere *et al.*,[50] com uma amostra representativa de crianças e adolescentes (7 a 17 anos) alemãs, em que 17,8% da amostra apresentou algum problema de saúde mental, 14,6% problemas de hiperatividade, 13,3% problemas emocionais, 11,5% problema de relacionamentos com pares e 10% problemas de conduta; sendo todas as taxas significativamente maiores do que as encontradas em estudo realizado na Alemanha, em período anterior a pandemia de COVID-19, que utilizou as mesmas escalas e metodologia semelhante. Dados sobre outros quadros psicopatológicos são mais escassos, como dependência ou uso problemático da *internet*.[56,57]

Estudos longitudinais, com avaliações pré e pós-pandemia, trouxeram também uma contribuição importante sobre o impacto da pandemia na saúde mental. De forma geral, a maioria dos estudos reportou um aumento de sintomas e problemas de saúde mental quando comparado o período pré e pós-pandêmico.[58] Entre eles, um estudo norueguês[59] e um estudo realizado na Islândia[60] identificaram uma piora de sintomas emocionais na pandemia de forma mais intensa do que o esperado pelas tendências observadas nos últimos anos. Estudos realizados com adolescentes nos

Estados Unidos, Austrália e Holanda também encontraram um aumento de sintomas ansiosos e depressivos.[61,64] E um estudo realizado com adolescentes no Reino Unido observou aumento dos sintomas de depressão, sem mudança em relação aos sintomas de ansiedade e de outros problemas emocionais.[65] Um estudo canadense identificou aumento na incidência e na gravidade de quadros de anorexia nervosa na primeira onda de COVID-19 em comparação com os cinco anos anteriores.[66]

Quando analisados fatores como idade e psicopatologia prévia, estudo canadense[67] verificou que, embora menos frequente entre crianças pré-escolares (66,1% versus 70,25%), todas as faixas etárias apresentaram taxas significativas de piora de sintomas psicopatológicos. E embora os relatos de piora sejam mais frequentes entre aqueles com diagnósticos prévios, 37% a 41% de crianças previamente saudáveis apresentaram piora em sintomas de depressão, ansiedade, irritabilidade e desatenção durante o período de medidas restritivas.[67]

Estudos que mostram redução de psicopatologia durante a pandemia ocorreram em menor número. Entre eles, Penner *et al.*,[68] em estudo realizado nos Estados Unidos que avaliou uma amostra composta predominantemente por adolescentes hispânicos, observaram uma redução tanto de sintomas internalizantes, como de sintomas externalizantes. Nesse estudo, o suporte familiar foi o fator associado de forma mais consistente à redução de sintomas. Também foi documentada uma redução no uso de substâncias por adolescentes nos períodos de maior restrição, como no estudo de Thorisdottir *et al.*, 2021,[60] que identificou uma diminuição no uso de cigarros (eletrônicos e convencionais) e na chance de intoxicação alcoólica em adolescentes na Islândia.

Além da comparação entre achados pré e pós-pandemia, alguns estudos longitudinais também acompanharam a evolução dos sintomas ao longo da pandemia. Estes estudos indicam uma variação nas taxas de sintomas ansiosos e depressivos em momentos em que as medidas de restritivas estavam em curso e em momentos em que estas medidas estavam suspensas.[69,70] Um levantamento feito no Reino Unido encontrou padrões relativamente estáveis de problemas emocionais durante a pandemia, porém com elevações nos períodos de maiores restrições,[71] assim como em um estudo espanhol.[72] Foi encontrado também um aumento dos níveis de hiperatividade e de problemas comportamentais durante os primeiros meses da pandemia no Reino Unido.[73]

Fatores associados à piora da sintomatologia

Múltiplos fatores estressores foram associados ao agravamento de sintomas psicopatológicos. Esses fatores incluem fatores individuais, fatores ambientais e fatores relacionados à pandemia. Entre os fatores individuais está a idade. Enquanto as crianças menores podem ter menor capacidade de compreender a situação e, com isso, apresentarem níveis maiores de ansiedade,[4,67] os adolescentes podem ser mais suscetíveis a apresentarem quadros depressivos e ao estresse decorrente das medidas restritivas e terem mais dificuldade para lidar com demandas acadêmicas, fechamento da escola e afastamento dos amigos, uma vez que este é um período em que o conflito entre pais e filhos costuma aumentar e o relacionamento com pares tem maior importância. Gênero feminino,[24] história de trauma,[74] presença de transtorno psiquiátricos prévios, doenças crônicas,[67,75] uso de eletrônicos e exposição excessiva a notícias sobre a pandemia[52] também são fatores que foram associados a um aumento de alterações psicopatológicas durante a pandemia. Entre os fatores ambientais, estão incluídos fatores como psicopatologia parental, baixo suporte parental e baixo nível sócio econômico.[75] Entre os fatores relacionados à pandemia, estão exposição individual ou de familiares à COVID-19, falecimento de amigos ou familiares, e medidas restritivas para controle da disseminação do vírus, inclusive o período de ensino remoto.[76,77] Estudos que compararam populações em diferentes localidades sugere um impacto maior na saúde mental em locais mais afetados pela COVID-19 e com restrições mais severas.[54,78] Adolescentes que reportaram maior sentimento de solidão apresentaram sintomas mais intensos de problemas de saúde mental.[79]

Suicídio

O suicido é, atualmente, uma das principais causas de morte entre jovens de 15 a 19 anos. Fatores estressores, como conflitos familiares, dificuldades acadêmicas, *bullying*, história de trauma e presença de transtornos psiquiátricos já foram descritos como fatores de risco para suicídio. Nesse contexto, o impacto da pandemia de COVID-19 na saúde mental das crianças e adolescentes gera preocupação quanto à possiblidade de um aumento nos casos de suicídio nesta população. No entanto, para algumas crianças, o fechamento das escolas trouxe uma diminuição de pressões acadêmicas e de conflitos com pares, associado a um maior convívio com familiares, o que pode ter representado um fator protetor, da mesma forma que o retorno às aulas representou uma retomada do contato com esses estressores.

Este cenário complexo fica evidente ao analisarmos a literatura. Um estudo realizado por Tanaka *et al.* (2021)[80] avaliou registros de suicídio ocorridos no Japão e identificou uma queda nos casos de suicídio de fevereiro a junho de 2020; seguida por um aumento no número de casos entre julho e outubro de 2020, sendo este crescimento observado principalmente entre mulheres, crianças e adolescentes. De forma semelhante, um levantamento americano com jovens de 12 a 25 anos identificou uma diminuição no número de visitas ao pronto-socorro por tentativas de suicídio entre março e abril de 2020 .[81] No entanto, esses números começaram a aumentar entre os adolescentes de 12 a 17 anos, em especial nas do sexo feminino, desde maio de 2020. Entre fevereiro e março de 2021, o número de visitas por suspeita de tentativas de suicídio era 50,6% maior nessa população do que no mesmo período em 2019.

Embora Hill *et al.*[82] e Thompson *et al.*[83] tenham encontrado um aumento nas taxas de ideação e comportamento suicida em pacientes atendidos em uma unidade de pronto-socorro e uma unidade de internação, respectivamente, Mourouvaye *et al.*[84] encontrou uma diminuição no número de admissões decorrentes de comportamento suicida em um hospital de Paris, no período em que o *lockdown* foi estabelecido na França. Um dado interessante levantado por um estudo chinês[85] foi de o vício em celular em adolescentes no primeiro mês da pandemia estar associado a um aumento de comportamentos suicidas nos cinco meses subsequentes, mesmo quando controlados fatores como sintomas depressivos e sonolência diurna.

Populações com transtornos psiquiátricos prévios

No contexto da pandemia de COVID-19, crianças com transtornos psiquiátricos prévios estiveram particularmente vulneráveis a apresentar piora de seus sintomas.[67] Além disso, as medidas restritivas e necessidade de isolamento social também impactaram de forma significativa o acesso a serviços de saúde e suporte social.

Além das crianças com transtornos de ansiedade e depressão prévios, um grupo particularmente afetado foi o de crianças com transtornos do neurodesenvolvimento, o que inclui transtorno do espectro autista (TEA), deficiência intelectual, transtorno de aprendizagem e transtorno de déficit de atenção e hiperatividade. Os dados mostram que a maior parte destas crianças apresentou piora dos sintomas e da qualidade de vida.[86-88] A falta de acompanhamento adequado também poderá levar a prejuízos em longo prazo, além de ter levado a um aumento das demandas para as famílias e dos níveis de estresse reportados pelos pais destas crianças.[86]

Outro grupo impactado pela pandemia foram as crianças e adolescentes com transtorno obsessivo compulsivo. Embora seja um quaro menos estudado, os estudos evidenciaram um agravamento dos sintomas e uma piora na evolução do tratamento durante pandemia.[89,90]

Impactos sobre o neurodesenvolvimento

As medidas restritivas relatadas, com suas consequências, como redução da interação social e de atividades fora de casa, além de um aumento do tempo de tela e dos níveis de psicopatologia parental, poderiam prejudicar o neurodesenvolvimento infantil. Um estudo chinês, de Huang *et al.*,[91] e um estudo americano, de Deoni *et al.*,[92] por exemplo, identificaram um maior risco de atraso nos marcos de desenvolvimento nas crianças que nasceram na pandemia, em comparação com crianças que nasceram em anos anteriores. No estudo chinês, esse maior risco foi encontrado nos domínios de motricidade fina e de comunicação das crianças de um ano que eram primogênitas, possivelmente por não terem o efeito benéfico de interação com irmãos velhos e por terem pais menos experientes, segundo os autores.

Também se questiona se a infecção pela COVID-19 no período gestacional poderia ter um impacto negativo no neurodesenvolvimento devido a mecanismos como uma exposição intraútero à febre materna, hipóxia ou mediadores inflamatórios, além de um aparente aumento de risco de parto prematuro.[93] Um estudo de Shuffrey *et al.*[94] acompanhou 255 crianças nascidas entre março e dezembro de 2020 nos Estados Unidos, das quais 114 haviam sido expostas à infecção pela COVID-19 durante a gestação. Não foram encontradas diferenças significativas nos marcadores de neurodesenvolvimento aos 6 meses entre as crianças que haviam sido ou não expostas. No entanto, ao comparar essas crianças com crianças de uma coorte histórica, nascidas anteriormente à pandemia, viu-se que as nascidas no período pandêmico apresentavam prejuízos nos marcadores de desenvolvimento nos domínios de motricidade (tanto grossa quanto fina) e pessoal-social.

Dados do brasil

o Brasil foi bastante impactado pela pandemia. Em meados de agosto de 2022, nosso país já contabilizava mais de 680.000 mortos pela pandemia.[95] Além disso, estima-se que a violência doméstica no país tenha aumentado de 40% a 50% na pandemia[96], e que o número de domicílios em situação de insegurança alimentar tenha aumentado em 54%.[97] Assim, seria esperado um impacto significativo na saúde mental da população brasileira. Um levantamento realizado *on-line*, de maio a julho de 2020, com a população adulta geral do país identificou altos níveis de sintomas de ansiedade (81,9%), depressivos (68%), irritabilidade (64,5%) e somáticos (62,5%), além de uma prevalência elevada de problemas de sono (55,3%).[98]

Outro levantamento acompanhou crianças e adolescentes brasileiros de 5 a 17 anos de junho de 2020 a maio de 2021, o que atingiu um total de 5795 pessoas.[99] Foram encontradas prevalências elevadas de sintomas emocionais (36%), de ansiedade (29,7%) e de depressão (36,1%) à entrada no estudo, com algumas flutuações nessas taxas ao longo desse período, de acordo com parâmetros como nível das restrições e mortalidade. Houve uma intensificação dos problemas emocionais em julho a setembro de 2020, com diminuição em dezembro de 2020 a fevereiro de 2021, e um novo aumento em maio de 2021 em relação ao início do estudo.

Estratégias para minimizar o impacto

os esforços para mitigar o impacto da pandemia na saúde mental das crianças e dos adolescentes devem se dar em diversos níveis e iniciam-se na própria família.[100] Em situações de estresse, como grandes desastres, um ambiente familiar seguro tem um papel fundamental. Rotinas relativamente estruturadas ajudam a transmitir um senso de previsibilidade para as crianças, o que pode contribuir para atenuar os sentimentos de ansiedade. Um estudo realizado na Califórnia[101] com 169 pré-escolares (idade média de 4,1 anos) mostrou que crianças cujas famílias mantiveram rotinas estruturadas tiveram melhores resultados quanto à saúde mental, mesmo quando os resultados foram balanceados para fatores como renda familiar e psicopatologia materna. É importante que a rotina abarque momentos de responsabilidade, como atividades escolares e domésticas, além de regularidade nos hábitos de sono, mas que também propicie momentos de lazer e de interação entre os membros da família. Os pais servem como modelo de como lidar com situações de estresse e a prática de hábitos saudáveis por eles, o que inclui a forma como se relacionam com eletrônicos e atividade física, que influencia bastante seus filhos. É importante que eles escutem também as dúvidas de seus filhos e consigam trazer informações sobre a situação vivida, em uma linguagem compatível com a fase de seu desenvolvimento.

As escolas também podem ter uma participação importante na promoção de saúde. A volta às aulas presenciais contribuiu para a retomada de rotinas, aumento de atividade física e redução do uso de eletrônicos. No entanto, essa volta também representou uma fonte importante de estresse para um grupo de alunos e é importante que os professores estejam atentos a potenciais sinais de sofrimento deles. Intervenções universais realizadas nas escolas, como psicoeducação sobre manejo de estresse, também podem contribuir para diminuir a sobrecarga nos sistemas de saúde mental, que já estão defasados.[7]

O acesso a serviços especializados de saúde mental também deve ser ampliado para os indivíduos que apresentarem maior grau de sintomatologia. Foi demonstrado que o uso de psicoterapia realizada remotamente (telepsicoterapia) é factível e efetiva na infância e adolescência.[39] As práticas de atendimento remoto têm um grande papel em situações de isolamento social e em ampliar o acesso de comunidades mais isoladas ou de pessoas com dificuldades de locomoção até os serviços de saúde. No entanto, nem sempre todos terão um acesso adequado a essa forma de tratamento - ocorrem desde problemas com acesso à internet ou mesmo com a falta de um espaço com privacidade em casa. Protocolos de intervenção psicossocial no contexto pandêmico vêm sendo testados,[102] muitos com o uso tecnologias de atendimento remoto. Intervenções individualizadas com elementos de terapia cognitivo-comportamental podem ser efetivas em aumentar a resiliência em situações de crise, o que contribui para diminuir incidência de transtornos mentais.[103] Crianças em situação prévia de vulnerabilidade deverão receber uma atenção especial quanto à sua saúde mental e ao risco de maus tratos.

Conclusões

o impacto da pandemia na saúde mental das crianças e dos adolescentes ainda se encontra em curso, mas podemos observar altos níveis de sintomas internalizantes, em especial nos períodos de maior restrição. As famílias tiveram que lidar com o luto de pessoas próximas e com os efeitos da recessão econômica. As desigualdades econômicas, que tornam as crianças mais vulneráveis a problemas de saúde mental, podem ser intensificadas pelo surgimento desses problemas, associados a lacunas na educação. A recuperação desse quadro poderá levar muitos anos, o que demanda um esforço conjunto de toda a sociedade.

Pontos-chave

1. A fase da infância e adolescência é um período de maior vulnerabilidade diante de situações de estresse.
2. Apesar de serem menos diretamente afetados pela infecção da COVID-19, o dano colateral associado à pandemia, como a desestruturação na rotina e o maior estresse intrafamiliar, tem um grande impacto na saúde mental das crianças e dos adolescentes.
3. Levantamentos a respeito da psicopatologia associada à pandemia são bastante heterogêneos, mas parecem apontar para um aumento no grau de sofrimento psíquico, com intensificação de sintomas ansiosos e depressivos, além de maior risco de maus tratos.
4. A recuperação desse quadro deverá levar bastante tempo e precisará ser composta de diferentes níveis de intervenção, com abordagens intrafamiliares, na comunidade, como nas escolas, e com a população de maiores níveis de sintomatologia. O aumento na prática de telemedicina pode ter um impacto positivo nesse sentido.

Referências

1. McNeil Jr. DG. Coronavirus Has Become a Pandemic, W.H.O. Says - The New York Times [Internet]. 2021 [citado 2 de maio de 2021]. Disponível em: https://www.nytimes.com/2020/03/11/health/coronavirus-pandemic-who.html
2. Lu X, Zhang L, Du H, Zhang J, Li YY, Qu J, et al. SARS-CoV-2 Infection in Children. N Engl J Med. 2020;3.
3. Parri N, Lenge M, Buonsenso D. Children with Covid-19 in Pediatric Emergency Departments in Italy. N Engl J Med. 9 de julho de 2020;383(2):187–90.
4. Yue J, Zang X, Le Y, An Y. Anxiety, depression and PTSD among children and their parent during 2019 novel coronavirus disease (COVID-19) outbreak in China. Curr Psychol N B NJ. 14 de novembro de 2020;1–8.

5. de Figueiredo CS, Sandre PC, Portugal LCL, Mázala-de-Oliveira T, da Silva Chagas L, Raony Í, et al. COVID-19 pandemic impact on children and adolescents' mental health: Biological, environmental, and social factors. Prog Neuropsychopharmacol Biol Psychiatry. 2 de março de 2021;106:110171.

6. UNESCO. Education: From disruption to recovery [Internet]. UNESCO. 2020 [citado 2 de maio de 2021]. Disponível em: https://en.unesco.org/covid19/educationresponse

7. Hamoda HM, Chiumento A, Alonge O, Hamdani SU, Saeed K, Wissow L, et al. Addressing the Consequences of the COVID-19 Lockdown for Children's Mental Health: Investing in School Mental Health Programs. Psychiatr Serv. 27 de janeiro de 2021;appi.ps.202000597.

8. Kola L, Kohrt BA, Hanlon C, Naslund JA, Sikander S, Balaji M, et al. COVID-19 mental health impact and responses in low-income and middle-income countries: reimagining global mental health. Lancet Psychiatry. Fevereiro de 2021;S2215036621000250.

9. Ramadhan MHA, Putri AK, Melinda D, Habibah U, Fajriyah UN, Aini S, et al. Children's Mental Health in the Time of COVID-19: How Things Stand and the Aftermath. Malays J Med Sci MJMS. outubro de 2020;27(5):196–201.

10. Lipari RN, Hedden S, Blau G, Rubenstein L. Adolescent Mental Health Service Use and Reasons for Using Services in Specialty, Educational, and General Medical Settings. Em: The CBHSQ Report [Internet]. Rockville (MD): Substance Abuse and Mental Health Services Administration (US); 2016 [citado em: 2 de maio de 2021]. Disponível em: http://www.ncbi.nlm.nih.gov/books/NBK362074/.

11. Hertz MF, Barrios LC. Adolescent mental health, COVID-19, and the value of school-community partnerships. Inj Prev J Int Soc Child Adolesc Inj Prev. Fevereiro de 2021;27(1):85–6.

12. Orben A, Tomova L, Blakemore SJ. The effects of social deprivation on adolescent development and mental health. Lancet Child Adolesc Health. Agosto de 2020;4(8):634–40.

13. Loades ME, Chatburn E, Higson-Sweeney N, Reynolds S, Shafran R, Brigden A, et al. Rapid Systematic Review: The Impact of Social Isolation and Loneliness on the Mental Health of Children and Adolescents in the Context of COVID-19. J Am Acad Child Adolesc Psychiatry [Internet]. 2 de junho de 2020 [citado em: 3 de outubro de 2020];0(0). Disponível em: https://jaacap.org/article/S0890-8567(20)30337-3/abstract

14. Liu JJ, Bao Y, Huang X, Shi J, Lu L. Mental health considerations for children quarantined because of COVID-19. Lancet Child Adolesc Health. 2020;4(5):347–9.

15. Kılınçel SE, Altun FT, Nuryüz Ö, Tan E, Erzincan E, Kılınçel OU, et al. Effects of COVID-19 Outbreak on Children's Mental Health: A Comparative Study with Children Diagnosed and Isolated from Their Parents. Psychiatry Investig. 22 de fevereiro de 2021.

16. Aguilar-Farias N, Toledo-Vargas M, Miranda-Marquez S, Cortinez-O'Ryan A, Cristi-Montero C, Rodriguez-Rodriguez F, et al. Sociodemographic Predictors of Changes in Physical Activity, Screen Time, and Sleep among Toddlers and Preschoolers in Chile during the COVID-19 Pandemic. Int J Environ Res Public Health. janeiro de 2021;18(1):176.

17. Caputo EL, Reichert FF. Studies of Physical Activity and COVID-19 During the Pandemic: A Scoping Review. J Phys Act Health. 3 de novembro de 2020;1–10.

18. Dunton GF, Do B, Wang SD. Early effects of the COVID-19 pandemic on physical activity and sedentary behavior in children living in the U.S. BMC Public Health. 4 de setembro de 2020;20(1):1351.

19. Eyimaya AO, Irmak AY. Relationship Between Parenting Practices and Children's Screen Time During the COVID-19 Pandemic in Turkey. J Pediatr Nurs Nurs Care Child Fam. 1º de janeiro de 2021;56:24–9.

20. López-Bueno R, López-Sánchez GF, Casajús JA, Calatayud J, Gil-Salmerón A, Grabovac I, et al. Health-Related Behaviors Among School-Aged Children and Adolescents During the Spanish Covid-19 Confinement. Front Pediatr. 2020;8:573.

21. Moore SA, Faulkner G, Rhodes RE, Brussoni M, Chulak-Bozzer T, Ferguson LJ, et al. Impact of the COVID-19 virus outbreak on movement and play behaviours of Canadian children and youth: a national survey. Int J Behav Nutr Phys Act. 6 de julho de 2020;17(1):85.

22. Xiang M, Zhang Z, Kuwahara K. Impact of COVID-19 pandemic on children and adolescents' lifestyle behavior larger than expected. Prog Cardiovasc Dis. 1º de julho de 2020;63(4):531–2.

23. Council on Communications And Media. Media and Young Minds. Pediatrics [Internet]. 1º de novembro de 2016 [citado 1º de maio de 2021];138(5). Disponível em: https://pediatrics.aappublications.org/content/138/5/e20162591.

24. Duan L, Shao X, Wang Y, Huang Y, Miao J, Yang X, et al. An investigation of mental health status of children and adolescents in china during the outbreak of COVID-19. J Affect Disord. 1º de outubro de 2020;275:112–8.

25. Mittal VA, Firth J, Kimhy D. Combating the Dangers of Sedentary Activity on Child and Adolescent Mental Health During the Time of COVID-19. J Am Acad Child Adolesc Psychiatry. 26 de agosto de 2020.

26. WHO. WHO guidelines on physical activity and sedentary behaviour [Internet]. 2020 [citado 27 de abril de 2021]. Disponível em: https://www.who.int/publications-detail-redirect/9789240015128.

27. Fakhouri THI, Hughes JP, Brody DJ, Kit BK, Ogden CL. Physical activity and screen-time viewing among elementary school-aged children in the United States from 2009 to 2010. JAMA Pediatr. 1º de março de 2013;167(3):223–9.

28. Guerrero MD, Vanderloo LM, Rhodes RE, Faulkner G, Moore SA, Tremblay MS. Canadian children's and youth's adherence to the 24-h movement guidelines during the COVID-19 pandemic: A decision tree analysis. J Sport Health Sci. 1º de julho de 2020;9(4):313–21.

29. Alonso-Martínez AM, Ramírez-Vélez R, García-Alonso Y, Izquierdo M, García-Hermoso A. Physical Activity, Sedentary Behavior, Sleep and Self-Regulation in Spanish Preschoolers during the COVID-19 Lockdown. Int J Environ Res Public Health. 15 de janeiro de 2021;18(2).

30. Thorell LB, Skoglund C, de la Peña AG, Baeyens D, Fuermaier ABM, Groom MJ, et al. Parental experiences of homeschooling during the COVID-19 pandemic: differences between seven European countries and between children with and without mental health conditions. Eur Child Adolesc Psychiatry. 7 de janeiro de 2021;

31. Pierce M, Hope H, Ford T, Hatch S, Hotopf M, John A, et al. Mental health before and during the COVID-19 pandemic: a longitudinal probability sample survey of the UK population. Lancet Psychiatry. Outubro de 2020;7(10):883–92.

32. Ben Brik A, Williams N, Esteinou R, Acero IDM, Mesurado B, Debeliuh P, et al. Parental mental health and child anxiety during the COVID-19 pandemic in Latin America. J Soc Issues. 28 de junho de 2022.

33. Di Giorgio E, Di Riso D, Mioni G, Cellini N. The interplay between mothers' and children behavioral and psychological factors during COVID-19: an Italian study. Eur Child Adolesc Psychiatry. 31 de agosto de 2020.

34. Patrick SW, Henkhaus LE, Zickafoose JS, Lovell K, Halvorson A, Loch S, et al. Well-being of Parents and Children During the COVID-19 Pandemic: A National Survey. Pediatrics. Outubro de 2020;146(4).

35. Gassman-Pines A, Ananat EO, Fitz-Henley J. COVID-19 and Parent-Child Psychological Well-being. Pediatrics. Outubro de 2020;146(4).

36. Waller R, Powell T, Rodriguez Y, Corbett N, Perlstein S, White LK, et al. The Impact of the COVID-19 Pandemic on Children's Conduct Problems and Callous-Unemotional Traits. Child Psychiatry Hum Dev. 6 de janeiro de 2021.

37. Brown SM, Doom JR, Lechuga-Peña S, Watamura SE, Koppels T. Stress and parenting during the global COVID-19 pandemic. Child Abuse Negl [Internet]. 20 de agosto de 2020 [citado 11 de outubro de 2020]; Disponível em: https://www.ncbi.nlm.nih.gov/pmc/articles/PMC7440155/.

38. Chung G, Lanier P, Wong PYJ. Mediating Effects of Parental Stress on Harsh Parenting and Parent-Child Relationship during Coronavirus (COVID-19) Pandemic in Singapore. J Fam Violence [Internet]. 2 de setembro de 2020 [citado 1º de maio de 2021]; Disponível em: https://doi.org/10.1007/s10896-020-00200-1.

39. Fegert JM, Vitiello B, Plener PL, Clemens V. Challenges and burden of the Coronavirus 2019 (COVID-19) pandemic for child and adolescent mental health: a narrative review to highlight clinical and research needs in the acute phase and the long return to normality. Child Adolesc Psychiatry Ment Health. 2020;14:20.

40. Molnar BE, Scoglio AAJ, Beardslee WR. Community-Level Prevention of Childhood Maltreatment: Next Steps in a World with COVID-19. Int J Child Maltreatment Res Policy Pract. 6 de janeiro de 2021;1–15.

41. Martinkevich P, Larsen LL, Græsholt-Knudsen T, Hesthaven G, Hellfritzsch MB, Petersen KK, et al. Physical child abuse demands increased awareness during health and socioeconomic crises like COVID-19. Acta Orthop. Outubro de 2020;91(5):527–33.

42. Whelan J, Hartwell M, Chesher T, Coffey S, Hendrix AD, Passmore SJ, et al. Deviations in criminal filings of child abuse and neglect during COVID-19 from forecasted models: An analysis of the state of Oklahoma, USA. Child Abuse Negl. 6 de dezembro de 2020;104863.

43. Cao Y, Huang L, Si T, Wang NQ, Qu M, Zhang XY. The role of only-child status in the psychological impact of COVID-19 on mental health of Chinese adolescents. J Affect Disord. 1º de março de 2021;282:316–21.

44. Russell BS, Hutchison M, Tambling R, Tomkunas AJ, Horton AL. Initial Challenges of Caregiving During COVID-19: Caregiver Burden, Mental Health, and the Parent-Child Relationship. Child Psychiatry Hum Dev. 2020;51(5):671–82.

45. Cohodes EM, McCauley S, Gee DG. Parental Buffering of Stress in the Time of COVID-19: Family-Level Factors May Moderate the Association Between Pandemic-Related Stress and Youth Symptomatology. Res Child Adolesc Psychopathol. 16 de fevereiro de 2021.

46. Orgilés M, Morales A, Delvecchio E, Mazzeschi C, Espada JP. Immediate Psychological Effects of the COVID-19 Quarantine in Youth From Italy and Spain. Front Psychol. 2020;11:579038.

47. Sama BK, Kaur P, Thind PS, Verma MK, Kaur M, Singh DD. Implications of COVID-19-induced nationwide lockdown on children's behaviour in Punjab, India. Child Care Health Dev. janeiro de 2021;47(1):128–35.

48. Buzzi C, Tucci M, Ciprandi R, Brambilla I, Caimmi S, Ciprandi G, et al. The psycho-social effects of COVID-19 on Italian adolescents' attitudes and behaviors. Ital J Pediatr. 24 de maio de 2020;46(1):69.

49. AlAteeq DA, Aljhani S, Althiyabi I, Majzoub S. Mental health among healthcare providers during coronavirus disease (COVID-19) outbreak in Saudi Arabia. J Infect Public Health. outubro de 2020;13(10):1432–7.

50. Ravens-Sieberer U, Kaman A, Erhart M, Devine J, Schlack R, Otto C. Impact of the COVID-19 pandemic on quality of life and mental health in children and adolescents in Germany. Eur Child Adolesc Psychiatry. 25 de janeiro de 2021;1–11.

51. Hou TY, Mao XF, Dong W, Cai WP, Deng GH. Prevalence of and factors associated with mental health problems and suicidality among senior high school students in rural China during the COVID-19 outbreak. Asian J Psychiatr. Dezembro de 2020;54:102305.

52. Murata S, Rezeppa T, Thoma B, Marengo L, Krancevich K, Chiyka E, et al. The psychiatric sequelae of the COVID-19 pandemic in adolescents, adults, and health care workers. Depress Anxiety. 28 de dezembro de 2020.

53. Chen F, Zheng D, Liu J, Gong Y, Guan Z, Lou D. Depression and anxiety among adolescents during COVID-19: A cross-sectional study. Brain Behav Immun. agosto de 2020;88:36–8.

54. Xie X, Xue Q, Zhou Y, Zhu K, Liu Q, Zhang J, et al. Mental Health Status Among Children in Home Confinement During the Coronavirus Disease 2019 Outbreak in Hubei Province, China. JAMA Pediatr. 24 de abril de 2020.

55. Asanov I, Flores F, McKenzie D, Mensmann M, Schulte M. Remote-learning, time-use, and mental health of Ecuadorian high-school students during the COVID-19 quarantine. World Dev. Fevereiro de 2021;138:105225.

56. Dong H, Yang F, Lu X, Hao W. Internet Addiction and Related Psychological Factors Among Children and Adolescents in China During the Coronavirus Disease 2019 (COVID-19) Epidemic. Front Psychiatry. 2020;11:00751.

57. Lin MP. Prevalence of Internet Addiction during the COVID-19 Outbreak and Its Risk Factors among Junior High School Students in Taiwan. Int J Env Res Public Health. 18 de novembro de 2020;17(22).

58. Kauhanen L, Wan Mohd Yunus WMA, Lempinen L, Peltonen K, Gyllenberg D, Mishina K, et al. A systematic review of the mental health changes of children and young people before and during the COVID-19 pandemic. Eur Child Adolesc Psychiatry. 12 de agosto de 2022.

59. von Soest T, Kozák M, Rodríguez-Cano R, Fluit DH, Cortés-García L, Ulset VS, et al. Adolescents' psychosocial well-being one year after the outbreak of the COVID-19 pandemic in Norway. Nat Hum Behav. Fevereiro de 2022;6(2):217–28.

60. Thorisdottir IE, Asgeirsdottir BB, Kristjansson AL, Valdimarsdottir HB, Tolgyes EMJ, Sigfusson J, et al. Depressive symptoms, mental wellbeing, and substance use among adolescents before and during the COVID-19 pandemic in Iceland: a longitudinal, population-based study. Lancet Psychiatry. 1º de agosto de 2021;8(8):663–72.

61. Hawes MT, Szenczy AK, Klein DN, Hajcak G, Nelson BD. Increases in depression and anxiety symptoms in adolescents and young adults during the COVID-19 pandemic. Psychol Med. 13 de janeiro de 2021;1–9.

62. Magson NR, Freeman JYA, Rapee RM, Richardson CE, Oar EL, Fardouly J. Risk and Protective Factors for Prospective Changes in Adolescent Mental Health during the COVID-19 Pandemic. J Youth Adolesc. janeiro de 2021;50(1):44–57.

63. Rogers AA, Ha T, Ockey S. Adolescents' Perceived Socio-Emotional Impact of COVID-19 and Implications for Mental Health: Results From a U.S.-Based Mixed-Methods Study. J Adolesc Health. janeiro de 2021;68(1):43–52.

64. Luijten MAJ, van Muilekom MM, Teela L, Polderman TJC, Terwee CB, Zijlmans J, et al. The impact of lockdown during the COVID-19 pandemic on mental and social health of children and adolescents. Qual Life Res Int J Qual Life Asp Treat Care Rehabil. outubro de 2021;30(10):2795–804.

65. Bignardi G, Dalmaijer ES, Anwyl-Irvine AL, Smith TA, Siugzdaite R, Uh S, et al. Longitudinal increases in childhood depression symptoms during the COVID-19 lockdown. Arch Child. 9 de dezembro de 2020.

66. Agostino H, Burstein B, Moubayed D, Taddeo D, Grady R, Vyver E, et al. Trends in the Incidence of New-Onset Anorexia Nervosa and Atypical Anorexia Nervosa Among Youth During the COVID-19 Pandemic in Canada. JAMA Netw Open. 1º de dezembro de 2021;4(12):e2137395.

67. Cost KT, Crosbie J, Anagnostou E, Birken CS, Charach A, Monga S, et al. Mostly worse, occasionally better: impact of COVID-19 pandemic on the mental health of Canadian children and adolescents. Eur Child Adolesc Psychiatry. 26 de fevereiro de 2021;1–14.

68. Penner F, Ortiz JH, Sharp C. Change in Youth Mental Health During the COVID-19 Pandemic in a Majority Hispanic/Latinx US Sample. J Am Acad Child Adolesc Psychiatry. 23 de dezembro de 2020.

69. Xiang M, Yamamoto S, Mizoue T. Depressive symptoms in students during school closure due to COVID-19 in Shanghai. Psychiatry Clin Neurosci. Dezembro de 2020;74(12):664–6.

70. Zhang L, Zhang D, Fang J, Wan Y, Tao F, Sun Y. Assessment of Mental Health of Chinese Primary School Students Before and After School Closing and Opening During the COVID-19 Pandemic. Jama Netw Open. 1º de setembro de 2020;3(9):e2021482.

71. Creswell C, Shum A, Pearcey S, Skripkauskaite S, Patalay P, Waite P. Young people's mental health during the COVID-19 pandemic. Lancet Child Adolesc Health [Internet]. 24 de junho de 2021 [citado 27 de junho de 2021];0(0). Disponível em: https://www.thelancet.com/journals/lanchi/article/PIIS2352-4642(21)00177-2/abstract.

72. Gatell-Carbó A, Alcover-Bloch E, Balaguer-Martínez JV, Pérez-Porcuna T, Esteller-Carceller M, Álvarez-Garcia P, et al. State of child and adolescent mental health during the first wave of the COVID-19 pandemic and at the beginning of the 2020-2021 school year. An Pediatr. Novembro de 2021;95(5):354–63.

73. Raw JAL, Waite P, Pearcey S, Shum A, Patalay P, Creswell C. Examining changes in parent-reported child and adolescent mental health throughout the UK's first COVID-19 national lockdown. J Child Psychol Psychiatry. Dezembro de 2021;62(12):1391–401.

74. Gotlib IH, Borchers LR, Chahal R, Gifuni AJ, Teresi GI, Ho TC. Early Life Stress Predicts Depressive Symptoms in Adolescents During the COVID-19 Pandemic: The Mediating Role of Perceived Stress. Front Psychol. 2020;11:603748.

75. Tso WWY, Wong RS, Tung KTS, Rao N, Fu KW, Yam JCS, et al. Vulnerability and resilience in children during the COVID-19 pandemic. Eur Child Adolesc Psychiatry. 17 de novembro de 2020;1–16.

76. Hawrilenko M, Kroshus E, Tandon P, Christakis D. The Association Between School Closures and Child Mental Health During COVID-19. JAMA Netw Open. 1º de setembro de 2021;4(9):e2124092.

77. Kishida K, Tsuda M, Waite P, Creswell C, Ishikawa SI. Relationships between local school closures due to the COVID-19 and mental health problems of children, adolescents, and parents in Japan. Psychiatry Res. Dezembro de 2021;306:114276.

78. Commodari E, La Rosa VL. Adolescents in Quarantine During COVID-19 Pandemic in Italy: Perceived Health Risk, Beliefs, Psychological Experiences and Expectations for the Future. Front Psychol. 2020;11:559951.

79. Cooper K, Hards E, Moltrecht B, Reynolds S, Shum A, McElroy E, et al. Loneliness, social relationships, and mental health in adolescents during the COVID-19 pandemic. J Affect Disord. 15 de junho de 2021;289:98–104.

80. Tanaka T, Okamoto S. Increase in suicide following an initial decline during the COVID-19 pandemic in Japan. Nat Hum Behav. Fevereiro de 2021;5(2):229–38.

81. Yard E, Radhakrishnan L, Ballesteros MF, Sheppard M, Gates A, Stein Z, et al. Emergency Department Visits for Suspected Suicide Attempts Among Persons Aged 12-25 Years Before and During the COVID-19 Pandemic - United States, January 2019-May 2021. MMWR Morb Mortal Wkly Rep. 18 de junho de 2021;70(24):888–94.

82. Hill RM, Rufino K, Kurian S, Saxena J, Saxena K, Williams L. Suicide Ideation and Attempts in a Pediatric Emergency Department Before and During COVID-19. Pediatrics. Março de 2021;147(3).

83. Thompson EC, Thomas SA, Burke TA, Nesi J, MacPherson HA, Bettis AH, et al. Suicidal thoughts and behaviors in psychiatrically hospitalized adolescents pre- and post- COVID-19: A historical chart review and examination of contextual correlates. J Affect Disord Rep. abril de 2021;4:100100.

84. Mourouvaye M, Bottemanne H, Bonny G, Fourcade L, Angoulvant F, Cohen JF, et al. Association between suicide behaviours in children and adolescents and the COVID-19 lockdown in Paris, France: a retrospective observational study. Arch Child. 22 de dezembro de 2020.

85. Li G, Conti AA, Qiu C, Tang W. Adolescent mobile phone addiction during the COVID-19 pandemic predicts subsequent suicide risk: a two-wave longitudinal study. BMC Public Health. 12 de agosto de 2022;22(1):1537.

86. Masi A, Mendoza Diaz A, Tully L, Azim SI, Woolfenden S, Efron D, et al. Impact of the COVID-19 pandemic on the well-being of children with neurodevelopmental disabilities and their parents. J Paediatr Child Health. 10 de janeiro de 2021.

87. Ueda R, Okada T, Kita Y, Ozawa Y, Inoue H, Shioda M, et al. The quality of life of children with neurodevelopmental disorders and their parents during the Coronavirus disease 19 emergency in Japan. Sci Rep. 15 de fevereiro de 2021;11(1):3042.

88. Amirova A, CohenMiller A, Sandygulova A. The effects of the COVID-19 pandemic on the well-being of children with autism spectrum disorder: Parents' perspectives. Front Psychiatry. 2022;13:913902.

89. Nissen JB, Højgaard D, Thomsen PH. The immediate effect of COVID-19 pandemic on children and adolescents with obsessive compulsive disorder. BMC Psychiatry. 20 de outubro de 2020;20(1):511.

90. Tanir Y, Karayagmurlu A, Kaya , Kaynar TB, Türkmen G, Dambasan BN, et al. Exacerbation of obsessive compulsive disorder symptoms in children and adolescents during COVID-19 pandemic. Psychiatry Res. Novembro de 2020;293:113363.

91. Huang P, Zhou F, Guo Y, Yuan S, Lin S, Lu J, et al. Association Between the COVID-19 Pandemic and Infant Neurodevelopment: A Comparison Before and During COVID-19. Front Pediatr. 2021;9:662165.

92. Deoni SC, Beauchemin J, Volpe A, Dâ Sa V, RESONANCE Consortium. Impact of the COVID-19 Pandemic on Early Child Cognitive Development: Initial Findings in a Longitudinal Observational Study of Child Health. MedRxiv Prepr Serv Health Sci. 11 de agosto de 2021;2021.08.10.21261846.

93. Wood ME, Delgado M, Jonsson Funk M. Understanding the Effects of the COVID-19 Pandemic on Infant Development—The Preterm Problem. JAMA Pediatr. 6 de junho de 2022;176(6):e215570.

94. Shuffrey LC, Firestein MR, Kyle MH, Fields A, Alcántara C, Amso D, et al. Association of Birth During the COVID-19 Pandemic With Neurodevelopmental Status at 6 Months in Infants With and Without In Utero Exposure to Maternal SARS-CoV-2 Infection. JAMA Pediatr. 6 de junho de 2022;176(6):e215563.

95. Brazil: WHO Coronavirus Disease (COVID-19) Dashboard With Vaccination Data [Internet]. [citado 21 de agosto de 2022]. Disponível em: https://covid19.who.int

96. Campbell AM. An increasing risk of family violence during the Covid-19 pandemic: Strengthening community collaborations to save lives. Forensic Sci Int Rep. 1º de dezembro de 2020;2:100089.

97. Rede PENSSAN. OLHE PARA A FOME [Internet]. 2021 [citado 2 de maio de 2021]. Disponível em: http://olheparaafome.com.br/.

98. Goularte JF, Serafim SD, Colombo R, Hogg B, Caldieraro MA, Rosa AR. COVID-19 and mental health in Brazil: Psychiatric symptoms in the general population. J Psychiatr Res. Janeiro de 2021;132:32–7.

99. Zuccolo PF, Casella CB, Fatori D, Shephard E, Sugaya L, Gurgel W, et al. Children and adolescents' emotional problems during the COVID-19 pandemic in Brazil. Eur Child Adolesc Psychiatry [Internet]. 27 de maio de 2022 [citado 31 de julho de 2022]; Disponível em: https://doi.org/10.1007/s00787-022-02006-6.

100. Singh S, Roy D, Sinha K, Parveen S, Sharma G, Joshi G. Impact of COVID-19 and lockdown on mental health of children and adolescents: A narrative review with recommendations. Psychiatry Res. 24 de agosto de 2020;293:113429.

101. Glynn LM, Davis EP, Luby JL, Baram TZ, Sandman CA. A predictable home environment may protect child mental health during the COVID-19 pandemic. Neurobiol Stress. Maio de 2021;14:100291.

102. Boldt K, Coenen M, Movsisyan A, Voss S, Rehfuess E, Kunzler AM, et al. Interventions to Ameliorate the Psychosocial Effects of the COVID-19 Pandemic on Children-A Systematic Review. Int J Environ Res Public Health. 28 de fevereiro de 2021;18(5).

103. Bischops AC, Reinauer C, Pischke C, Mayatepek E, Meißner T. Strengthening the Resilience of Children and Adolescents during a Pandemic: A Scoping Review on Eligible Interventions. Klin Padiatr. 10 de agosto de 2022;

23

VACINAS DE COVID-19

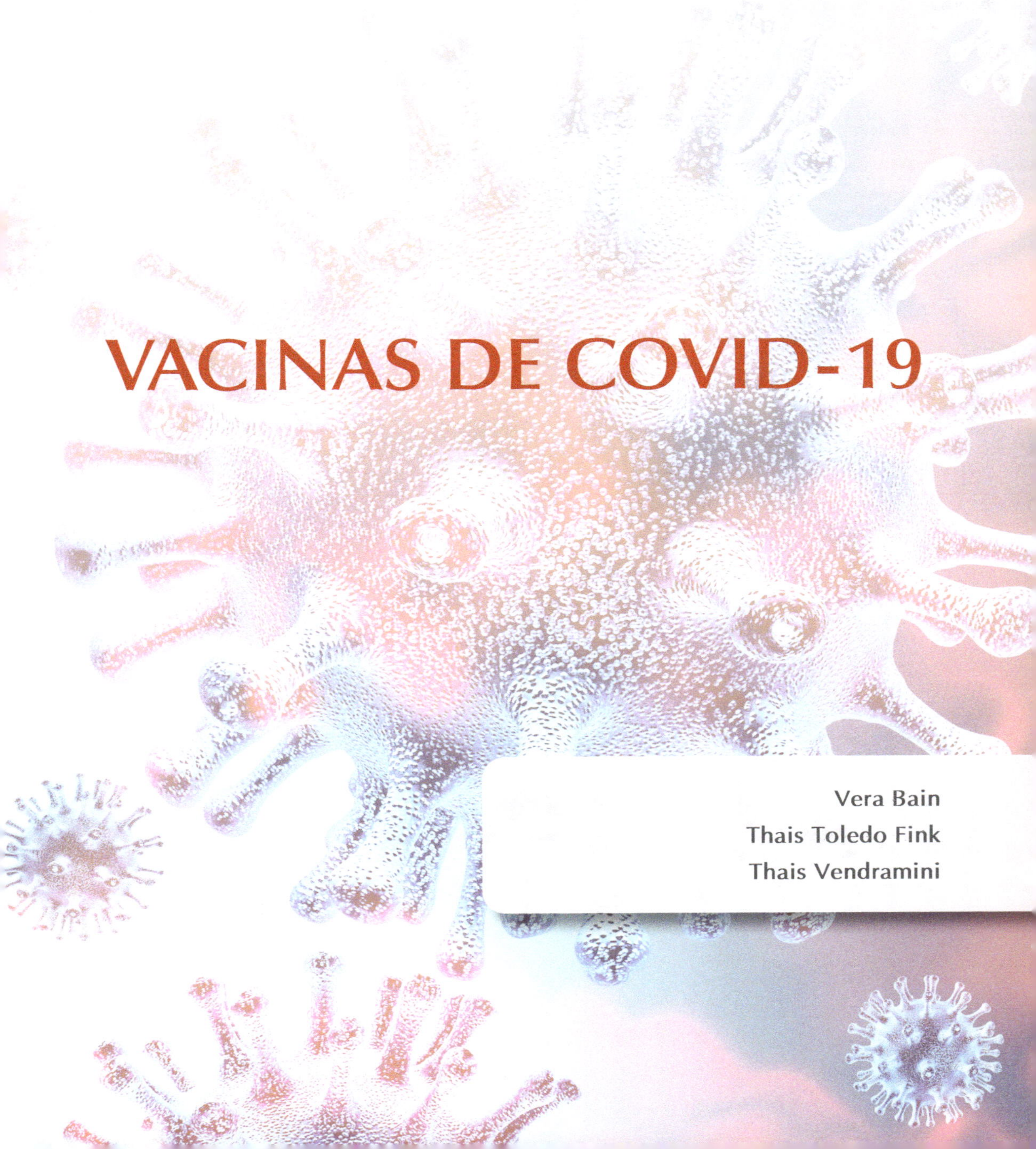

Vera Bain
Thais Toledo Fink
Thais Vendramini

Introdução

A COVID-19 é sabidamente uma doença de potencial avassalador e possui arsenal terapêutico de eficácia limitada fora das terapias de suporte. Essa situação torna as estratégias de prevenção fundamentais, uma vez que impacta em óbitos, internações e sequelas da doença. Dentro dessas estratégias, a vacinação se mostra uma das mais importantes, pois possibilita o retorno gradativo das pessoas ao convívio social. Os esforços para desenvolvimento de vacinas seguras e eficazes estiveram em curso desde o começo da pandemia e resultaram em uma produção em tempo recorde de mais de um imunizante contra a doença.[1] Foi graças a esses esforços que se estima que 14,4 milhões de mortes foram evitadas apenas durante o primeiro ano de vacinação contra a COVID-19, o que representa uma redução global de 63% no número de mortes previstas.[2]

Etapas de desenvolvimento de vacinas

O desenvolvimento de vacinas dura, em média, 10 a 15 anos e engloba as seguintes etapas de estudo[3] (Figura 23.1):

Fase pré-clínica: nessa etapa, as candidatas são estudadas em modelos animais com o objetivo de avaliar toxicidade, além de algum grau de resposta imunológica.

Fase clínica: subdividida em quatro fases, que em geral acontecem subsequentemente e levam vários anos para sua completude. No caso do SARS-CoV-2, existiu um esforço global para acelerar esse processo a uma velocidade necessária para contenção da pandemia sem, no entanto, abdicar da rigidez dos protocolos de segurança.

- **Fase 1:** vacinas aprovadas no estudo pré-clínico nesta etapa são administradas a um grupo restrito de adultos saudáveis que são monitorados para efeitos adversos locais e sistêmicos. Seu objetivo primário é a segurança, com critérios rígidos a serem atingidos. Essa avaliação costuma ser feita por comitês independentes, não envolvidos diretamente com a pesquisa. Como objetivos secundários, temos o estabelecimento de dose e a farmacodinâmica.
- **Fase 2:** nessa fase, o objetivo é ampliar o perfil de segurança, agora com enfoque na população-alvo do programa de vacinação. Com um maior número de participantes, objetiva-se também a avaliação da imunogenicidade.
- **Fase 3:** são estudos de eficácia, ou seja, relacionam a vacinação com algum desfecho clínico, em geral a prevenção de doença laboratorialmente confirmada. Nessa fase, os sujeitos da pesquisa são randomizados cegamente em grupo vacinado e de controle. Os estudos são mais longos e complexos em

virtude da grande quantidade de participantes necessários e tempo de seguimento para avaliar ocorrência ou não da doença em estudo. Após a fase 3, a vacina pode ser submetida à aprovação por agências internacionais, como a Agência Nacional de Vigilância Sanitária (ANVISA), no caso do Brasil.

- Fase 4: desenvolve-se enquanto a população geral é submetida à vacinação, dessa forma o número de sujeitos de pesquisa se amplia, o que torna possível perceber reações adversas mais raras, e verificar a eficácia real da vacina fora de um ambiente controlado.

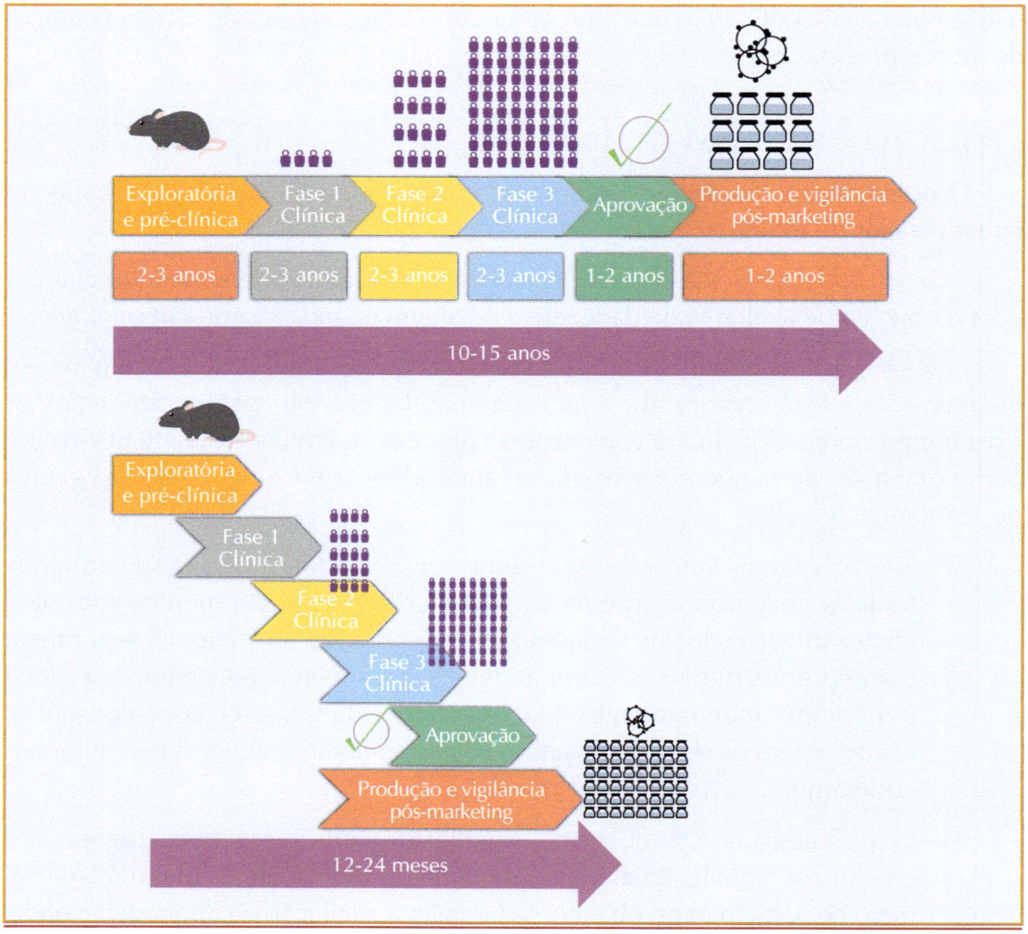

FIGURA 23.1. **(A)** Representa a forma tradicional de desenvolvimento de vacinas em fases subsequentes, com duração em anos abaixo. **(B)** Representa a forma acelerada de desenvolver vacinas durante a pandemia, com fases combinadas, uma etapa de pré-aprovação e rápida manufatura do produto.

O símbolo representa a quantidade em proporção de sujeitos em cada etapa da pesquisa.

Fonte: Adaptado de: A Review of the Progress and Challenges of Developing a Vaccine for COVID-19. Frontiers in Immunology, 2020.

Iniciativa da vacina COVID-19

As vacinas convencionais representaram uma reviravolta no combate a doenças infecciosas ao longo da história. No entanto, pandemias limitam outros aspectos relevantes da produção de vacinas, como o econômico, a disponibilidade de matéria-prima e distribuição desses imunocomponentes.[4]

Epidemias anteriores, como SARS e MERS, colocaram a família *coronaviridae* no radar de pesquisadores como potenciais agentes em doenças de interesse global. Epidemias como a do Ebola fomentaram a necessidade de desenvolvimento de novas plataformas de vacinas, como as vacinas de vetor viral, por exemplo, e esses esforços antecipados se mostraram úteis durante a pandemia de COVID-19.[4]

Somado ao esforço técnico-científico, foram criados fundos globais de associação público-privada para financiamento da pesquisa e produção de vacinas. A própria Organização Mundial de Saúde (OMS), em abril de 2020, deu início ao projeto ACT (Access to COVID-19 Tools Accelerator), tendo como pilar o programa COVAX, de estímulo tecnológico e financeiro ao desenvolvimento de vacinas contra o SARS-CoV-2.[5]

Dessa forma, um processo que durava, em média, 10 anos, conseguiu ser executado em tempo recorde e, após menos de um ano do início da pandemia, em 8 de dezembro de 2020, uma senhora de 90 anos no Reino Unido foi a primeira pessoa a ser imunizada em uma campanha mundial com repercussões históricas. Após 30 meses, segundo a OMS, há 198 vacinas em estágio pré-clínico, 169 vacinas em fases clínicas e 11 vacinas aprovadas para uso na população.[5]

Alvos da resposta imune contra o SARS-CoV-2

O entendimento de correlatos imunes de proteção é uma das etapas pré-clínicas mais importantes do desenvolvimento de uma vacina. Esse conhecimento parte da compreensão das estruturas virais com potencial de gerar resposta imune adequada. No caso do SARS-CoV-2, sabe-se que tanto a imunidade humoral quanto celular têm papel na proteção contra o vírus.[6]

O SARS-CoV-2 possui 4 proteínas estruturais maiores: Spike (S), Membrana (M), Envelope (E) e Nucleocapsídeo (N). Além dessas proteínas, ele possui 16 não estruturais e 9 proteínas acessórias, que podem servir de alvos potenciais para respostas imunes induzidas pela vacinação.[6]

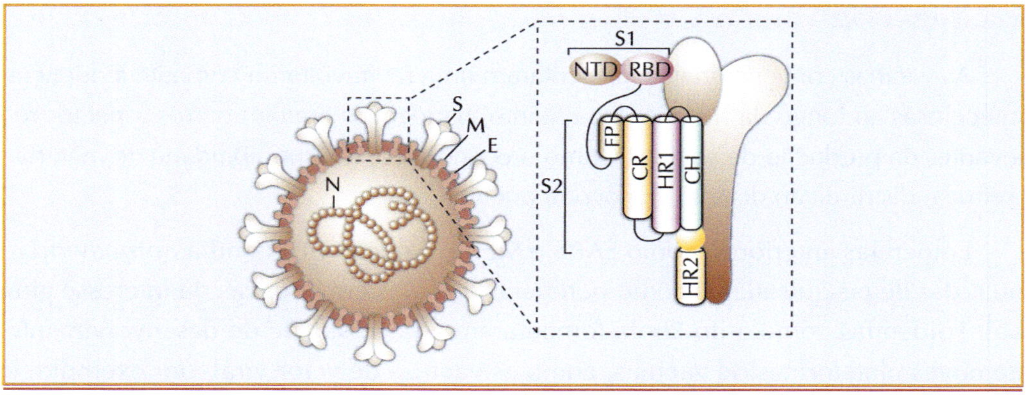

FIGURA 23.2. Vírus inteiro com suas proteínas estruturais S, M, E e N. No detalhe, as principais proteínas antigênicas de S, as subunidades RBD e NTD em S1 e a porção S2.

Fonte: Adaptado de: Viral targets for vaccines Against COVID-19. Nature Reviews Immunology.

- Proteína S: principal alvo antigênico das vacinas desenvolvidas. Constituída de duas subunidades, S1 distal e S2 proximal. A primeira responsável pela ligação ao receptor hACE2 (human Angiotensin-Converting Enzyme 2) na superfície da célula, e o segundo responsável pela fusão da membrana viral à membrana celular. A interação entre a porção S1 e o receptor hACE2 é mediada por um domínio RBD (Receptor Binding Domain) e de maneira acessória o domínio NTD (N-terminal domain) também pode funcionar como mediador. Apesar de várias proteínas virais terem potencial de induzir a produção de anticorpos neutralizantes, a porção RBD da Proteína S é o alvo mais potente da maioria das vacinas desenvolvidas, uma vez que interfere em múltiplos estágios do processo de entrada do vírus na célula. Existem dados sobre anticorpos neutralizantes contra a porção NTD e até mesmo contra a subunidade S2, o que afeta outras etapas desse processo e amplia a resposta imune quando em conjunto. Os anticorpos contra S2 isoladamente em testes animais mostraram atividade neutralizante inferior quando comparados com os anticorpos anti-RBD ou anti-S1 isoladamente, mas a porção S2 tem a vantagem de ser relativamente conservada em relação às demais espécies de coronavírus que acometem o homem. Dessa forma, é possível vislumbrar uma vacina universal para os coronavírus.[6]
- Proteínas E e M: são estimuladores fracos de resposta humoral quando comparadas à S. No entanto, a sequência de identidade dos seus aminoácidos é maior que de S e de RBD. Isso sugere um grande potencial de desencadear resposta celular, sendo alvos para Linfócitos T, o que pôde ser comprovado em estudos do SARS e MERS anteriores, com identificação de vários epítopos de M e E. Assim, essas proteínas podem desempenhar um papel de proteção

cruzada, o que amplia a resposta imune se incluídas em uma vacina contra o SARS-CoV-2.[6]

- Proteína N: é a mais abundante proteína viral e é altamente imunogênica. No entanto, seu soro anti-N não apresentou efeitos protetores contra a doença em modelos animais, e seu potencial como alvo vacinal é colocado como incerto pois, além de não fornecer proteção, potencializou a pneumonia induzida pela infecção ao ampliar a infiltração eosinofílica, o que leva à Doença Respiratória Amplificada (ERD- Enhanced Respiratory Disease). Até o momento, nenhuma vacina que use a Proteína N foi desenvolvida.[6]

Plataformas de desenvolvimento de vacinas de COVID-19

Diferentes tecnologias estão sendo exploradas para o desenvolvimento de vacinas contra o SARS-CoV-2. Aqui abordaremos as plataformas estudadas e os principais exemplos de vacinas em cada uma delas[1] (Tabela 1).

Vacinas inativadas

Método clássico para desenvolvimento de vacinas, usa vírus inteiros cultivados em culturas de células e inativados, sendo as vacinas de Hepatite A e Poliomielite Injetável alguns exemplos. É uma tecnologia conhecida e segura, ideal para o desenvolvimento das primeiras vacinas contra um agente infeccioso pouco conhecido. Estudos clínicos descrevem altos títulos de anticorpos neutralizantes após a vacina. Para melhora da resposta imune, vacinas inativadas podem utilizar o alumínio como adjuvante.[1]

No Brasil, a vacina CoronaVac, da farmacêutica Sinovac, é um exemplo de vacina inativada que foi liberada para uso emergencial em janeiro de 2021. Ademais, o Instituto Butantan está em desenvolvimento clínico da vacina ButanVac, também de vírus inativado e que será produzida integralmente no país com a utilização de insumos locais, o que otimizará os custos da vacina.[7]

Vacinas de vírus vivo atenuado

Mimetizam a infecção natural e há exposição da pessoa vacinada a múltiplos antígenos virais, o que gera resposta imune em geral mais robusta do que a de vacinas não replicantes. As vacinas de Sarampo, Caxumba e Rubéola, Varicela e Febre Amarela são exemplos de vacinas atenuadas. As vacinas de vírus vivos são geralmente contraindicadas em imunocomprometidos. No momento, não há nenhuma vacina de vírus vivo atenuado de COVID-19 em uso na população e apenas duas candidatas em estudo clínico.[5,6,8]

Vacinas de subunidades

Utilizam proteínas ou peptídeos virais purificados. São muito seguras, tendo como exemplos as vacinas de Hepatite B e Influenza, mas geralmente precisam de adjuvantes para garantir a imunogenicidade.[1] A vacina NVX-CoV2373, da Novavax, autorizada para uso emergencial pela OMS, é um exemplo de vacina de subunidade utilizada para COVID-19.[5,9]

Vacinas de partículas virais

Utilizam partículas semelhantes ao vírus, ou VLPs, de tamanho e morfologia similares, mas que não contêm material genético, portanto, incapazes de replicação. São seguras, induzem uma boa resposta imune celular e humoral, e seu maior exemplo é a vacina de HPV. Há apenas seis candidatas a vacinas de COVID-19 de partículas virais, duas delas em fase 3.[1]

Vacinas de ácidos nucleicos: DNA e RNA

São vacinas que contêm apenas o material genético do vírus, que será traduzido em proteínas pelas células do hospedeiro, e a resposta imune se dará contra esses antígenos produzidos de maneira endógena. É uma tecnologia nova, mas muito promissora, uma vez que essas vacinas são completamente sintéticas e podem ser produzidas em larga escala a partir do sequenciamento genético de um vírus. As partículas de RNA mensageiro são ligadas a agentes que garantem a estabilidade do material genético, previnem sua degradação e aumentam a captação pelas células humanas.[1]

Duas vacinas de RNA mensageiro estão sendo utilizadas em larga escala mundial, principalmente nas Américas e na Europa: a mRNA-1273, da Moderna, e a BNT162b2, da Pfizer/BioNTech. Esta última também foi aprovada pela Anvisa em fevereiro de 2021.[10]

Houve grande preocupação em relação à segurança ou à interação desse tipo de vacina com o DNA humano, mas é importante ressaltar que não existe esta possibilidade, as vacinas de RNA não são incorporadas ao núcleo da célula e não interagem com o material genético humano.[9]

Vacinas de vetores virais

Nesse tipo de vacina, há uso de outros vírus como vetores para apresentação de antígenos do SARS-CoV-2. Esse vírus vetor modificado com o material genético do SARS-CoV-2 infecta células humanas e produz grande quantidade de antígenos, o que leva a uma resposta imune bastante ampla. Os vetores virais podem ser replicantes ou não replicantes. As vacinas mais avançadas em pesquisas clínicas nessa categoria utilizaram adenovírus humanos tipos 5 e 26 e adenovírus de chipanzés.[1] São exemplos aprovados para uso emergencial na ANVISA respectivamente em janeiro e março de 2021, a vacina da Universidade de Oxforfd, AstraZeneca, a AZD 1222, e a produzida pela Janssen, Ad26.COVI2-S.[10]

TABELA 23.1. Vacinas em Fase IV de desenvolvimento e aprovadas para uso. Todas elas são aplicadas via intramuscular.

	PLATAFORMA	NOME	DOSES	INTERVALO	FABRICANTE
1	Vírus Inativado	CoronaVac; Vacina com SARS-CoV-2 inativado (células vero)	2	Dia 0 + 14	Sinovac Research and Development Co., Ltd
2	Vírus Inativado	Vacina com SARS-CoV-2 inativado (células vero)	2	Dia 0 + 21	Sinopharm
3	Vírus Inativado	Vacina com SARS-CoV-2 inativado (células vero), BBIBP-CorV	2	Dia 0 + 21	Sinopharm
4	Vetor viral (Não replicante)	ChAdOx1-S - (AZD1222)	1	Dia 0 + 28	AstraZeneca + University of Oxford
5	Vetor viral (Não replicante)	Vacina recombinante do novo Coronavírus (Adenovírus tipo 5 como vetor)	1	Dia 0	CanSino Biological Inc./ Beijing Institute of Biotechnology
6	Vetor viral (Não replicante)	Vacina recombinante do novo Coronavírus (Adenovírus tipo 5 como vetor) Inalatória (Ad5-nCoV-IH)	1	Dia 0	CanSino Biological Inc./ Beijing Institute of Biotechnology
7	Vetor viral (Não replicante)	Ad26.COV2.S	1a 2	Dia 0 ou Dia 0 +56	Janssen Pharmaceutical
8	Vacina de RNA	mRNA-1273	2	Dia 0 + 28	Moderna + National Institute of Allergy and Infectious Diseases (NIAID)
9	Vacina de RNA	BNT162b2 (3 LNP-mRNAs), também conhecida como "Comirnaty"	2	Dia 0 + 21	Pfizer/BioNTech + Fosun Pharma
10	Subunidade proteica	MVC-COV1901 (Proteina Spike-2P + adjuvante CpG 1018)	2	Dia 0 + 28	Medigen Vaccine Biologics + Dynavax + National Institute of Allergy and
11	Vacina de RNA	mRNA-1273.351	3	Dia 0 ou Diay 0 + 28	Moderna + National Institute of Allergy and Infectious Diseases (NIAID)

Fonte: Adaptado de COVID-19 Coronavirus Vaccine Development Updates; Zhao et al, Frontiers in Immunology e WHO.

Vacinas aprovadas pela ANVISA e utilizadas no Brasil

CoronaVac

Desenvolvida pela farmacêutica Sinovac, essa é uma vacina de vírus inteiros cultivados em células *vero* e inativados com -propiolactona, concentrados, purificados e adjuvantados com hidróxido de alumínio. A vacina é aplicada em 2 doses de 600 SU, com intervalo entre 14 e 28 dias, e deve ser armazenada em temperaturas de 2 C a 8 C.

O estudo de fases 1 e 2 da CoronaVac foi feito na China com 185 participantes de 18 a 59 anos na fase 1, e 600 participantes na fase 2. Os voluntários receberam duas doses reduzidas (3 g) ou regulares (6 g) da vacina, em esquemas de 0 e 14 dias ou 0 e 28 dias, ou placebo. Dados de imunogenicidade mostraram soroconversão de 100% dos voluntários que receberam duas doses padrão com 28 dias de intervalo e 98% dos voluntários com duas doses padrão e 14 dias de intervalo. Não há evidências de que a vacina induza respostas de células T.

Dados ainda não publicados do estudo fase 3 realizado no Brasil em 16 centros de pesquisa com 12.396 profissionais de saúde mostraram eficácia de 50,7% contra qualquer sintoma de COVID-19. A eficácia contra casos graves foi de 83,7% e não houve hospitalizações ou mortes por COVID-19 no grupo que recebeu a vacina.

Dados de segurança não identificaram reações adversas graves e a principal reação relatada foi dor no local da injeção.[11]

Em relação à efetividade da CoronaVac, vale destacar dois estudos. Um deles, realizado no município paulista de Serrana, no qual mais de 80% da população foi vacinada (27.406 participantes), houve demonstração de efetividade direta da vacina em 80,5% contra casos sintomáticos, 95% contra hospitalizações e 94,4% contra mortes, inclusive durante a circulação da variante gama.[7]

O outro estudo, uma coorte chilena, incluiu 10,2 milhões de pessoas e corrobora o modelo paulista: 68,9% de efetividade para prevenir casos leves, 87,5% para prevenir hospitalização e 86,3% para prevenção de morte relacionada à COVID-19.[12]

No Brasil, a CoronaVac é produzida pelo Instituto Butantan, que fez uma parceria para transferência de tecnologia da vacina, e ainda não há o registro definitivo. O registro emergencial foi feito em janeiro de 2021 para maiores de 18 anos e em janeiro de 2022 para uso em maiores de 6 anos. Recentemente, em julho do mesmo ano, ela foi aprovada para crianças acima de 3 anos. Uma vez que não há dados de eficácia na população imunocomprometida na faixa pediátrica (6 a 17 anos), seu uso está restrito nesse grupo específico.[10,,13]

Ensaios clínicos na África do Sul, no Chile, na Malásia, nas Filipinas, no Quênia e na China já demonstraram a segurança e eficácia da CoronaVac até mesmo em faixas etárias mais amplas, como acima de 6 meses.[7] Uma coorte chilena que seguiu 2 milhões de crianças de 6 a 16 anos mostrou eficácia comparável com a da população adulta, sendo 74,5% contra a doença, 91,0% contra hospitalização e 93,8% contra internação em Unidades de Terapia Intensiva.[14] Durante a onda de Omicron no Chile, entre dezembro de 2021 e fevereiro de 2022, um estudo de eficácia em crianças de 3 a 5 anos com pouco menos de 500 mil crianças obteve uma eficácia de 38,2% contra a COVID-19, 64,6% contra hospitalização e 69,0% contra internação em Unidades de Terapia Intensiva.[15]

Eventos adversos

Com um ótimo perfil de segurança, é descrita como uma das vacinas menos reatogênicas comercializadas no Brasil. As reações mais comuns observadas em todas as faixas etárias foram locais, principalmente a dor, e pode haver vermelhidão, edema e prurido local. De uma forma geral, foram descritos como eventos adversos sistêmicos comuns em adultos e crianças a cefaleia, febre, mialgia, diarreia, tosse e coriza. Em adultos também foram descritos fadiga, calafrios, anorexia, náusea, artralgia e prurido no corpo.

Não há descrição de eventos graves relacionados à vacina CoronaVac.[13]

ChAdOx1 nCoV-19 (AZD1222)

Desenvolvida pela Universidade de Oxford, é uma vacina de vetor viral não replicante, que utiliza um adenovírus de chipanzé modificado para carregar o gene da proteína Spike do SARS-CoV-2. No Brasil, a vacina recebeu o registro emergencial em janeiro de 2021 e definitivo em março de 2021, licenciada para maiores de 18 anos e produzida pela Fundação Oswaldo Cruz (FioCruz). A vacina deve ser armazenada em temperaturas de 2 C a 8 C.

O estudo de fase 1 e 2 feito no Reino Unido contou com 1077 participantes, 543 receberam a vacina e destes, 91% a 100% desenvolveram anticorpos neutralizantes após uma dose da vacina. A segunda dose mostrou um *booster* na IgG anti-proteína Spike.

Estudos de fase 3 incluíram participantes no Reino Unido, no Brasil e na África do Sul. Um total de 24.422 pessoas foram randomizadas para receber duas doses de vacina (D0 e D28, com tolerância de até 12 semanas entre as doses) ou placebo (vacina de meningite ACWY). A análise de eficácia foi feita com 17.178 participantes.

A eficácia após a primeira dose da vacina foi de 76% (intervalo de confiança de 59,3% a 85,9%), com aumento para 81,3% (intervalo de confiança de 60,3% a 91,2%) em pessoas que receberam a segunda dose após 3 meses. Há diferença de eficácia em pacientes que receberam duas doses-padrão da vacina (5×10^{10} partículas virais) ou uma dose reduzida seguida de uma dose-padrão. Nesse segundo grupo, há maior eficácia contra doença sintomática e assintomática. Não houve casos de internações por COVID-19 em pacientes vacinados após 21 dias da primeira dose.[16]

Após a publicação dos resultados desse estudo de fase 3, sugeriu-se alterar o esquema vacinal para duas doses com intervalo de 3 meses entre elas. No Brasil, esse esquema foi inicialmente estabelecido, mas logo após modificado para 8 semanas de intervalo, com o objetivo de completar o esquema inicial mais rapidamente diante do avanço da doença em escala mundial.[10]

Eventos adversos

Sendo uma das vacinas mais reatogênicas, os eventos adversos mais comuns foram de sensibilidade no local da aplicação em mais de 60% das pessoas, cefaleia e fadiga (> 50%), mialgia e mal-estar (> 40%), febre e calafrios (> 30%), artralgia e náusea (> 20%). É descrito menor frequência e intensidade dos eventos após a segunda dose do imunizante.[13]

Além disso, durante a fase 4, raros eventos trombóticos trombocitopênicos foram reportados após a vacinação da AstraZeneca. Eles podem estar relacionados a anticorpos induzidos pela vacina contra o fator 4 plaquetário (PF4), semelhantes aos associados à trombocitopenia induzida por heparina. Dados demonstraram que as tromboses ocorreram 4 a 10 dias após a vacinação, com plaquetopenia e PF4 positivo na maioria dos casos. Estima-se que a incidência desse evento associado à vacina seja de 1 a 10 casos a cada 1 milhão de doses aplicadas, sendo o risco de desenvolvimento de fenômenos tromboembólicos relacionados à própria doença COVID-19 e ao uso de anticoncepcional ou tabagismo muito maiores.

No Brasil, em maio de 2021, houve suspensão temporária da vacinação em gestantes e puérperas até 45 dias de parto após notificação de evento trombótico em uma gestante, que resultou em óbito materno e fetal.

Impreterivelmente, os benefícios da vacinação superam largamente os riscos de reações adversas graves, e não há justificativa plausível que indique a suspensão completa da vacina.[10,13,17]

Pfizer - BNT162b2

A primeira vacina a receber o registro definitivo pela ANVISA foi desenvolvida pela farmacêutica Pfizer em conjunto com a empresa alemã BioNTech. Ela é uma vacina de RNA mensageiro que codifica a proteína Spike do SARS-CoV-2 de forma completa e com duas mutações em nucleotídeos que permitem que essa proteína permaneça na sua conformação pré-fusão. O RNAm é envolto por uma nanopartícula lipídica que garante sua estabilidade. A vacina deve permanecer em temperaturas entre -80ºC e -60ºC para transporte por longas distâncias. Diminui sua validade para 2 semanas em temperaturas de um *freezer* comum, e para, no máximo, 10 dias entre 2ºC e 8ºC. A temperatura pode se tornar um empecilho na distribuição e armazenamento dessa vacina, especialmente em lugares mais remotos; além disso, o frasco deve ser descongelado e diluído durante a preparação para o uso.

Estudos de fase 1 na Alemanha e nos Estados Unidos mostraram que, após duas doses de 30 g da vacina, os voluntários desenvolveram anticorpos em níveis maiores do que pessoas que se recuperaram da COVID-19, além de uma robusta resposta de células T CD8+ e Th1 CD4+.[18]

O estudo de fase 2/3 que serviu como referência para o licenciamento da vacina nos Estados Unidos e no Brasil recrutou 44.820 pessoas maiores de 16 anos em seis países. As doses de vacina e placebo foram dadas no D0 e D21. Os resultados mostraram uma eficácia de 95% contra COVID-19 (intervalo de confiança de 90,3% a 97,6%), sem diferenças entre subgrupos analisados por faixa etária, sexo e comorbidades.[18]

Em relação à efetividade, os primeiros dados sobre o impacto real da vacinação no mundo foram demonstrados em Israel com a utilização da vacina da Pfizer. Com cobertura de 80% dos indivíduos com mais de 60 anos, houve queda de aproximadamente 49% no número de casos, 36% nas hospitalizações relacionadas à COVID-19 e 29% de casos graves.[19]

Desde janeiro de 2022, a denominada Pfizer Pediátrica, com 1/3 da dose da vacina de adolescentes e adultos, tem sido aplicada em crianças brasileiras entre 5 e 11 anos.[13]

Apesar de no Brasil ela só ter sido licenciada pela ANVISA a partir de 5 anos de idade, em junho desse mesmo ano, tanto as vacinas da Pfizer quanto da Moderna, ambas de plataformas de vacinas semelhantes, de RNA, foram aprovadas para uso em maiores de 6 meses pelo FDA nos Estados Unidos. Essa aprovação tomou como base estudos de fases 2 e 3 que compararam o nível de anticorpos neutralizantes produzidos em crianças nessas faixas etárias com os anticorpos produzidos por adultos. Esses estudos contaram com pouco mais de 4000 a 6000 participantes e deram suporte à eficácia da vacina contra COVID-19 sintomática, não sendo possível avaliar impacto em internação e óbitos.[20]

Eventos adversos

A vacina se mostrou segura, com eventos adversos leves a moderados, principalmente após a segunda dose e na população mais jovem. Os principais foram dor e edema no local da vacina, cefaleia e fadiga. Também foram descritos como eventos comuns a mialgia e a artralgia.[13]

Durante a fase 4 foi observado um aumento da incidência de miocardite após a vacina, principalmente após a segunda dose. Os casos ocorreram principalmente em adolescentes e adultos jovens do sexo masculino, 2 a 3 dias após a vacina e levaram a episódios de internação, mas sem óbitos, e com recuperação clínica e de função cardíaca. O aumento do intervalo para 8 semanas entre as duas doses reduz o risco de miocardite.

Apesar do relato de ocorrência de miocardites pós-vacina, esse percentual é raro e ainda muito inferior quando comparado aos potenciais riscos de hospitalizações, óbitos e sequelas cardíacas causadas pela própria COVID-19. A chance de miocardite por qualquer outra causa é cerca de 10 vezes maior do que a observada após vacinação da Pfizer.[21,22]

Ademais, a análise de notificações de eventos adversos em aproximadamente 8,7 milhões de doses aplicadas da vacina Pfizer em crianças de 5 a 11 anos nos Estados Unidos verificou que apenas 4.249 eventos foram relatados, sendo 97,6% não graves. Houve descrição de apenas 11 casos de miocardite, todos eles com desfecho favorável.[23]

Janssen - Ad26.COV2.S

Semelhante à vacina AstraZeneca, a vacina da Janssen é uma vacina de vetor viral não replicante, mas, diferente daquela, utilizou-se o adenovírus humano tipo 26 para codificar a glicoproteína Spike do SARS-CoV-2. Em março de 2021, a ANVISA a aprovou como uso emergencial e, em abril de 2022, aprovou seu uso definitivo.

Ela deve ser armazenada em temperaturas de 2 C a 8 C e está indicada no Brasil para maiores de 18 anos, e suspensa para gestantes e puérperas até 45 dias do parto.

Diferentemente das demais vacinas, ela foi preconizada como dose única em seu esquema inicial e hoje se recomenda dose de reforço com imunizante disponível 2 meses após a vacinação inicial. A depender da idade do paciente e do grau de imunossupressão, é indicada uma quantidade diferente de número de reforços necessários.

Estudos de fase 1 e 2 demonstraram segurança e imunogenicidade da vacina com títulos de anticorpos neutralizantes em 90% ou mais dos 805 participantes após primeira dose, e aumentam após a segunda dose. Com aproximadamente 45mil voluntários no estudo fase 3 e contando com o Brasil como um dos centros de pesquisa, notou-se eficácia contra casos moderados e graves em 66% dos participantes da América Latina, 72% nos Estados Unidos e 57% na África do Sul.[24,13]

Eventos adversos

São semelhantes aos da vacina AstraZeneca, inclusive com descrição de raros eventos trombóticos trombocitopênicos de provável resposta imunológica semelhante à trombocitopenia induzida pela heparina.[13]

Distribuição da vacina em território brasileiro

Diante do cenário pandêmico e da importância da vacinação sob ponto de vista de saúde pública, em 17 de janeiro de 2021, a ANVISA aprovou por unanimidade a autorização temporária de uso emergencial e em caráter experimental de vacinas de COVID-19 para maiores de 18 anos. Em um primeiro momento, foram utilizadas Coronavac e AztraZeneca, acompanhadas de incentivo à produção nacional.

Após um mês, registros definitivos foram concedidos à Pfizer e à AztraZeneca e, algum tempo depois, à Janssen. Além desses quatro imunizantes, a ANVISA autorizou a importação excepcional da Sputnik V, sob algumas condições controladas. Porém, essa vacina ainda não foi aprovada para uso emergencial.

Por meio do Programa Nacional de Imunizações, o Ministério da Saúde segue o "Plano Nacional de Operacionalização da Vacinação Contra a COVID-19", documento que instrumentaliza às instâncias federais, estaduais e regionais a promoção da vacinação contra a COVID-19. Por meio desse plano, e devido à falta de disponibilidade de doses imunizantes no mercado mundial e atendimento simultâneo de toda a população susceptível, a princípio foram definidos grupos prioritários de acordo com risco de adoecimento, gravidade da doença, vulnerabilidade social e garantia do funcionamento dos serviços essenciais. Assim, inicialmente, a vacinação foi disponibilizada apenas para profissionais de saúde e idosos e, atualmente, o Ministério da Saúde brasileiro disponibiliza o esquema básico de vacinação de COVID-19 para população a partir dos 3 anos de idade (Tabela 23.2).

TABELA 23.2. Vacinas de COVID-19 aprovadas pela ANVISA e utilizadas no Brasil.

IMUNIZANTE	IDADE DISPONÍVEL	PLATAFORMA	Nº DE DOSES	INTERVALOS	EVENTOS ADVERSOS
CoronaVac	≥ 3 anos	Vírus inativado	2*	14 a 28 dias (3 a 17 anos: 4 semanas)	Locais: dor, vermelhidão, edema e prurido Sistêmicos: cefaleia, febre, mialgia, diarreia, tosse e coriza
AstraZeneca	≥ 18 anos	Vetor viral	2*	4 a 12 semanas	Locais: dor Sistêmicos: cefaleia, fadiga, mialgia, mal-estar, febre, calafrios, artralgia, náusea. Raros: eventos trombóticos trombocitopênicos
Pfizer	≥ 12 anos	RNA	2*	8 semanas	Locais: dor e edema Sistêmicos: cefaleia, fadiga, mialgia e artralgia Raros: miocardite
Pfizer Pediátrica	5 a 11 anos				
Janssen	≥ 18 anos	Vetor viral	1**	Dose única	Semelhante à AstraZeneca

* Considera-se em imunossuprimidos esquema básico com 3 doses

** Considera-se em imunossuprimidos esquema básico com 2 doses

Fonte: Criado pelo autor, adaptado de plano de operacionalizações Ministério da Saúde

As doses adicionais são disponibilizadas de acordo com instruções de cada município, mas, de uma forma geral, já é possível realizar a 3ª dose adicional em imunossuprimidos e a 2ª dose adicional em profissionais de saúde e idosos, realizada quatro meses após a última dose.[10]

Vacinação de COVID-19 em pediatria

As crianças e adolescentes não foram priorizados no início da campanha de vacinação de COVID-19, por apresentarem quadros, na maior parte das vezes, menos graves quando comparados ao grupo de idosos ou imunossuprimidos. Ainda assim, sabemos que crianças podem desenvolver formas graves de COVID-19 e até evoluir a óbito. No momento atual, com os grupos prioritários vacinados e com a disseminação de variantes de preocupação, além do alto número de internações e óbitos pediátricos no Brasil, tornou-se imprescindível o acesso da faixa etária pediátrica à vacinação de COVID-19.

São diversas as razões que indicam a vacinação pediátrica. A primeira delas é que, com uma parcela cada vez maior de vacinados entre adultos e idosos, o grupo de crianças e adolescentes torna-se cada vez mais suscetível à doença. Dessa forma, com o aumento considerável do número de casos, proporcionalmente se nota o aumento do número absoluto de quadros graves com hospitalizações e óbitos por COVID-19 nessa faixa etária.

Em dezembro de 2021, a Sociedade Brasileira de Pediatria lançava um alerta que observava que a COVID-19 já havia causado mais mortes em crianças que todas as outras doenças imunopreveníveis no Brasil, tendo taxa de mortalidade 5 a 10 vezes maior que em países desenvolvidos.[25]

Até julho de 2022, de acordo com o boletim epidemiológico publicado pelo Ministério da Saúde, já haviam sido registrados 11.453 hospitalizações por síndrome respiratória aguda grave decorrente da COVID-19 em crianças e adolescentes, com 538 mortes confirmadas. Entre as crianças de até 5 anos de idade, foram 7.809 hospitalizações com 305 óbitos, quase um óbito por dia causado por uma doença imunoprevenível.[26]

Em relação à faixa etária dos casos confirmados com SIM-P, o maior número de notificações ocorreu em relação a crianças de 1 a 4 anos (36%), seguido pela faixa etária de 5 a 9 anos (30,4%).[26] Foram mais de 1.500 casos notificados de um evento potencialmente grave e fatal que tem letalidade aproximada de 6% no Brasil.[7] Um estudo dinamarquês mostrou que crianças vacinadas apresentaram menor risco de desenvolver SIM-P, mesmo quando contraíram COVID-19 após a vacinação, comparadas a crianças infectadas por SARS-CoV-2 e não vacinadas.[27]

Nota-se que a persistência dos sintomas após 12 semanas do evento inicial de COVID-19, conhecido como a síndrome clínica "COVID-19 longa", pode ser mais prevalente na população pediátrica. Estudo realizado no Instituto da Criança observou que 40% das crianças acompanhadas após a infecção apresentavam sintomas persistentes, como dor de cabeça, dor muscular, dor articular ou prejuízo no sono e capacidade de concentração, além de queda na qualidade de vida.[28]

Uma vez estabelecido o bom perfil de segurança e imunogenicidade da vacina de COVID-19 na faixa etária pediátrica, com milhões de doses realizadas mundialmente e no Brasil, indicar e reforçar a vacinação na faixa etária pediátrica torna-se fundamental. Além de evitar formas graves, hospitalizações e complicações pela COVID-19, a vacinação permite redução da circulação e da transmissão viral, redução de dor e do sofrimento ocasionados pelos sintomas da doença, redução de procura pelo pronto atendimento e diminuição da abstenção nas escolas.[25,26]

Situações especiais

Infectados por SARS-CoV-2

Para aplicação da vacina em indivíduos infectados, recomenda-se aguardar quatro semanas a partir do início dos sintomas ou a partir da primeira amostra positiva para SARS-CoV-2 em indivíduos assintomáticos.

Infecções graves SARS-CoV-2 ou após Síndrome Inflamatória Multissistêmica considerar vacinação a partir de três meses.[10]

Uso prévio de imunoglobulinas

Não é necessário nenhum intervalo específico, a menos que tenha sido utilizado anticorpo monoclonal específico contra o SARS-CoV-2, plasma de convalescentes ou imunoglobulina específica contra o SARS-CoV-2. Nesse caso, devem, preferencialmente, aguardar um intervalo de 90 dias para receber uma dose de vacina de COVID-19.[10]

Administração simultânea com outras vacinas

Durante o início da administração das vacinas de COVID-19, a fim de avaliar criteriosamente eventos adversos raros do imunizante, preconizava-se um intervalo mínimo de 14 dias entre as vacinas de COVID-19 e as diferentes vacinas do Calendário Nacional de Imunizações. Atualmente, não há mais essa indicação e os imunizantes poderão ser realizados simultaneamente para todos acima de três anos, de modo a garantir, assim, aumento da cobertura vacinal e minimização de perdas de oportunidade.[10]

Intercambialidade

Indivíduos que iniciaram a vacinação de COVID-19 com determinada vacina deverão completar o esquema com a mesma vacina. Uma vez que não há estudos que garantam a resposta vacinal adequada diante de intercambialidade de vacinas, a sua prática é considerada erro de imunização. Exceção a isso são os casos de mulheres que receberam a primeira dose da vacina AstraZeneca/Fiocruz e que estejam gestantes ou no puerpério (até 45 dias pós-parto) no momento de receber a segunda dose da vacina.

As doses de reforço poderão ser realizadas com diferentes imunizantes, sendo priorizado, preferencialmente, o reforço com a plataforma de RNA mensageiro (Pfizer/Wyeth) ou, de maneira alternativa, vacina de vetor viral.[10]

Uso de antiagregantes plaquetários e anticoagulantes orais

Antiagregantes devem ser mantidos e não impedem vacinação. Anticoagulantes orais devem ser mantidos conforme prescrição médica, apenas cuidados adicionais durante administração da vacina, como compressão local prolongada e uso de compressas frias, devem ser consideradas para evitar hematomas.[10]

Doadores de sangue

Recomenda-se aguardar 48 horas para doação de sangue após administração de CoronaVac e sete dias após demais vacinas de COVID-19.[10]

Viajantes

É necessário avaliar a exigência do país de destino. Alguns esquemas vacinais poderão ser adaptados de acordo com essa exigência com troca de plataformas de vacinas ou até mesmo redução de intervalos entre as doses.[10]

Contraindicações

As contraindicações formais à administração das vacinas são: hipersensibilidade ao princípio ativo ou quaisquer excipientes da vacina; reação anafilática confirmada ou reação adversa grave a uma dose anterior de uma vacina de COVID-19.[10]

Reações adversas graves devem ser notificadas ao Sistema de Vigilância Epidemiológica e avaliadas caso a caso.[10]

Desafios e perspectivas

Variantes

Diversas mutações foram descritas após o primeiro sequenciamento do genoma do SARS-CoV-2. No entanto, algumas variantes ganham destaque mundial, principalmente pelas suas características adaptativas de evasão do sistema imune, maior transmissibilidade e possíveis manifestações clínicas mais graves.

Exemplos de variantes de preocupação:

- Variantes alfa (B.1.1.7), detectada no Reino Unido;
- Variante beta (B.1.351), descrita pela primeira vez na África do Sul;
- Variante gama (P1), vista pela primeira vez no Brasil;
- Variante delta (B.1.617.2);
- Variante ômicron, com diversas subvariantes e possibilidade de variantes recombinantes, e que levou ao aumento substancial do número de casos de COVID-19 no mundo, uma vez que responde pela quase totalidade de genomas sequenciados atualmente.

De uma maneira geral, as evidências indicam que pode haver perda de eficácia da vacina a depender da variante, principalmente em esquemas incompletos e para quadros sintomáticos leves. No entanto, as vacinas continuam a garantir, independentemente da variante, uma proteção contra formas graves, hospitalizações e óbitos.[9,13]

Distribuição mundial de vacinas

Apesar de alguns países terem garantido o esquema básico de vacinação para mais de 85% da sua população, como Chile, Cuba, China e Singapura, e quase 70% da população mundial ter recebido pelo menos uma dose, nem 20% das pessoas que vivem em países em desenvolvimento receberam alguma dose da vacina de COVID-19. Esses números trazem reflexões sobre acessibilidade, distribuição de renda e quais seriam as possíveis limitações para quantidade de doses de reforço. Garantir acesso à 5ª ou 6ª dose adicional enquanto existem locais que não garantiram nenhuma dose à parte da população é permitir que o vírus continue a se disseminar e possibilitar a propagação de variantes.[29]

Hesitação vacinal

Superar a desconfiança que surgiu após o desenvolvimento de vacinas em intervalo de tempo recorde é um importante desafio para o sucesso das vacinas contra a COVID-19. Para garantir a adesão, é importante criar boas estratégias de comunicação com esclarecimento de dúvidas frequentes, ênfase na segurança e eficácia da vacina bem como explicação sobre os eventos adversos e interrupção de propagação de informações infundadas, principalmente no que diz respeito à população pediátrica.[10,26,30]

Correlato de proteção

Ainda não há estudos sobre redução de transmissibilidade ou correlato de proteção com a dosagem de anticorpos após a vacina. É importante ressaltar a manutenção dos cuidados convencionais: uso de máscaras, distanciamento social, higiene de mãos e educação da população como um todo.[10]

Conclusões

A vacinação é sabidamente uma forma efetiva e segura de prevenir doenças infectocontagiosas. Em meio a uma pandemia de tamanhas proporções e à indisponibilidade de terapêuticas viáveis e eficientes, a vacina de COVID-19 se mostrou de grande utilidade para a prevenção de casos graves, internações e óbitos pela doença. Foi a partir da vacinação da maior parte da população que se fez possível a retomada das atividades habituais, como trabalho e estudos. No entanto, a distribuição e disponibilidade de imunizantes ainda não é uniforme. A cobertura vacinal é desigual em todas as faixas etárias e é distinta nos diversos países. Assim, para uma perspectiva de controle da pandemia, é necessário otimizar a vacinação em todo o mundo e priorizar, nesse momento, a população pediátrica e os países de baixa renda.

Pontos-chave

1. O desenvolvimento de vacinas é dividido em fase pré-clínica e fase clínica (com 4 fases) e dura em média 10 a 15 anos. No entanto, vacinas de COVID-19 foram desenvolvidas em tempo recorde graças a experiências anteriores com outros coronavírus e às plataformas disponíveis.
2. O principal alvo antigênico das vacinas desenvolvidas é a proteína S. Sua porção RBD é a que tem maior potencial de induzir produção de anticorpos neutralizantes.
3. Existem diversas plataformas em desenvolvimento da vacina de COVID-19. Entre as vacinas aprovadas pela ANVISA, encontra-se a CoronaVac (vírus inativado), Aztra Zeneca e Jansen (vetor viral) e a vacina da Pfizer (RNA).
4. No Brasil, a vacinação segue o "Plano Nacional de Operacionalização da Vacinação Contra a COVID-19", que priorizou profissionais da saúde, idosos e pessoas com comorbidades em um primeiro momento, e depois foi expandido para toda a população adulta e para a população pediátrica a partir dos três anos de idade.
5. A população pediátrica se beneficiou da vacinação de COVID-19, com diminuição de casos graves e de internações, além de uma menor ocorrência de Síndrome Inflamatória Multissistêmica. Isso possibilitou a retomada dos ambientes de convívio como familiar, escolar e social para a faixa etária pediátrica.
6. Os próximos desafios em relação à vacinação de COVID-19 envolvem a definição de um correlato de proteção, o entendimento da eficácia da vacina contra as novas variantes e o acompanhamento do tempo de duração da imunidade.

Referências

1. Zhao J, Zhao S, Ou J, Zhang J, Lan W, Guan W, et al. COVID-19: Coronavirus Vaccine Development Updates. Vol. 11, Frontiers in Immunology. 2020.

2. Watson OJ, Barnsley G, Toor J, Hogan AB, Winskill P, Ghani AC. Global impact of the first year of COVID-19 vaccination: a mathematical modelling study. The Lancet. 2022.

3. Sharma O, Sultan AA, Ding H, Triggle CR. A Review of the Progress and Challenges of Developing a Vaccine for COVID-19. Vol. 11, Frontiers in Immunology. 2020.

4. Rauch S, Jasny E, Schmidt KE, Petsch B. New vaccine technologies to combat outbreak situations. Vol. 9, Frontiers in Immunology. 2018.

5. World Health Organization. Disponível em: https://www.who.int/emergencies/diseases/novel--coronavirus-2019/covid-19-vaccines.

6. Dai L, Gao GF. Viral targets for vaccines against COVID-19. Nat Rev Immunol.

7. Instituto Butantan. Disponível em https://butantan.gov.br.

8. Jin Y, Wang M, Zuo Z, Fan C, Ye F, Cai Z, et al. Diagnostic value and dynamic variance of serum antibody in coronavirus disease 2019. Int J Infect Dis. 2020;94:49–52.

9. Centers for Disease Control and PreventionDisponível em https://www.cdc.gov/coronavirus/2019-ncov/vaccines/ (acesso em: julho de 2022)

10. Secretaria de Vigilância em Saúde. Plano Nacional de Operacionalização Da Vacinação Contra a Covid-19. 12ª edição. Ministério da Saúde, 2022.

11. Zhang Y, Zeng G, Pan H, Li C, Hu Y, Chu K, et al. Safety, tolerability, and immunogenicity of an inactivated SARS-CoV-2 vaccine in healthy adults aged 18–59 years: a randomised, double-blind, placebo-controlled, phase 1/2 clinical trial. Lancet Infect Dis. 2021;21(2).

12. Jara A, Undurraga EA, Gozalez C, Paredes F, Fontcilla T, Jara G, Pizarro A, Acevedo J, Leo K, Leon F, Sans C, Leighton P, Suarez P, Garcia-Escorza H, Araos R. Effectiveness of an inactivated SARS-CoV-2 Vaccine in Chille. N Engl J Med. 2021.

13. Sociedade Brasileira de Imunizações. Disponível em: https://sbim.org.br/covid-19.

14. Jara A, Undurraga EA, et al. Effectiveness of an inactivated SARS-CoV-2 vaccine in children and adolescents: A large-scale observational study. SSRN. 2022.

15. Jara A, Undurraga EA, et al. Effectiveness of CoronaVac in children 3–5 years of age during the SARS-CoV-2 Omicron outbreak in Chile). Nature Medicine. 2022.

16. Voysey M, Costa Clemens SA, Madhi SA, Weckx LY, Folegatti PM, Aley PK, et al. Single-dose administration and the influence of the timing of the booster dose on immunogenicity and efficacy of ChAdOx1 nCoV-19 (AZD1222) vaccine: a pooled analysis of four randomised trials. Lancet (London, England). 2021.

17. Boletim 011/2021: Eventos Adversos em gestantes e puérperas e a vacinação contra a Covid-19. Disponível em: https://amb.org.br/cem-covid/boletim-011-2021-cem_covid-veventos--adversos-em-gestantes-e-puerperas-e-a-vacinacao-contra-a-covid-19/.

18. Polack FP, Thomas SJ, Kitchin N, Absalon J, Gurtman A, Lockhart S, et al. Safety and Efficacy of the BNT162b2 mRNA Covid-19 Vaccine. N Engl J Med. 2020;383(27).

19. Rossman H, Shilo S, Meir T, et al. Patterns of COVID-19 pandemic dynamics following deployment of a broad national immunization program. medRxiv. 2021;

20. Fleming-Dutra, KE; Wallace M, Moulia DL, et al; Interim Recommendations of the Advisory Committee on Immunization Practices for Use of Moderna and Pfizer-BioNTech COVID-19 Vaccines in Children Aged 6 Months–5 Years. MMWR. 2022.

21. Bozkurt B , Kamat I, Hotez PJ. Myocarditis With COVID-19 mRNA Vaccines, Circulation. 2021.

22. Heymans S, Myocarditis after COVID-19 mRNA vaccination: clinical observations and potential mechanisms. Nature Reviews Cardiology. 2022.

23. Hause AM, Baggs J, Marquez P; et al COVID-19 Vaccine Safety in Children Aged 5–11 Years. MMWR. 2021.

24. Sadoff J, Le Gars M, Shukarev G et al. Interim Results of a Phase 1–2a Trial of Ad26.COV2.S Covid-19 Vaccine. 2021.

25. Safadi MAP, Kfouri RA. Nota de Alerta. Vacinas COVID-19 em crianças no Brasil: Uma questão prioritária de saúde pública. Sociedade Brasileira de Pediatria. 2021.

26. Kfouri RA. Nota Especial: Atualização sobre Vacinas COVID-19 em Pediatria. Sociedade Brasileira de Pediatria. 2022.

27. Holm M, Espenhain L, Glenthoj J, et al. Risk and Phenotype of Multisystem Inflammatory Syndrome in Vaccinated and Unvaccinated Danish Children Before and During the Omicron Wave. JAMA Pediatrics. 2022.

28. Fink TT, Marques HHS, Gualano B, et al. Persistent symptoms and decreased health-related quality of life after symptomatic pediatric COVID-19: A prospective study in a Latin American tertiary hospital. Clinics. 2021.

29. Our world in Data. Disponível em: https://ourworldindata.org/covid-vaccinations. Acessado em julho de 2022.

30. Kamidani S, Rostad CA, Anderson EJ. COVID-19 vaccine development: a pediatric perspective. Vol. 33, Current opinion in pediatrics. 2021.

24

O IMPACTO DA PANDEMIA DE COVID-19 PARA ADOLESCENTES

Benito Lourenço
Ligia Bruni Queiroz

Incerteza. Solidão. Pesar. Nesses últimos tempos, esses poderosos sentimentos envolveram a vida de milhões de adolescentes e famílias, e o impacto da pandemia causada pelo vírus SARS-CoV-2 ainda poderá se refletir na saúde mental e bem-estar desses indivíduos por muitos anos. Com a aproximação do quarto ano da pandemia, a interrupção pregressa das rotinas, da educação, do lazer, além da preocupação com a renda familiar e com a saúde, deixou muitos jovens com medo, raiva e preocupação com o futuro. Com as restrições de movimento, afastamentos sociais e toda forma de barreiras impostas, estes garotos e estas garotas passaram anos indeléveis de sua vida longe de alguns membros da família, de amigos, das salas de aula, das brincadeiras e dos encontros afetivos – elementos-chave desse período fundamental ao desenvolvimento humano.

O entendimento crítico e atualizado sobre os impactos da pandemia de COVID-19 na vida e saúde de adolescentes e jovens deve se constituir a partir de uma concepção mais ampliada e abrangente de saúde, em que se exige uma articulação de aspectos intersetoriais, como educação, cultura, políticas públicas, contexto socioeconômico e crise ambiental para sua caracterização. Em fevereiro de 2020, quando o primeiro caso de COVID-19 no Brasil foi detectado, seus efeitos ainda eram em grande parte desconhecidos para médicos, cientistas e para a população em geral. Quase três anos após, a doença segue estabelecida, com números de infectados e de vítimas fatais que ainda tragicamente existem. O agravamento ocorrido da situação sanitária foi parte de um cenário de graves consequências econômicas e sociais que impactaram o presente e o futuro de adolescentes no Brasil: o aprofundamento das desigualdades sociais e seus efeitos sobre a saúde mental, a segurança alimentar, o processo educativo, a vida profissional e econômica de jovens, além da instabilidade política no país. Ainda existe uma relativa escassez de dados nacionais sobre a repercussão da pandemia sobre aspectos particulares da vida dos adolescentes. E não existe dúvida sobre a necessidade de conhecer o que ocorreu e entender estes efeitos para pensarmos em soluções, de modo a ampliar espaços de discussão para definir prioridades e caminhos na ação com e para essa população brasileira, bem como pautar e influenciar os tomadores de decisão.

A pesquisa intitulada "Juventudes e a Pandemia do Coronavírus", uma iniciativa do Conselho Nacional da Juventude com vários correalizadores, é o resultado da análise de um questionário online respondido por 68.114 jovens de todos os estados do país, no primeiro semestre de 2021.[1] Nesse estudo, a qualidade do sono foi relatada como regular, ruim ou péssima por 62% dos respondentes, o condicionamento físico foi relatado como regular, ruim ou péssimo por 66% dos respondentes, e o estado emocional foi referido como regular, ruim ou péssimo por 72% dos respondentes.[1]

Mais de um ano após o início da pandemia, 6 a cada 10 jovens relatam ansiedade e uso exagerado de redes sociais; 5 a cada 10 sentem exaustão ou cansaço constante;

e 4 a cada 10 têm insônia ou tiveram distúrbios de peso. E a idade parece mudar a percepção sobre questões de saúde: quanto mais velhos, mais apontam múltiplos impactos em seu estado físico e emocional; quando mais novos, mais indicam brigas frequentes dentro de casa (24% entre adolescentes de 15 a 17 anos). Automutilação e/ou pensamento suicida foram referidos por 12% dos adolescentes de 15 a 17 anos.[1]

Relatório recente publicado pela UNICEF - *The State of the World's Children 2021*, debruça-se sobre a saúde mental de adolescentes; concentra-se em riscos e fatores de proteção em momentos críticos do curso de vida e investiga os determinantes sociais que moldam a saúde mental e o bem-estar. Foi publicado com uma interessante plataforma interativa (https://data.unicef.org/resources/sowc-2021-dashboard-and-tables/), que nos permite analisar a situação de alguns importantes indicadores. Em quase todas as partes do mundo, sejam países ricos ou pobres, as condições de saúde mental – e a falta de respostas de cuidado – causam sofrimento significativo para crianças e jovens e são uma das principais causas de morte, doença e incapacidade, especialmente para adolescentes mais velhos. Estima-se que 13% dos adolescentes de 10 a 19 anos vivam com um transtorno mental diagnosticado.[2] Quase 46 mil adolescentes morrem por suicídio a cada ano.[2]

Outra pesquisa internacional recente com adolescentes em 21 países, inclusive o Brasil, e conduzida pelo UNICEF e o Gallup – *The Changing Childhood Project*, mostra-nos que, em média, um em cada cinco adolescentes e jovens de 15 a 24 anos entrevistados (19%) disse que, muitas vezes, sente-se deprimido ou tem pouco interesse em fazer coisas.[3] Em média, 36% dos jovens de 15 a 24 anos relatam que se sentem frequentemente preocupados, nervosos ou ansiosos. Aqueles que dizem ter dificuldade em sobreviver financeiramente são mais propensos a relatar frequentemente que se sentem ansiosos, nervosos ou preocupados do que aqueles que dizem que estão confortáveis.[3]

Dados publicados de uma extensa pesquisa realizada pela Fundação Oswaldo Cruz (FIOCRUZ), em parceria com a Universidade Federal de Minas Gerais e a Universidade Estadual de Campinas, com mais de 9 mil adolescentes de 12 a 17 anos, demonstram associações de sentimentos e repercussões da pandemia na saúde mental dos jovens com determinantes econômicos, sociais, escolares e familiares, o que reforça a concepção mais sistêmica e ampliada da saúde.[4] Nesse estudo, 32,4% dos adolescentes frequentemente se sentiam tristes e 48,7%, nervosos e irritados, particularmente as adolescentes do sexo feminino.[4] A tristeza e o nervosismo frequentes tiveram vários fatores associados em comum relacionados às condições socioeconômicas (famílias com dificuldades financeiras), problemas com o aprendizado remoto (ter aprendido pouco ou nada com a educação a distância), amigos desaparecidos, desavenças familiares e o fato de ter saúde regular/ruim antes da pandemia.[4] Nesse estudo, a piora do sono durante a pandemia também foi associada ao aumento da prevalência de nervosismo e tristeza. Nesse sentido, a má qualidade do sono também fez parte dos malefícios causados pela pandemia e está claramente associada à saúde mental dos indivíduos.

Uma revisão sistemática recente confirma o maior risco do impacto da pandemia de COVID-19 na saúde mental de adolescentes e crianças nas piores condições socioeconômicas, o que destaca a necessidade de intervenções focadas nesses estratos, bem como as políticas de transferência de renda.[5] O impacto das desigualdades socioeconômicas ficou ainda mais evidente com o advento da pandemia de COVID-19, e tende a ser mais forte em países com alta concentração de renda, como o Brasil.

Lança-se, portanto, o desafio aos pediatras para as consultas de adolescentes nesses tempos de pós-pandemia: ao avaliar a saúde mental e o bem-estar, devem-se considerar as manifestações funcionais ou comportamentais, a proximidade e a gravidade das dificuldades relacionadas à pandemia e os pontos fortes, apoios e fatores de proteção individuais, familiares e comunitários. Muitos adolescentes permanecem resilientes ao longo do tempo e podem se recuperar rapidamente após desastres como uma pandemia. No entanto, suas experiências e o fardo de estressores múltiplos e sustentados (o que inclui traumas anteriores, doenças, rompimentos de apego, luto, isolamento e confinamento domiciliar) podem resultar em uma série de desafios para sua saúde mental e seu bem-estar, tanto de curta duração quanto em longo prazo.[6,7]

Dado que metade dos transtornos de saúde mental (o que inclui depressão, ansiedade, transtorno de estresse pós-traumático e outros transtornos) começam aos 14 anos e três quartos aos 24 anos,[8] o reconhecimento precoce e o tratamento dos potenciais impactos da pandemia podem proteger a saúde mental, o desenvolvimento, a aprendizagem e o bem-estar atual e futuro dos adolescentes.

Os dados relativos à violência contra crianças e adolescentes nesse momento de arrefecimento da pandemia também são preocupantes. A Ouvidoria Nacional de Direitos Humanos, vinculada ao Ministério da Mulher, da Família e dos Direitos Humano, registrou um total de 7.447 denúncias de estupro no Brasil nos cinco primeiros meses de 2022. Das vítimas, 5.881 são crianças ou adolescentes — quase 79% das denúncias. No mesmo período do ano anterior, foram contabilizados pouco mais de 6000 registros de estupro; crianças e adolescentes figuravam como vítimas em 4.475 deles, o que representa um aumento de 76% dos casos que envolvem o grupo vulnerável. Vale lembrar que aquele ainda era um momento de alta incidência de casos de COVID-19, o que se refletia em um cenário de maior isolamento social. Em grande parte do Brasil, por exemplo, escolas estavam fechadas como medida sanitária de controle à pandemia, o que impedia que eventuais vítimas pudessem ser acompanhadas e amparadas. Conforme a pandemia se arrefece no país e as normalidades sociais voltam ao que eram antes, com a possibilidade de crianças e adolescentes serem vistos e acompanhados com maior frequência e de maneira presencial em espaços de acolhimento, como as escolas, poderemos ter, ao longo dos próximos anos, um aumento das estatísticas para patamares inéditos.

Na avaliação da saúde dos adolescentes, deve-se atentar às respostas comportamentais e funcionais diante da adversidade vivenciada durante esses últimos tempos: capacidade de entendimento das implicações sobre seu estado de saúde, medos legítimos sobre o futuro (p.ex.: repercussões econômicas, problemas de saúde em longo prazo), preocupação, tristeza, raiva, desilusão, evitação, retraimento, ansiedade, sintomas depressivos, como perda de esperança e orientação para o futuro ("nada vai melhorar"), redução da satisfação com a vida, distúrbios do sono relacionados e diminuição das atividades físicas com interrupção de rotinas e horários, diminuição do interesse em atividades sociais (colegas e escola), maior exposição ao risco (não usar máscara ou desrespeitar o distanciamento social), abuso potencial de álcool ou outras substâncias, comportamento sexual inseguro, dificuldade de concentração, dificuldades acadêmicas, expressão de preocupações sobre confiança nas instituições públicas, capacidade de integrar múltiplos fatores na compreensão da doença e do período que viveu e imaginar possibilidades alternativas. A análise dessas respostas aponta para um espectro *continuum* que inclui desde o desenvolvimento esperado e levemente angustiante até os problemas mais severos e perturbadores. Nesse sentido, a interrupção grave de uma ou mais áreas funcionais tem mais probabilidade de indicar um distúrbio do que um sofrimento leve.[10]

Outro aspecto sobre a saúde dos adolescentes que merece destaque foi a repercussão da pandemia sobre a assistência dos jovens com doenças crônicas. Diante das diretrizes institucionais de diversos serviços, divulgadas no início da pandemia, que recomendaram o adiamento de consultas, procedimentos ambulatoriais e cirurgias eletivas, o acompanhamento regular de um grupo consideravelmente grande de adolescentes que convivem com doenças crônicas preexistentes foi provisoriamente agendado em intervalos maiores ou até mesmo pausados. A telemedicina foi utilizada durante esse período, modelo desafiador na prática clínica por não ser habitualmente utilizado no atendimento desses pacientes com condições crônicas. Num estudo desenvolvido para avaliar o impacto da pandemia para os adolescentes com doenças crônicas acompanhados no Instituto da Criança do HCFMUSP, o contato precoce por telefone desempenhou um papel fundamental e uma oportunidade para atender às possíveis necessidades de saúde de cada paciente. Dessa forma, foi criado um importante canal de comunicação entre os adolescentes, suas famílias e seus profissionais de saúde. Os pacientes foram convidados a participar de um programa de treinamento físico domiciliar supervisionado. Foram avaliados 355 adolescentes com condições crônicas e imunossupressoras preexistentes; a maioria relatou um aumento no tempo de tela, alterações dos horários de sono e comprometimento na situação financeira de suas famílias durante a pandemia.[11]

Se a pandemia nos ensinou alguma coisa, é que a saúde mental dos indivíduos é profundamente afetada pelas circunstâncias de suas vidas. Para os adolescentes: suas experiências com seus pais, as conexões que eles formam com amigos e suas chances de jogar, aprender, interagir e crescer. A saúde mental também é um reflexo das formas como suas vidas são influenciadas pela pobreza, pelo conflito, pela doença e pelo acesso a oportunidades que existem em seus mundos. Não podemos mais ignorar as questões de saúde mental dos jovens em nossas sociedades; manter esse tema escondido reforça o estigma e impede adolescentes e cuidadores de procurarem a ajuda de que precisam. Para nós, profissionais da saúde pediátrica, resta-nos abraçar toda a complexidade do que é ser humano. O sofrimento psíquico não é um comportamento desviante a ser reprimido e escondido, mas deve ser compreendido como um aspecto da experiência humana. E, ao ouvir os jovens que estão levantando suas vozes para exigirem ação, resta-nos agir.

Referências

1. Conselho Nacional de Juventude. Juventudes e a Pandemia do Coronavirus. Relatório nacional – 2021. Disponível em: https://atlasdasjuventudes.com.br/wp-content/uploads/2021/08/JuventudesEPandemia2_Relatorio_Nacional_20210702.pdf.

2. UNICEF - The State of the World's Children 2021. On my mind: promoting, protecting and caring for children's mental health. 2021. Disponível em: https://www.unicef.org/reports/state-worlds-children-2021.

3. UNICEF/Gallup. The Changing Childhood Project. A multigenerational, international survey on 21st century childhood 2021. Disponível em: https://changingchildhood.unicef.org/pt/stories.

4. Barros MBA, Lima MG, Malta DC, Azevedo RCS, Fehlberg BK, Souza Júnior PRB et al. Mental health of Brazilian adolescents during the COVID-19 pandemic. Psychiatry Res Commun. 2022 Mar;2(1):100015.

5. Miranda DM, Athanasio BS, Oliveira ACS, Simoes-e-Silva AC. How is COVID-19 pandemic impacting mental health of children and adolescents. Int. J. Disaster Risk Reduc. 2020;51.

6. Romeo RD. The impact of stress on the structure of the adolescent brain: Implications for adolescent mental health. Brain Res 2017;1654:185-91.

7. Wang G, Zhang Y, Zhao J, Zhang J, Jiang F. Mitigate the effects of home confinement on children during the COVID-19 outbreak. Lancet 2020;395:945-7.

8. Kessler RC, Berglund P, Demler O, Jin R, Merikangas KR, Walters EE. Lifetime prevalence and age-of-onset distributions of DSM-IV disorders in the National Comorbidity Survey Replication. Arch Gen Psychiatry 2005;62:593-602.

9. Ministério da Mulher, da Família e dos Direitos Humanos. Crianças e adolescentes são 79% das vítimas em denúncias de estupro registradas no Disque 100. Disponível em: https://www.gov.br/mdh/pt-br/assuntos/noticias/2022/junho/criancas-e-adolescentes-sao-79-das-vitimas-em-denuncias-de-estupro-registradas-no-disque-100. Acesso em: 3 ago. 2022.

10. Rider EA, Ansari E, Varrin PH, Sparrow J. Mental health and wellbeing of children and adolescents during the covid-19 pandemic. BMJ 2021;374:n173.

11. Lavorato SSM, Helito AC, Barros VPMFR, Roz DFP, Saccani LP, Martiniano LVM, Lima LML, Lima DCC, Lourenço B, Pereira RMR, Gualano B, Silva CA, Queiroz LB. Assistance and health care provided to adolescents with chronic and immunosuppressive conditions in a tertiary university hospital during the COVID-19 pandemic. Clinics (Sao Paulo). 2021 Mar 24;76:e2688.